本草纲目特效药酒速查全书

bencao gangmu texiao yaojiu sucha quanshu

蔡向红 编著

陕西新华出版传媒集团
陕西科学技术出版社
Shaanxi Science and Technology Press

图书在版编目（CIP）数据

本草纲目：特效药酒速查全书/蔡向红编著．—西安：陕西科学技术出版社，2016.6

ISBN 978-7-5369-6710-6

Ⅰ．①本…　Ⅱ．①蔡…　Ⅲ．①《本草纲目》—药酒—验方　Ⅳ．①R281.3②R289.5

中国版本图书馆CIP数据核字（2016）第096489号

本草纲目：特效药酒速查全书

出 版 者　陕西新华出版传媒集团　陕西科学技术出版社
西安北大街131号　邮编　710003
电话（029）87211894　传真（029）87218236
http://www.snstp.com

发 行 者　陕西新华出版传媒集团　陕西科学技术出版社
电话（029）87212206　87260001

印　　刷　北京建泰印刷有限公司

规　　格　710mm×1000mm　16开本

印　　张　22.25

字　　数　350千字

版　　次　2016年6月第1版
2020年5月第2次印刷

书　　号　ISBN 978-7-5369-6710-6

定　　价　28.80元

前 言 FOREWORD

酒，素有“百药之长”的美誉。明代著名医学家李时珍曾曰：“酒，天之美禄也。面曲之酒，少饮则和血行气，壮神御寒，消愁遣兴；痛饮则伤神耗血，损胃亡精，生痰动火。”

《本草纲目》称，酒能行气活血、通经活络、携药性至病所，还能调节情志、开胃健脾，并能够解除某些毒物的毒性，如桐油毒、天行余毒、蜘蛛疮毒等。此外，《本草纲目》之中还记载了不少药酒，如紫酒、姜酒、葡萄酒、茵陈酒、百部酒、桑葚酒、葱豉酒、蝮蛇酒、地黄酒等。牛膝、虎骨、牛蒡、龙眼、枸杞、通草、仙灵脾、蟾蜍等皆可作为酿酒的中药材，其功效因添加的中药种类的不同而不同。

关于药酒的酿造方法，《本草纲目》记载了浸渍法（即直接将一种或几种药物浸入酒内，等到其药性溶在酒内即可）和酿造法（即药物、曲、制酒原料一同酿成的药酒）两种。《本草纲目》中记载的药酒方很多都延续至今。

药酒是将酿酒与中药材相结合，用于治病或保健的一种中药制剂。药酒，在中医史上称为“酒剂”，是祖国医学方剂学的重要组成部分，也是祖国传统医学养生健体和防病治病的又一独特医疗方法。在中国最早的中医典籍《黄帝内经》中，就有关于药酒治疗作用的相关记载。东汉著名医学家张仲景的《伤寒杂病论》中也有红蓝花酒、瓜蒌薤白白酒汤的记载。

酒有“通血脉、行药势、温肠胃、御风寒”等作用，与健身强体的中药融合为一体成为药酒。药酒不但药性稳定、配置方便，还能充分发挥中药的特殊作用。在预防疾病的同时，药酒对很多疾病还有辅助治疗作用。

所谓药酒，就是将中药植物的根、茎、果、叶、花和动物内脏或全体以及一些矿物质成分按照一定的比例浸泡在低浓度食用乙醇、黄酒、白酒、米酒、葡萄酒中，使药物的有效成分溶解于酒中，经过一段时间后去除渣滓而制成的，也有部分药酒是通过发酵等方法制作的。药酒之所以具有保健祛病的作用，是因为酒是中药的良好有机溶剂，中药所含成分能有效溶解在酒液中，从而依托酒温通血脉、改善循环的力量作用于人体脏腑、经络、气血，发挥出药效作用。

数千年来，随着中医学的不断发展，前人们积累了丰富的药酒临床经验和数以千计的药酒良方，使得药酒成为中医学的重要组成部分。尽管我国名医众多，药酒良方十分丰富，但由于各种原因，大多数文献资料散落民间，处于无序状态，临床推广应用也十分有限。

为了让普通人掌握药酒的配置技术，使药酒这一简单实用的防病祛疾的保健方法走入千家万户，我们收集整理了历代的各种药酒原料，取其精华，慎重选择，才编写出这本书。

本书分为四个部分。第一篇是药酒概述，主要介绍了药酒的起源与发展，药酒的酿制和贮藏以及药酒的服用注意事项等；第二篇主要包括了儿科、五官科、妇科、男科、骨科、皮肤科等数百种常见疾病及疑难杂症的药酒治疗方法；本书精选了上千个药酒偏方，多为现代药酒良方，或是民间流传的药效确切的验方；第三、第四篇为养生、保健药酒，符合现代人的生活需求。

本书内容丰富，文字浅显，通俗易懂，结合《本草纲目》之中关于药酒方的记载进行编写，药方制作简易、经济适用，只要能够对症选方，灵活运用，就能取得预期的保健养生效果。

最后，我们希望每一位读者都能拥有一个健康的体魄。如果读者朋友在阅读时发现书中有不妥之处，欢迎指正，以便我们在修订时及时改正。

编　者

目录 CONTENTS

第一篇 药酒概述
——沿袭千年的祖传秘方

第二篇 药酒治病

——强身健体的百药之长

目录

CONTENTS

第三篇 药酒养生

——顺应天时的养生之道

第四篇 药酒保健

——顺应天时的饮酒之术

第一篇

药酒概述

——沿袭千年的祖传秘方

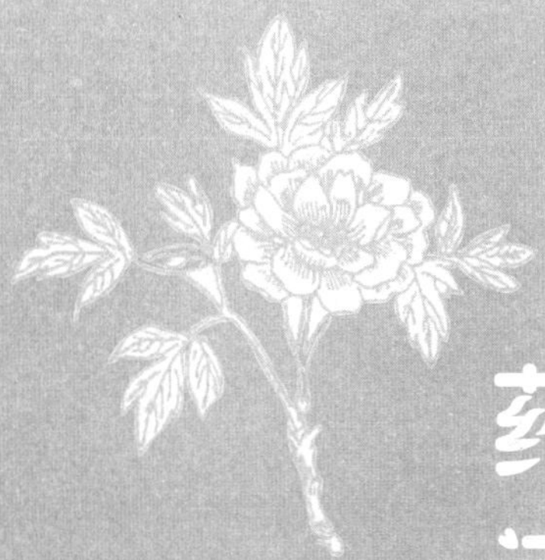

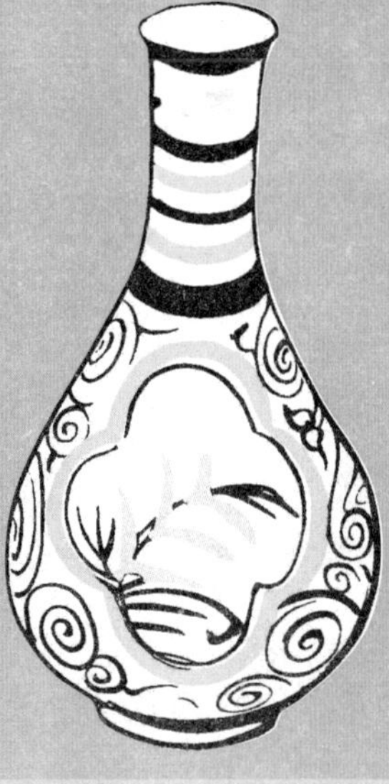

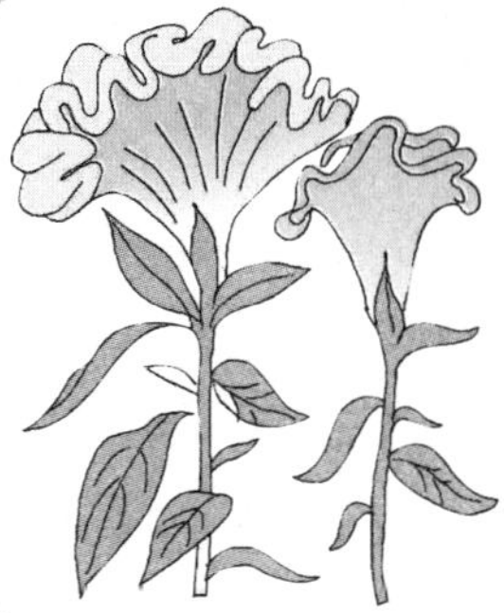

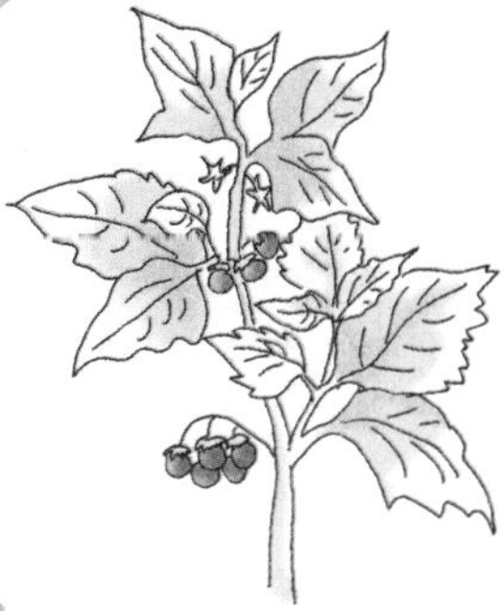

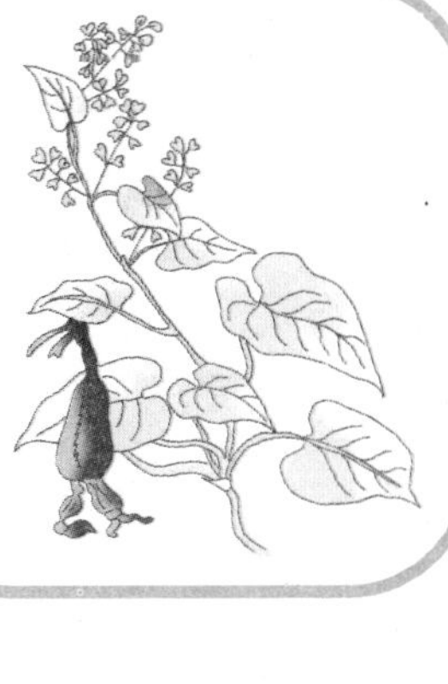

第一章 药酒初识

——古老民族的智慧结晶

一、药酒的起源与发展

各据一词的造酒学说

我国酒的历史，可以追溯到上古时期。其中《史记·殷本纪》关于纣王“以酒为池，悬肉为林”“为长夜之饮”的记载，以及《诗经》中“八月剥枣，十月获稻。为此春酒，以介眉寿”的诗句等，都表明我国酒的兴起，已有5000多年的历史了。

据考古学家证明，在近现代出土的新石器时代的陶器制品中，已有了专用的酒器，说明在原始社会，我国酿酒已很盛行。以后经过夏、商两代，饮酒的器具也越来越多。在出土的商殷文物中，青铜酒器占相当大的比重，说明当时饮酒的风气确实很盛。对于酒的起源学说有如下几种。

1 上天造酒

说素有“诗仙”之称的李白，在《月下独酌·其二》一诗中有“天若不爱酒，酒星不在天”的诗句；东汉末年以“座上客常满，樽中酒不空”自诩的孔融，在《与曹操论酒禁书》中有“天垂酒星之耀，地列酒泉之郡”之说；经常喝得大醉，被誉为“鬼才”的诗人李贺，在《秦王饮酒》一诗中也有“龙头泻酒邀酒星”的诗句。此外如“吾爱李太白，身是酒星魂”“酒泉不照九泉下”“仰酒旗之景曜”“拟酒旗于元象”“囚酒星于天岳”等等，都经常有“酒星”或“酒旗”这样的词句。窦苹所撰《酒谱》中，也有酒“酒星之作也”的话，意思是自古以来，我国祖先就有酒是天上“酒星”所造的说法。

《晋书》中也有关于酒旗星座的记载："轩辕右角南三星曰酒旗，酒官之旗也，主宴飨饮食。"轩辕，我国古星名，共十七颗星，其中十二颗属狮子星座。酒旗三星，即狮子座的ψ、ε和∽三星，这三颗星，呈"1"形排列，南边紧傍二十八宿的柳宿八颗星。柳宿八颗星，即长蛇座δ、σ、η、P、ε、3、W、⊙八星。明朗的夜晚，对照星图仔细在天空中搜寻，狮子座中的轩辕十四和长蛇座的二十八宿中的星宿，很明亮，很容易找到，酒旗三星，因亮度太小或太遥远，则肉眼很难辨认。

酒旗星的发现，最早见《周礼》一书中，据今已有近3000年的历史。二十八宿的说法，始于殷代而确立于周代，是我国古代天文学的伟大创造之一。在当时科学仪器极其简陋的情况下，我们的祖先能在浩淼的星汉中观察到这几颗并不怎么明亮的"酒旗星"，并留下关于酒旗星的种种记载，这不能不说是一种奇迹。至于因何而命名为"酒旗星"，可能因为认为它"主宴飨饮食"，那不仅说明我们的祖先有丰富的想象力，而且也证明酒在当时的社会活动与日常生活中，确实占有相当重要的位置。

2 猿猴造酒说

酒是一种发酵食品，它是由一种叫作酵母菌的微生物分解糖类产生的。酵母菌是一种分布极其广泛的菌类，在广袤的大自然原野中，尤其在一些含糖分较高的水果中，这种酵母菌更容易繁衍滋长。含糖的水果，是猿猴的重要食品。当成熟的野果坠落下来后，由于受到果皮上或空气中酵母菌的作用而生成酒，是一种自然现象。就是我们的日常生活中，在腐烂的水果摊床附近，在垃圾堆旁，常常会嗅到由于水果腐烂而散发出来的阵阵酒味。猿猴在水果成熟的季节，收贮大量水果于"石洼中"，堆积的水果受自然界中酵母菌的作用而发酵，在石洼中将"酒"的液体析出，这样的结果，一是并未影响水果的食用，而且析出的液体——"酒"，还有一种特别的香味供享用，习以为常，猿猴居然在不自觉中"造"出酒来，这是既合乎逻辑又合乎情理的事情。

唐人李肇所撰《国史补》一书，对人类如何捕捉聪明伶俐的猿猴，有一段极精彩的记载。猿猴是十分机敏的动物，它们居于深山野林中，在巉岩林木间跳跃攀缘，出没无常，很难活捉到它们。经过细致的观察，人们发现并掌握了猿猴的一个致命弱点，那就是“嗜酒”。于是，人们在猿猴出没的地方，摆几缸香甜浓郁的美酒。猿猴闻香而至，先是在酒缸前踌躇不前，接着便小心翼翼地用指蘸酒吮尝，时间一长，没有发现什么可疑之处，终于经受不住香甜美酒的诱惑，开怀畅饮起来，直到酩酊大醉乖乖地被人捉住。这种捕捉猿猴的方法并非我国独有，东南亚一带的群众和非洲的土著民族捕捉猿猴或大猩猩，也都采用类似的方法。

猿猴不仅嗜酒，而且还会“造酒”，这在我国的许多典籍中都有记载。早在明朝时期，这类猿猴“造”酒的传说就有过记载。明代文人李日华在他的著述中记载：“黄山多猿猱，春夏采杂花果于石洼中，酝酿成酒，香气溢发，闻数百步。野樵深入者或得偷饮之，不可多，多即减酒痕，觉之，众猱伺得人，必嬲死之。”清代文人李调元在他的著作中记叙道：“琼州（今海南岛）多猿……尝于石岩深处得猿酒，盖猿以稻米杂百花所造，一石中辄有五六升许，味最辣，然极难得。”清代的另一种笔记小说中也说：“粤西平乐（今广西壮族自治区东部，西江支流桂江中游）等府，山中多猿，善采百花酿酒。樵子入山，得其巢穴者，其酒多至数石。饮之，香美异常，名曰猿酒。”这些不同时代、不同人的记载，起码可以证明这样的事实，即在猿猴的聚居处，多有类似“酒”的东西发现。

3 仪狄造酒说

相传夏禹时期的仪狄发明了酿酒。公元前 2 世纪史书《吕氏春秋》云：“仪狄作酒”。汉代刘向编著的《战国策》则进一步说明酒是仪狄发明的：“昔者，帝女令仪狄作酒而美，进之禹，禹饮而甘之，曰：‘后世必有饮酒而亡国者。’遂疏仪狄而绝旨酒（禹乃夏朝帝王）。”

史籍中有多处提到仪狄“作酒而美”“始作酒醪”的记载，似乎仪狄乃制酒之始祖。一种说法叫“仪狄作酒醪，杜康作秫酒”。这里并无时代先后之分，似乎是讲他们做的是不同的酒。“醪”，是一种糯米经过发酵而成的“醪糟儿”，性温软，其味甜，多产于江浙一带。现在的不少家庭中，仍自制醪糟儿。醪糟儿洁白细腻，稠状的糟糊可当主食，上面的清亮汁液颇近于酒。

"秫"，高粱的别称。杜康做秫酒，指的是杜康造酒所使用的配方是高粱。如果硬要将仪狄或杜康确定为酒的创始人的话，只能说仪狄是黄酒的创始人，而杜康则是高粱酒的创始人。

一种说法叫"酒之所兴，肇自上皇，成于仪狄"。意思是说，自上古三皇五帝的时候，就有各种各样的造酒方法流行于民间，是仪狄将这些造酒的方法归纳总结出来，始之流传于后世的。能进行这种总结推广工作的，当然不是平民，所以有的书认定仪狄是司掌造酒的官员，这恐怕也不是没有道理的。有书载仪狄做酒之后，禹曾经"绝旨酒而疏仪狄"，也证明仪狄是常接近禹的"官员"。

4 杜康造酒说

还有一种说法是杜康"有饭不尽，委之空桑，郁结成味，久蓄气芳，本出于代，不由奇方"。是说杜康将未吃完的剩饭，放置在桑园的树洞里，剩饭在洞中发酵后，有芳香的气味传出。这就是酒的做法，并无什么奇异的方法。由一点生活中的偶尔机会作契机，启发创造发明之灵感，这是很合乎一些发明创造的规律的，这段记载在后世流传，杜康便成了能够留心周围的小事，并能及时启动创作灵感的发明家了。

魏武帝乐府曰："何以解忧，唯有杜康。"自此之后，认为酒就是杜康所创的说法似乎更多了。历史上杜康确有其人。古籍中如《世本》《吕氏春秋》《战国策》《说文解字》等书，对杜康都有过记载自不必说。清乾隆十九年重修的《白水县志》中，对杜康也有过较详细的记载："杜康，字仲宁，相传为县康家卫人，善造酒。"

5 历史形成说

以上4种造酒说有的源于神话，有的源于零星的历史记载，在古代，往往将酿酒的起源归于某某人的发明，把这些人说成是酿酒的祖宗，由于影响非常大，以致成了正统的观点。对于这些观点，宋代《酒谱》曾提出过质疑，认为"皆不足以考据，而多其赘说也"。一般认为酒的产生是一个在自然状况下偶然形成，并经过漫长的历史演变而形成的。

劳动人民在经年累月的劳动实践中，积累下了制造酒的方法，经过有知识、有远见的“智者”归纳总结，后代人按照先祖传下来的办法一代一代地相袭相循，流传至今。这个说法是比较接近实际，也是合乎唯物主义的认识论的。

有关酒的传说

1 蕲蛇酒的传说

蕲蛇，又名白花蛇、百步蛇，其名始于蕲州。蕲州有四宝：即蕲蛇、蕲龟、蕲竹、蕲艾。在《蕲州志》和李时珍的《本草纲目》上均有记载。《本草纲目》曰：“白花蛇，能透骨搜风、截惊定搐，为风痹、惊搐、癞癣恶疮要药。”能“通治诸风、破伤风、小儿风热、急慢性惊风、搐搦、瘰疬漏疾，杨梅疮、痘疮倒陷”等。其中蕲州滨湖出产的白花蛇酒，即蕲蛇酒，闻名遐迩，至今仍有此酒治病的传说。

相传明代嘉靖年间，长沙有个年逾半百的刘姓富豪，膝下只有一女，名叫玉姣，刘视其为掌上明珠。玉姣自幼聪颖，能诗会文，而且姿容姣美，故求亲者络绎不绝。可玉姣都不中意，刘父心中纳闷，不久便明白了。原来女儿爱上了家中年轻英俊的长工庞生。他气得七窍生烟，将庞生毒打一顿，并逐出家门。玉姣得知庞生被逐又急又恨，随即追赶，当追至后花园时，果见庞生折回等她。她抚其伤痕，泪如泉涌。庞生十分感动：“玉姣妹，我从小失去亲人，孤苦伶仃，你待我亲如兄妹，教我识字读书，我虽受尽苦楚，但已心满意足。而今我要走了，请受我一拜。”玉姣一把拉住，亦悲亦喜：“庞生哥，玉姣的心，难道你不知？若要拜，我们一起拜，天地是父母，月老可证婚，花园即媒妁。从今以后，结为夫妻，愿我们患难与共，白头偕老。”说罢同庞生拜了天地，一同逃走了。

一路艰辛，夫妻俩来到了蕲州。在一家客栈落脚后，庞生病倒了。玉姣卖掉了一些首饰，请郎中给庞生诊病。郎中一见庞生患的是麻风病，拒绝诊治。店主得知，急来辞客。玉姣跪下苦苦哀求，店主见玉姣貌美，顿生歹意，说："行，但有个条件，你丈夫肯定治不好，他死了你得留在店里帮工三年。眼下他住在这里，不利我开店，店后有间旧房，过去我酿酒用，你搬去住吧。"玉姣只好答应。

一晃月余，玉姣首饰卖光，庞生的病情仍未见好转，反而一天天沉重。郎中请不来，买药又无钱。玉姣只好出去乞讨，庞生不忍玉姣受苦，便劝玉姣回长沙。

玉姣恼道："你我是患难夫妻，你病重之时，我岂有离开之理。"随后又安慰庞生："我听说名传京城的太医院院判李时珍就要回蕲州。那时我们去请他，定会治好你的病。你可要有信心呀。"

第二天，玉姣又去乞讨，庞生躺在草席上，全身剧痛奇痒，又加饥渴交困，便挣扎着爬起来，摸到屋角旁，朦胧中见一只破酒瓮，里面有些残酒。遂舀了一碗，一饮而尽。说来也巧，庞生一喝这酒，只觉一股清凉直透腹内，遍及全身，便又饮了一碗，更觉痛痒减轻，周身舒快。于是一连数日，饿了就喝，渴了便饮。不久，庞生的病竟神奇般地好了。玉姣悲喜交加，抱住庞生大哭起来。

忽然，门哐啷一声被打开，店主闯了进来，满脸幸灾乐祸道："死了！死了。"但一见庞生怒目于前，一时竟瞠目结舌，半晌才惊奇地问："你……你的病好了？""好了，你留在此的酒治好的。"

"酒能治麻风病？"店主不信，急叫人搬出酒瓮，众人一看，大吃一惊，只见一条大蕲蛇横卧瓮中，蛇身已快浸化。恰在此时，李时珍从京中归来，听说此事，连夜赶来察访，又亲尝了那剩下来的蛇酒，证实了它治病的功效。夫妻两人惊喜万分，席地就拜，李时珍一时不解其意，急忙扶起两人。玉姣遂向李时珍倾诉了不幸遭遇，恳求他收下庞生为徒。李时珍深为感动，便收下了这个徒弟。后来，李时珍在撰写《本草纲目》时，特地写进了蕲蛇酒。人们便都知道了蕲蛇酒能治麻风病。

庞生学医十分勤奋，不到10年，便医名远播。乡邻都说，李时珍慧眼识珠，收了个好徒弟。据说庞生就是《蕲州志》上记载的庞宪。

《中国药典》以"蕲蛇"命名的药酒很多，如蕲蛇药酒、蕲蛇追风酒、蕲蛇风湿酒等，口服，每次15～30毫升，每日2次。有祛风除湿、通经活络之功，适用于风湿痹痛、骨节疼痛、四肢麻木、屈伸不利、腰膝酸软、风湿性关节炎、类风湿性关节炎等。

2 屠苏酒的来历

“爆竹声中一岁除，春风送暖入屠苏”，这是宋代王安石《元日》的诗句。相传从南北朝开始，民间有除夕夜半（即正月初一开始）家人要先幼后长饮屠苏酒的习俗。正月初一饮药酒防疫的风俗，早在汉代就已经形成了。以前由于卫生条件差，疾病流行，故常饮屠苏酒预防疾病。当时饮用的是椒酒，即用花椒浸泡的酒。花椒有温中散寒、除湿散寒、止痛杀虫等功用，后来出现了屠苏酒，因为它辟瘟防疫、预防疾病的作用比椒酒更大，就逐步取代了椒酒。

《红楼梦》第五十三回“宁国府除夕祭宗祠，荣国府元宵开夜宴”中描述贾母除夕之夜从宁国府归来后，与儿、媳、孙子们欢度除夕，“摆上合欢宴来，男东女西归坐，献屠苏酒、合欢汤、吉祥果、如意糕”。

屠苏，也作酴酥。什么叫“屠苏酒”呢？历来说法不一。《通雅·植物》中说：“屠苏，阔草也。”那么，屠苏酒就是用屠苏草浸的酒了？这一说法应者寥寥，因为也有“屠苏，屋也”之说。杜诗注：“屠苏酒盖昔人居屠苏酿酒，因名。”也有说屠苏酒是药王孙思邈居住庞里时创造出的辟瘟疫药方，所以说，屠苏有“屠绝鬼气，苏醒人魂”的含义。陈延之《小品方》说：“此华佗方也。元旦饮之，辟疫疠一切不正之气。”因此，在春节饮屠苏酒，是饮食保健的良好措施。它能调理脾胃，解毒辟秽，“合家饮之，不病瘟疫”。苏东坡十分赞赏它的长命健身功效，他在《徐夕野宿常州城外》诗中就有“但把穷愁博长健，不辞最后饮屠苏”之句。

屠苏酒的组成和配制方法，唐孙思邈《备急千金要方》、明李时珍《本草纲目》、清高濂《遵生八笺》、清《沉氏遵生书》等均有记载，处方大同小异。《本草纲目》载：“用赤木桂心七钱五分，防风一两，菝葜五钱，蜀椒、桔梗、大黄五钱七分，乌头二钱五分，赤小豆十四枚，以三角绛囊盛之，除夜悬井底，元旦取出置酒中，煎数沸，举家东向，从少至长，次第饮之，药渣还投井中，岁饮此水，一世无病。”说饮此水可“一世无病”，当然是夸大其辞，但作为一种防疫药酒，在当时是起了一定作用的。

屠苏酒有一定的预防传染病的作用，但也有一定的毒性。现在预防传染病有了更好的办法，就很少用它了，但“爆竹声中一岁除，春风送暖入屠苏”的佳句却深深印在人们的记忆中。

屠苏酒已由《中国药典》收载，方名“屠苏液”，由赤木、肉桂、防风、粉萆解、花椒、桔梗、大黄、制川乌、赤小豆等组成。口服，每次 20～40 毫升，每日 2 次。如有微量沉淀，服前振摇。有温经、疏风、散寒、解毒之功，适用于预防感冒、风寒。冬春交替之季饮用更有益处。

3 炮天红药酒的传说

炮天红药酒在国内享有很高的声誉，也是沪上家喻户晓的名牌药酒。它的成名与清代乾隆皇帝第三次下江南有关。

传说乾隆爷来到江南后，面对秀丽的风光和水灵佳人而流连忘返，于是白天游山玩水，晚间对酒当歌，纵情欢乐。放浪形骸数日后，精力尽耗，乾隆感到身体不支，腰膝酸软，四肢乏力，头晕耳鸣，精神萎靡不振，脸色惨白，胃口大减……这可急坏了随驾的御医。御医说：“这是因肾亏引起气血虚弱的缘故，眼下没有合适的药方。”于是乾隆就发诏示，张榜悬赏民间补肾奇方。雷允上药铺揭下诏榜，可是进贡皇上的还不能是“药”，因为“百姓请皇帝服药”是犯忌的。于是药铺的人就按祖传秘方配制，以地道的药材和独特的工艺，制成香醇的美酒来敬皇上，说是皇上为百姓解忧而辛劳过度，请皇上饮用祖传美酒解乏。

乾隆一听，十分高兴，就开怀畅饮。结果，第一天饮用后，感到双脚有点力气，连饮数日后，乾隆觉得自己腰间有股暖流涌动而十分舒服，头也不晕了，耳也不鸣了，精力变得十分旺盛。对着镜子一照，脸色红润如初。乾隆十分高兴，就传旨命药铺再献美酒进宫。美酒进宫时下令在行宫门外鸣礼炮庆贺迎接。数百门礼炮齐鸣，红光冲天而起。此时，乾隆问及“此美酒是何名？”药铺掌门恭敬地说：“请皇上赐名。”乾隆问大臣们：“众位爱卿，可想出好酒名？”有位大臣启奏道：“此酒清亮而名润，今吾皇天颜焕发，适才鸣炮之际，又见红光冲天而起，此乃皇上吉祥之兆啊！”乾隆听了，龙颜大悦，拍案曰：“炮天红”。从此“炮天红”酒的名声大起，远扬大江南北。

炮天红酒已由《中国药典》收载，方由山药、熟地黄、附子、地黄、锁阳、肉苁蓉、续断、川牛膝、当归、党参、仙茅、杜仲、肉桂、蛤蚧、鹿茸、狗肾、大枣、枸杞子等组成。口服，每次30～40毫升，每日2次。有补肾健腰、舒筋活络、健脾养血之功，适用于精神萎靡、头晕耳鸣、腰膝酸痛、食欲不振、须发早白等。

4 枸杞酒的来历

清康熙十三年，康熙皇帝微服私访，轻车简从到西北体恤民情。当年的西北高原，穷山秃岭，水恶地险，狼吼虎啸。康熙皇帝万里遨游，目睹穷乡僻壤，百姓衣不遮体、面黄肌瘦，很是伤心。这天，主仆二人行至宁夏境内，到牛头山下时已是疲惫交加，步履维艰。忽见眼前一片郁郁葱葱的枸杞园，点点红果挂满树梢，五颜六色的繁花装点出人间仙境，令康熙皇帝的心情为之一振。

康熙皇帝急令书童加快脚步，赶赴枸杞园歇息。此时忽然从山脚处跳出一伙强人，约三四十人，个个手持钢刀，如凶神恶煞般地堵住路口，围住康熙皇帝欲行抢劫。康熙皇帝虽武功高强，但寡不敌众，正在难以招架之时，只见从枸杞园里蹦出一樵夫，大喝一声，声如洪钟，手持扁担旋风般地向众强盗横扫而去，扁担所触之处非死即伤，顿时众强盗鬼哭狼嚎，喊爹叫娘抱头鼠窜而去。

康熙皇帝细观壮士，此人身高八尺，虎背熊腰，面如红枣，头系白色羊肚毛巾，行走带风，状如关公再世，似天神下凡。康熙皇帝问壮士尊姓大名，家住何方。壮士回答道：“姓于，家住牛头山下，以砍柴、种枸杞、农耕为生。”康熙又问：“壮士如何生得这般雄伟有力，众强盗个个也是彪形大汉，为何被你一条扁担像秋风扫落叶一样给赶跑了？”壮士回答说：“祖上留有杞园十亩，家训子孙：‘枸杞全身是宝，春采枸杞叶为天精草，夏采枸杞花为长生草，秋采枸杞果为枸杞子，冬采枸杞根为地骨皮，一年四季常服用，强身健体，百病不侵。’加之祖上传有枸杞鲜果酿酒秘方，此酒常服身体健，砍柴耕作不知疲乏。本人又好练武艺，渴饮枸杞美酒，饿服枸杞红果，不知不觉力大无穷，打败百十来个强人，气不喘，力不弱。”康熙大喜，亮明身份，令于壮士为随从侍卫保驾回朝，于壮士亦献枸杞美酒请康熙服用，康熙饮后神清气爽，精力百增。于壮士追随康熙皇帝平叛三藩，征服蛮夷，平定海内，威振四海，功勋卓著。由于保驾有功，官至两广总督。康熙皇帝寿至69岁，是中国历史上屈指可数的长寿皇帝之一。

枸杞酒由枸杞子加白酒浸泡而成。将枸杞子洗净，除去残留的梗和蒂。将枸杞子放入坛中，倒入白酒，盖上盖，封严，每3天搅拌1次，浸泡15～20天即成，每日晚餐或临睡前饮用，每次30～50毫升。有滋肾润肺、养肝明目之功，适用于肝肾阴亏、腰膝酸痛、头晕目眩、目昏多泪等症。《中国药典》收载的枸杞药酒由枸杞子、熟地黄、黄精、百合、远志等组成，功用与枸杞酒相似。

历朝各代药酒的发展

殷商的酒类，除了“酒”“醴”之外，还有“鬯”。鬯是以黑黍为酿酒配方，加入郁金香草（也是一种中药）酿成的。这是有文字记载的最早的药酒。鬯常用于祭祀和占卜。鬯还具有驱恶防腐的作用。《周礼》中还记载：“王崩，大肆，以鬯。”也就是说帝王驾崩之后，用鬯酒洗浴其尸身，可较长时间地保持不腐。从长沙马王堆三号汉墓中出土的一部医方专书，后来被称为《五十二病方》，被认为是公元前3世纪末，秦汉之际的抄本中，用到酒的药方不下于35个，其中至少有5方可认为是酒剂配方，用以治疗蛇伤、疽、疥癣等疾病。其中既有内服药酒，也有供外用的。

周代，饮酒越来越普遍，已设有专门管理酿酒的官员，称“酒正”，酿酒的技术已日臻完善。《周礼》记载着酿酒的六要诀：秫稻必齐（配方要精选），曲蘖必时（发酵要限时），湛炽必洁（淘洗蒸者要洁净），水泉必香（水质要甘醇），陶器必良（用以发酵的窖地、瓷缸要精良），火齐必得（酿酒时蒸烤的火候要得当），把酿酒应注意之点都说到了。西周时期，已有较好的医学分科和医事制度，设“食医中士二人，掌和王之六食、六饮、六缮……之齐（剂）”。其中食医，即掌管饮食营养的医生。六饮，即水、浆、醴（酒）、凉、酱、酏。由此可见，周朝已把酒列入医疗保健之中进行管理。汉代许慎在《说文解字》中，更明确提出：酒，所以治病也，《周礼》有“医酒”之说，说明药酒在周代的运用确也相当普遍。

我国最古老的药酒酿制方，是在1973年马王堆出土的帛书《养生方》和《杂疗方》中。从《养生方》的现存文字中，可以辨识的药酒方共有6个。

❶用麦冬（即颠棘）配合秫米等酿制的药酒（原题：“以颠棘为浆方”治“老不起”）。

❷用黍米、稻米等制成的药酒（“为醴方”治“老不起”）。

❸用美酒和麦×（不详何药）等制成的药酒。

❹用石膏、藁本、牛膝等药酿制的药酒。

❺用漆和乌喙（乌头）等药物酿制的药酒。

❻用漆、节（玉竹）、黍、稻、乌喙等酿制的药酒。

《杂疗方》中酿制的药酒只有一方，即用智（不详何物）和薜荔根等药放入甗（古代一种炊事用蒸器）内制成醴酒。其中大多数资料已不齐，比较完整的是《养生方》“醪利中”的第二方。该方包括了整个药酒制作过程、服用方法、功能主治等内容，是酿制药酒工艺的最早的完整记载，也是我国药学史上的重要史料。

秦汉年间，我国出现了现存最早的中医经典——《黄帝内经》。该书不仅载有“鸡矢醪”“醪药”“醪酒”等药酒方剂，还设“汤液醪醴论”专述酒与防病治病的关系。在长沙马王堆汉墓出土的《五十二病方》中，酒的使用频率最高。全书283方，用酒的方子达33个，占11.6%，且用法各种各样。有些方用酒制药物，如治“诸伤”；有些方用酒煮药服，如治“伤胫（痉）”，“择薤一把，以敦（醇）酒半斗煮沸，饮之”；有些方用酒浸药服，如治毒蛇咬伤，“用韭兰，以酒沃，饮其汁，以宰（渣）封其痔”；有些方用酒制丸剂，如治“牝痔”，“治蘼芜本、防风、乌喙、桂皆等，渍以醇酒而丸之，大如黑菽。而吞之”；有些方用酒送药，如治“炙蚕卵，令篓篓黄，治之，三指最（撮）至节，入半杯酒中饮之”；有些方用酒淬外熨，如治“痉”“熬盐令黄，取一斗，裹以布，淬醇酒中，入即出，蔽以市，以熨头”；还有些方要患者先饮酒，后服药，或是先服药，后饮酒。

汉代，随着中药方剂的发展，药酒便渐渐成为其中的一个部分，其表现是临床应用的针对性大大加强，所以其疗效也得到了进一步提高，如《史记·扁鹊仓公列传》收载了西汉名医淳于意的25个医案，这是我国目前所见最早的医案记载，其中列举了两例以药酒治病的医案：一个是济北王患“风蹶胸满”病，服了淳于意配的三石药酒，得到治愈；另一个是苗川有个王美人患难产，淳于意用莨菪酒治愈，并产下一婴孩。东汉张仲景《伤寒杂病论》中，则载有“妇人六十二种风，腹中血气刺痛，红兰花酒主之”。红兰花功能行血活血，用酒煎更加强药效，使气血通畅，则腹痛自止。此外，栝楼薤白白酒汤等，也是药酒的一种剂型，借酒气轻扬，能引药上行，达到通阳散结、豁痰逐饮的目的，以治疗胸痹。至于他在书中记载以酒煎药或服药的方例，则更为普遍。

魏晋南北朝开始用药曲酿酒，使药酒既有大曲酒的风味，又有中草药的芳香，还有健身祛病的妙用，堪称酿酒史上的独创。如《齐民要术》对药酒的酿造方法，特别是对浸药专用酒的制作，从曲的选择到酿造步骤都做了较为详细的说明，提出了热浸药酒的新方法。《肘后备急方》载有海藻酒、桃仁酒、金牙酒、猪胰酒等药酒配方，列有浸渍、煮等制作药酒的方法。《本草经集注》对药酒的浸制方法进行了比较详细的论述，提出“凡渍药酒，皆经细切，生绢袋盛之，乃入酒密封，随寒暑数日，视其浓烈，便可滤出，不必待至酒尽也。渣可暴燥微捣，更渍饮之，亦可散服”，并指出71种药物（包括矿石类药物9种、植物类药物35种和动物类药物27种）不宜浸酒。这一时期，药酒的制作方法不断完善，配制处方持续增加，临床应用不断拓展，制作技术开始传到日本、朝鲜、印度等国家，出现了用药酒行刑和平叛的记载。如北魏高祖太和二十年（公元496年），废太子恂被“椒酒”麻醉后行刑而死；诛杀彭城王勰，则是“乃饮毒酒，武士就杀之”。也出现了关于酒的性味功用的最早记载，如《名医别录》认为酒“味苦，甘辛，大热，有毒。主行药势，杀邪恶气”。

唐宋时期，药酒、补酒的酿造较为盛行。这一期间的一些医药巨著如《备急千金要方》《外台秘要》《太平圣惠方》《圣济总录》都收录了大量的药酒和补酒的配方和制法。如《备急千金要方》卷7设“酒醴”专节，卷12设“风虚杂补酒，煎”专节。《千金翼方》卷16设“诸酒”专节。《外台秘要》卷31设“古今诸家酒方”专节。宋代《太平圣惠方》所设的药酒专节多达6处。除了这些专节外，还有大量的散方见于其他章节中。唐宋时期，由于饮酒风气浓厚，社会上酗酒者也渐多，解酒、戒酒似乎也很有必要，故在这些医学著作中，解酒、戒酒方也应运而生。有人统计过，在上述4部书中这方面的药方多达100多例。唐宋时期的药酒配方中，用药味数较多的复方药酒所占的比例明显提高，这是当时的显著特点。复方的增多表明药酒制备整体水平的提高。唐宋时期，药酒的制法有酿造法、冷浸法、热浸法，以前两者为主。《圣济总录》中有多例药酒采用隔水加热的“煮出法”。

元明清时期，随着经济、文化的进步，医药学有了新的发展。药酒在整理前人经验、创制新配方、发展配制法等方面都取得了新的成就，使药酒的制备达到了更高的水平。这一时期，我国已积累了大量医学文献，前人的宝贵经验受到了元明清时期医家的普遍重视，因而，在元明清时期，出版了不少著作，为整理前人的经验做出了重要的贡献。我国第一部营养学专著《饮膳正要》就是这个时期产生的，共3卷，天历三年（1330年）成书。

忽思慧为蒙古族营养学家，任宫廷饮膳太医时，将历代亲侍进用奇珍异馔、汤膏煎造，及诸家本草、名医方术，并日所必用之谷肉果菜，取其性味补益者，集成一书。书中关于饮酒避忌的内容，是很有道理的，具有重要的价值。书中的一些补酒，虽没有详细记载，但都是颇为有效的。

明代伟大的医学家李时珍写成了举世闻名的《本草纲目》，共52卷，万历六年（1578年）成书。该书集我国历代药物学、植物学之大成，广泛涉及食品学、营养学、化学等学科。该书在收集附方时，收集了大量前人和当代人的药酒配方。卷25酒条下，设有“附诸药酒方”的专目，他本着“辑其简要者，以备参考。药品多者，不能尽录”的原则，辑药酒69种。除此之外，《本草纲目》在各药条目的附方中，也往往附有药酒配方，内容丰富。据统计，《本草纲目》中的药酒方共计200多种。这些配方绝大多数是便方，具有用药少、简便易行的特点。

《遵生八笺》是明代高濂所著的养生食疗专著，共19卷，约成书于万历十九年（1591年），全书40多万字，分为八笺，以祛病延年为中心，涉及医药气功、饮馔食疗、文学艺术等。其中的《饮馔服食笺》共有3卷，收酿造类内容17条。酿造类中的碧香酒、地黄酒、羊羔酒等，均为宋代以来的名酒。其中一些是极有价值的滋补酒。此外，在《遵生八笺》中的《灵秘丹药笺》中还有30多种药酒。

《随息居饮食谱》是清代王孟英所编撰的一部食疗名著，书中的烧酒条下附有7种保健药酒的配方、制法和疗效。这些药酒大多以烧酒为酒基，与明代以前的药酒以黄酒为酒基有明显的区别。以烧酒为酒基，可增加药中有效成分的溶解。这是近现代以来，药酒及滋补酒类制造上的一大特点。

明代朱棣等人的《普济方》，方贤的《奇效良方》，王肯堂的《证治准绳》等著作中，均辑录了大量前人的药酒配方。

明清时期也是药酒新配方不断涌现的时期。明代吴某的《扶寿精方》，龚庭贤的《万病回春》《寿世保元》，清代孙伟的《良朋汇集经验神方》，陶承熹的《惠直堂经验方》，项友清的《同寿录》，王孟英的《随息居饮食谱》等，都记载着不少明清时期出现的新方。

这些新方有两个突出的特点：

1 补益性药酒显著增多

明代的《扶寿精方》药酒篇中载药酒方9种，方虽不多，但其方极精，其中有著名的延龄聚宝酒、史国公药酒等。在《万病回春》和《寿世保元》两书中，记载药酒近40种。其中补益为主的药酒占有显著地位，如八珍酒、扶衰仙凤酒、长生固本酒、延寿酒、延寿瓮头春酒、长春酒、红颜酒等都是配伍较好的补益性药酒，皆有较大的影响。吴、龚二氏辑录的药酒，对于明清时期的补益性药酒的繁荣起了积极的作用。

在前面所列的清代书目中，也记载着数目可观的补益性酒。其中的归圆菊酒、延寿获嗣酒、参茸养神酒、健步酒等都是较好的补益性药酒。与明清以前的药酒相比，这一时期可以说是补益药酒繁荣的时期。

2 慎用性热、燥热之药

唐宋时期的药酒，常用一些温热燥烈的药物，如乌头、附子、肉桂、干姜等。这样的药物如果滥用，往往伤及阴血。金元时期我国医学界学术争鸣十分活跃，滥用温燥药的风气受到许多著名医家的批评。这对明清时期的医学有深刻的影响。故明清的很多药酒配方采用平和的药物以及补血养阴药物，这样就可以适用于不同病情和机体状况，使药酒可以在更广泛的领域中发挥作用。

明清时期还出现了一批方论专书，作者着重研究用药组方的规律，结合优秀方剂，从理论上阐述用药道理和配伍规律，如明代吴昆的《医方考》，清代汪昂的《医方集解》。这些专著阐述配方时也涉及了药酒。《医方考》一书中就论述了7种药酒配方的组方用药的道理和主治功效。其中包括虎骨酒、史国公酒、枸杞酒、红花酒、猪膏酒等。这对于促进药酒配方的研究、正确使用的指导起到了一定的作用。明清时期的药酒在配制方法上，突出表现在热浸法的普遍使用上。适当提高浸渍温度不但可使植物性药材组织软化、膨胀，增加浸出过程中的溶解和扩散速度，有利于有效成分的浸出，而且还可以破坏药材中的一些酶类物质，增强药酒的稳定性。因此采用热浸法对于许多药物来说具有更好的浸出效果，是一种科学的方法。（注：有关药酒部分，一些观点引自许青峰著《治疗与保健药酒》）

民国时期，由于战乱频繁，药酒研制工作和其他行业一样，也受到一定影响，进展不大。新中国成立以后，政府对中医中药事业的发展十分重视，建立了不少中医医院、中医药院校，开办药厂，发展中药事业，使药酒的研制工作呈现出新的局面。药酒酿制，不仅继承了传统制作经验，还吸取了现代科学技术，使药酒生产趋向于标准化。为了加强质量管理，还把药酒规范列为国家药典的重要内容。由于药酒生产单位与医疗部门进行科研协作，保证了临床疗效的可靠性。

药酒的发展，不仅逐渐满足了人民群众的需要，并且打入了国际市场，博得了国际友人的欢迎。我们相信，在不久的将来，历史悠久的具有中华民族特色的中国药酒，必然和整个中医中药的发展一样，为人类的健康长寿，作出新的贡献。

二、药酒的命名与分类

药酒的命名

2000多年前，孔老夫子就说过：名不正则言不顺，言不顺则事不成。后人也就对“名”特别重视。古人讲究“人过留名”，办事讲究“师出有名”，现代强调“知名度”。然而最古老的药酒方与其他中药方剂一样是没有名称的，在马王堆出土的帛书中，所记载的药酒方，就没有具体的方名。这种情况在唐代方书中仍保留不少，如《千金要方·脾脏下》有云：“治下痢绞痛肠滑不可瘥方。”《外台秘要》卷15的“疗风痹瘾疹方”等。直到先秦及汉代才出现了最早的药酒命名，如《内经》中的“鸡矢醴”，《金匮要略》中的“红兰花酒”，《伤寒杂病论》中的“麻黄醇酒汤”等，这类命名方法多以单味药或一方中主药的药名作为药酒名称，这种方法成为后世药酒命名的重要方法。汉代以后，药酒命名的方法逐渐增多，传统命名的方法可以归纳为以下几种：

❶单味药配制的酒，以药名作为酒名，如鹿茸酒。

❷两味药制成的药酒，大都两药联名，如五倍子白矾酒。

❸多味药制成的酒用一个或两个主药命名，如羌独活酒；或用概要易记的方法命名，如五蛇酒、五精酒、五枝酒、二藤酒。

❹以人名为药酒名称，如仓公酒、史国公酒、北地太守酒等，以示纪念。为了区别，有时也用人名与药名或功效联名的，如崔氏地黄酒，周公百岁酒等。

❺以功能主治命名，如安胎当归酒、愈风酒、红颜酒、腰痛酒等。这一命名方法，在传统命名方法中也占相当比重。

❻以中药方剂的名称直接作为药酒名称，如八珍酒、十全大补酒等。

此外，还有一些从其他各种角度来命名的药酒，如白药酒、玉液酒、紫酒、仙酒、青囊酒等。

药酒的分类

我国的中药资源十分丰富，现在还有很多这类资源尚在发掘研究之中，这就直接决定了我国药酒资源的种类繁多。目前我国药酒种类到底有多少种，这是很难统计的。药酒的功效主要由中药处方来决定，但与酒的性质也有一定关系。就酒这种对中药有着良好溶解性的溶剂而言也不限于白酒，还可以使用米酒、黄酒和果酒。药酒如何分类，目前仍没有一个统一的规定，一般有如下几种分类法：

1 按给药途径分类

中国药酒按给药途径主要可分为内服和外用两类。

①内服药酒：指口服后起全身保健或治疗作用的药酒。内服药酒数量大，工业化生产品种和数量均高，是中药药酒的主要产品。

②外用药酒：指主要作用于皮肤、穴道、黏膜，或敷、揉患处，产生局部药理效应和治疗作用。

2 按功能分类

中药药酒按功能可分为以下几种，这类分类法较为常用。

①滋补保健药酒：这类药酒的主要作用是对人体的阴、阳、气、血偏虚起到滋补保健作用，使人体各个器官保持正常、协调运行，促进身体健康，提高机体对疾病的抵抗力，充沛精力并延缓衰老，达到益寿延年的目的。如补气养血酒、补肝肾强筋骨药酒等。

②治疗性药酒：这类药酒以治疗某些疾病为主要目的。如：风湿痹证药酒、消化器官疾病药酒、皮肤病药酒等。治疗类药酒又可根据其适用范围不一样，分为内科用药酒、外科用药酒、妇科用药酒、骨伤科用药酒、儿科用药酒、皮肤科用药酒、五官科用药酒等。

③美容类药酒：这类药酒主要有美容润肤、乌发防脱、生发、除黄褐斑等功效。如：乌发酒、红颜润肤酒等。

3 按使用基酒分类

中药药酒按制作药酒时使用的配方酒（基酒）的不同，可分为白酒类及其他酒类，包括黄酒类、米酒类、果酒类等。

❶白酒类药酒：使用蒸馏酒为基酒制备的药酒，所用白酒要符合卫生部关于蒸馏酒质量标准的规定。蒸馏酒的浓度依据各品种要求而定，内服酒剂应以谷类酒为原料。药典收载的中药药酒，均用白酒制备。

❷其他酒类：采用黄酒、米酒、果酒等含醇量较低的酒作基酒制成的药酒。由于其醇含量较低，适于不善饮酒者饮用，这类酒较之白酒，含有葡萄糖、氨基酸、微量元素等多种营养成分，常用以制备保健酒和美容酒。

4 按制作方法分类

❶浸提类药酒：采用浸提方法制备的药酒，依浸提温度不同，可分为冷浸法和热浸法，依使用工艺手段的不同，有一般传统制药酒浸制法和工业化生产的浸制法等，如循环法浸渍法、罐组式逆流循环提取法、热回流法以及渗漉法制药酒等均可归入浸提法制的药酒类。

❷酿制类药酒：系将药物或药汁配合造酒配方、酒曲等，发酵酿制而成。

❸配制类药酒：药材经提取得到提取物，加基酒和其他添加剂配制而成的药酒。

5 按外观形态分类

❶液体酒：外观形状为液体的药酒，这是常用的药酒。

❷固体酒：指固体状态的药酒，为便于携带，采用环化糊精等辅料作基料。环糊精能使酒中的有用物质全部吸收，然后加工成粉末，饮用时只需把粉末用凉开水溶解即可，其色、香、味均可保持原汁酒的特点。目前这类酒还不多，但已逐步成为治疗药酒开发的一种方向。

第二章　药酒制作

——工艺精湛的制作方法

一、药酒的原料

《本草纲目》中有记载："别有酿酒者，或以药煮汁和饭，或以药袋安置酒中，或煮物和饭同酿，皆随方法。又有煮酒者，以生绢袋药入坛密封，置大铁锅中，水煮一日，埋土中七日，出火毒乃饮。凡建中、肾沥诸补汤，滓合两剂，加水煮竭饮之，亦敌一剂，皆先暴燥。凡合膏，初以苦酒渍令淹浃，不用多汁，密覆勿泄。"

《本草纲目》中有云："酒能引诸经与附子相同，导引它药，可以通行一身之表。"所以常用酒作药引，引药归经。酒是药酒的重要组成部分，其主要成分是乙醇，乙醇能与水以任何比例混溶，而且各种中药材化学成分在乙醇中的溶解度随乙醇浓度而变化，所以制作药酒时，选择用什么样的酒也是十分重要的。

现代酒类，根据酿造方法不同，可分为蒸馏酒、发酵酒和配制酒三大类。蒸馏酒是将淀粉或糖类经发酵后蒸馏而成，乙醇浓度可高达60%以上。发酵酒是用大麦、大米、水果和酒花等原料经发酵而酿成，乙醇含量较低。配制酒的乙醇浓度，一般为25%～40%，介于蒸馏酒和发酵酒之间。根据乙醇含量不同，可分为高度酒、中度酒和低度酒3种。若论其酿酒原料，生产条件，制作工艺，水质和存放时间不同，酒质亦异。酒的品种，根据商品名称则有白酒、啤酒、果酒、黄酒、米酒和药酒之别。

1 白酒

白酒俗称白干、高粱酒、烧酒，酒精度数较高，一般在50～60度。近年来，一些较低度数的白酒不断被研制出来，但通常都在35度以上。白酒多用高粱酿制，也有以玉米和薯类为原料的。无色透明，芳香馨鼻，酒味醇厚，回味悠长是白酒的特点。根据酒的香味不同，白酒有酱香、浓香、清香、米香以及兼香等多种香型，如茅台酒属于酱香型，汾酒属于清香型，五粮液属于浓香型，而白沙液酒属于兼香型。白酒因酒精度数较高，乙醇含量较大，比较适宜用来浸制药酒。

2 黄酒

黄酒民间称老酒、米酒，是我国最古老的酒类，有4000多年的历史。黄酒的度数一般在30度以下，因酒味醇和、酒度适中，更兼营养丰富，且能养胃健脾，又是烹饪佳肴必不可少的作料，而受到人们的喜爱。南方的黄酒主要以粳米或糯米为原料，而北方则以小米为原料。绍兴的花雕酒、加饭酒、状元红，九江的封缸酒，上海的上海老酒，福建的龙岩沉缸酒，山东的即墨老酒等，都是著名的黄酒。黄酒也是常用于浸制药酒的原料。

另有一种米酒，色白，为酿制酒，酒精度数不高，有酸甜酒味，也是民间常用的药酒原料。

3 果（露）酒

果酒，又称甜酒，系以水果（葡萄、柑橘、山楂、苹果等）为原料酿制而成，酒精度数通常在10~20度，其色多为鲜红、紫红、浅黄、深黄等，口味多样，多以甜、半甜、半干、干等分之。葡萄酒中含有32种氨基酸，多种矿物质、甘油、糖类、酯类、丰富的维生素（如维生素 B_1、维生素 B_2、维生素 B_{12}、维生素C）等，有补血、增食欲、镇静等功效。对老人而言葡萄酒可谓延年益寿的补养剂。最近美国加利福尼亚大学雷顿先生发现，红葡萄酒中含有大量的栎皮黄素，每日喝1~2杯这样的红葡萄酒可起到防癌作用，甚至有人推测，西方人寿命之所以比东方人长，可能与西方人善饮葡萄酒有关。

4 啤酒

属于“泊来品”，19世纪末进入中国，它以大麦为原料，经过糖化，加入啤酒花发酵而成，是一种营养丰富、酒精度数低、广泛受人们喜爱的清凉饮料，有“液体面包”之称。啤酒的度数指的是糖度（即麦汁的浓度）。根据其色泽、麦汁浓度以及操作方法，啤酒可分为熟啤、生啤、黄啤、黑啤等。啤酒本身有营养作用，但酒精度数较低（一般在6度以下），不适于浸药酒。

5 药酒

药酒用白酒、米酒或黄酒加入相应的中药材，经过浸泡加工配制而成。药酒按照其作用大体可分为治疗性药酒和滋补性药酒两类。滋补性药酒虽然对某些疾病有一定的防治作用，但其主要是对人体起滋补保健作用，促进身体健康。此类药酒多具有较好的色、香和独特风味，可作为一般饮料酒，可以佐餐或随量饮用。治疗性药酒是以治疗或防治疾病为主要作用的药酒，在配方上都有一定的要求。药酒的酒精度数根据选用的酒种而有高有低。部分外用药酒，还可以用医用酒精来配制。

一般来说，现代药酒的制作多选用50%～60%的白酒。其依据是：

因为乙醇浓度太低不利于中药材中有效成分的析出，而乙醇浓度过高，有时反而使药材中的少量水分被吸收，使得药材质地坚硬，有效成分难以溶出。对于不善于饮酒的人来说或因病情需要，也可以采用低度白酒、黄酒、米酒或果酒等基质酒，但浸出时间要适对延长，或浸出次数适对增加，以保证药物中有效成分的溶出。

如果酒的浓度过低，则药物可能因吸收水分而体积膨胀，同时一些苦味质及杂质等易被溶出，影响药酒的气味。一般来说，配制滋补类药酒时，应用的原料酒乙醇浓度可以低一些；配制祛风湿、活气血、疏经络的药酒，则原料酒乙醇浓度要高些。

中药药酒的制作离不开中药，选用药材一定要品种纯正地道，不能以次充好，以彼代此，并要注意同一药名不同品种的功能差异。如牛膝有怀牛膝、川牛膝之分。怀牛膝产于河南，含多量的钾盐及皂苷，临床以补肝肾、强筋骨见长；川牛膝产于四川，不含皂苷，临床有活血祛瘀功能。再例如，地黄有生、熟之分，生地黄擅长清热凉血养阴，而熟地黄偏于养血滋阴补肾；当归用须活血，用身则补血；小麦分淮小麦和浮小麦，前者安神，后者敛汗；黄芪用于固表、利水、托疮等应生用，用于健脾补中气应炙用。凡此种种，选用时均应加以注意。

选择好药材之后，在制作药酒之前，还应对药材进行适当的加工处理，如洗净泥沙、挑去杂质、切片轧粉、装袋包扎等。此外，有些药材还要进行炮制加工，以减轻毒性，使其适用于制作药酒。早在唐代，孙思邈就在《千金要方》中指出："凡合药酒，皆薄切药。"一般来说，用来浸泡药酒的中药都应切成薄片、碎片或轧成粗末、小块，有的矿石类及介壳类药还需碾成细粉状，这样做的目的是扩大药物与酒液的接触面，有利于中药有效成分的扩散、溶解和析出。但也要注意碾末不宜太细，过细则破坏药物的细胞，可使细胞内一些黏液质或不溶物质进入酒液，不但不利于有效成分的扩散、溶解，还会使药酒混浊。有的药物带有毒性，如附子、半夏等药物，应进行必要的炮制加工后再使用。

二、药酒的制作

《本草纲目》之中收集了大量药酒方，而且详细阐述了药酒的制作和服用方法。李时珍认为，酒性善走窜，可宣和百脉，舒筋活络，宜酌情配药服用之。

关于药酒的制作，古人早有论述，《本草纲目》之中记载了烧酒的制作，即用蒸馏法，"用浓酒和糟入甑，蒸令气上，用器承取滴露，凡酸败之酒，皆可蒸烧，和曲酿瓮中七日，以甑蒸取，其清如水，味极浓烈，盖酒露也。"这种操作方法和现代基本一致。

制作药酒时，通常是将中药材浸泡在酒中，经过一段时间后，中药材中的有效成分溶解在酒中，此时过滤去渣后即可饮用。

根据我国古今医学文献资料和家传经验介绍，配制药酒的方法甚多，概括起来，目前常用的有以下几种：

1 冷浸法

冷浸法就是直接用白酒浸渍药材。先取一只能够密闭、洁净的大口玻璃瓶或瓷缸、瓷坛，将药材切片洗净、沥干，或打成粗粉装入容器中，加入白酒，加酒量约为药材量的10倍上下。如果是用食物性药材泡酒，加酒量只需药材量的5倍即可。白酒加入药材后摇匀，密封瓶口或坛口，保存于阴凉避光处。浸泡期间应经常摇动容器或搅动药材，让白酒充分浸润药材，浸泡时间最少要14天以上，有些药材可浸泡数月或1年。如果处方药味较多，次浸取不完全，可以分两次或多次浸取，但每次加酒量应计算好，不能太多，白酒的总用量应该不变。如果采取多次浸泡的办法，用酒应少量多次，直至浸泡后的药酒颜色变得浅淡，这说明药物成分的萃取比较完全。

2 热浸法

热浸法是一种古老而有效的制作药酒的方法。通常是将中药材与酒同煮一定时间，然后放冷贮存。此法既能加快浸取速度，又能使中药材中的有效成分更容易析出。但煮酒时一定要注意安全，既要防止乙醇燃烧，又要防止乙醇挥发。因此，也可采用隔水煮炖的间接加热方法。此法适宜于家庭制作药酒，其方法是：将中药材与酒先放在小砂锅内，或搪瓷缸等容器中，然后放在另一个更大的盛水锅中炖煮，时间不宜过长，以免乙醇挥发。此时一般可于药面出现泡沫时离火，趁热密封，静置半月后过滤去渣即得。生产时，可将粗碎后的中药材用纱布包好，悬于白酒中，再放入密封的容器内，置水浴上用40~50℃温度浸渍3~7日，也可浸渍2次，合并浸液，放置数日后过滤即得。此外，还可以在实验室或生产车间中采用回流法提取，即在浸药的容器上方加上回流冷却器，使浸泡的药材和酒的混合物保持微沸，根据不同的中药材和不同的酒度，再确定回流时间。回流结束后即进行冷却，然后过滤即得。

3 酿造法

本法是用米、曲和药物，通过直接发酵的方法酿取成酒。古代常用此法，而近代民间仍有应用。其方法为：根据处方取用适量的粳米（糯米）、酒曲和药材。先将药材拣洗干净，打成粗粉状；米淘洗干净，曲粉碎。以水浸米，令其膨胀，然后蒸煮成干粥状，待冷却至30℃左右加入药粉和酒曲，搅拌均匀，置陶器内发酵。发酵时应保持适当的温度，如温度升得太高，可适当搅拌以降温。经过7～14天，发酵完成，经压榨、澄清，滤取酒液。将滤取的酒液装瓶，再隔水加热至75～80℃，以杀灭酵母菌及其他杂菌，保证药酒质量并便于贮存。另一种方法是先煎煮中药，取药汁与米搅拌同蒸煮，然后加入酒曲发酵成酒。用酿造法制作出的药酒，酒精度数较低，适宜于不会饮酒者。

4 渗滤法

渗滤法适用于药酒厂生产。先将中药材粉碎成粗末，加入适量的白酒浸润2～4小时，使药材粗粉充分膨胀，分次均匀装入底部垫有脱脂棉的渗滤器中，每次装好后用木棒压紧。装完中药材，上面盖上纱布，并压上一层洗净的小石子，以免加入白酒后使药粉浮起。然后打开渗滤器下口的开关，再慢慢地从渗滤器上部加进白酒，当液体自下口流出时关闭上开关，从而使流出的液体倒入渗滤器内，继续加入白酒至高出药粉面数厘米为止，然后加盖，放置24～48小时后打开下口开关，使渗滤液缓缓流出。按规定量收集滤液，加入矫味剂搅匀，溶解后密封，静置数日后滤出药液，再添加白酒至规定量，即得药酒。

在制作药酒时还要注意以下几个方面：

❶选用的药材必须洁净，没有霉变。质次、伪劣者均不得使用。

❷配制时所用白酒、米酒、黄酒，应选用优质品。劣质的酒用于药酒，对人体会产生不同程度的损害。

❸处方内的药物一般不要任意改动或增减剂量，必要时可在医务人员的指导下处理。

❹所配制的药酒与所要治疗的疾病相符，配制补酒也要根据本身气血的盛衰、五脏六腑的偏盛与不足，来选择适宜的药酒方。

❺凡配制药酒所用的一切用具、容器均要洁净、完好，并作必要的消毒处理。

❻每次配药酒不宜过多，一般 5000 克左右。若病未愈，可再配制，这样可避免浪费。

三、药酒制作的注意事项

一般来说，家庭自制保健药酒应按中医辨证施治的原则，根据病情和自身需要来选择中药，并在医生的指导下服用。主要应注意以下几个方面：

❶泡药酒的白酒度数不宜过高。因为药材中的有效成分，有的易溶于水，有的易溶于酒，如果酒的度数过高，虽然可以增加酒溶性成分的析出，但不利于水溶性成分的溶解。一般而言，泡药酒的白酒度数在 40° 左右为宜。

❷泡药酒时应将动植物药材分别浸泡，服用时再将泡好的药酒混合均匀。这是因为动物药材中含有丰富的脂肪和蛋白质，其药性需要较长的时间才能泡出来，而植物药材中的有效成分能迅速溶解于水或酒精中，分开浸泡，便于掌握浸泡时间。

❸泡药酒不宜用塑料制品，因为塑料制品中的有害物质容易溶解于酒里，会对人体造成危害。最好用陶瓷或玻璃瓶子。同时，泡药酒还应尽量避免阳光照射。

❹药酒由药与酒配制而成，为辛热之品，故要严格掌握其适应证，不能乱服，更不能过量饮用。临床上可以从小量开始，收效即止。正如《养生要集》述："酒者，能益人，亦能损人。分剂而饮之，宣和百脉，消邪却冷也。若升量转久，饮之失度，体气使弱，精神侵昏，宜慎无失节度。"药酒饮服同样要有"节度"。

❺酒的性味大辛大热，《本草纲目》中有记载："有热疾、齿疾、疮疹人，不可饮之。"服之易于留湿生热，故中医辨证属于湿热、阴虚阳亢之病症，高血压及心、肺、肝、肾功能损害者，以及妊娠者、小儿等，均禁用或慎用内服药酒。

❻患有湿疹等过敏性疾病患者，慎用内服及外用药酒。

⑦外用药酒不可内服。凡方中有剧毒药配制的，在使用过程中更要注意安全，防止中毒。

⑧在制造药酒过程中要注意卫生，药物及酒要精选，防止不洁及有害物质污染。最好用陶、瓷及玻璃器皿装盛药酒，切忌用铅、铝、塑料等器具。

⑨在用冷浸法浸泡药酒时，要将药物经常搅拌，以使药中有效成分溶解析出。热浸法浸泡药酒时，火候要恰当，时间不宜过久，以防变质失效。

四、药酒的贮藏保管

药酒的贮藏与保管不妥，不但影响药酒的疗效，而且会使药酒因变质或污染而不能服用。因此，在配制药酒时，掌握药酒的贮藏与保管知识十分重要。

①凡用来盛装酒的容器，均应先洗干净，然后用开水烫一烫，或用75%的乙醇消毒。

②当药酒配制完后，应及时装入细口、长颈的玻璃瓶内，或其他有盖的坛、罐、缸等容器，并将口密封。

③夏季贮藏药酒要避免阳光的直接照射，因强烈的光照可破坏药酒内有效成分的稳定性及色泽，使药物功效降低。用黄酒或米酒配制时，冬天要避免受冻变质，应贮于温度不低于-5℃之处。

④贮存药酒的位置，应选择在温度变化不大的阴凉处，温度以10~20℃为好。放置药酒的地方，不能同时放汽油、煤油以及腥、臭等怪味较大、刺激性强的物品和其他有毒的物品，以免药酒串味，影响服用。并注意防火，不得与蜡烛、油灯等同置一处。

⑤凡配制的药酒，均应贴上标签，并写上所用药酒方名、作用、配制时间、用量等内容，以免天长日久不易辨认，与其他药品发生混淆，影响使用，甚至发生差错，导致危险。

第三章 酒与养生

——健康长寿的神奇秘密

一、酒之功效

1 酒之载情功效

酒是宴席中不可缺少的饮品，它给席间增添很多话题，人们边饮边侃，浓情和酒一起暖遍全身，酒兴所致，心扉敞开，欢声笑语，笼罩席间。酒使喜庆添异彩，酒使亲朋增友情，是人们聚会时、独酌时的感情寄托。

然而，人生并不是时时事事都顺遂。烦恼时，如有朋友解颐释道使人豁然开通，是最理想不过的，但一般不易遇到“及时雨”，很多人则借助于酒，所以有“一酌千忧散，三杯万事空”等诗句。人们认为酒是急救良方，可淡漠苦恼，适量饮酒有益于身心健康。当然如沉湎滥饮不仅不解忧，反而影响健康。

2 酒之入药功效

我国现存最早的典籍《黄帝内经》中有许多与酒有关的论述。在《黄帝内经·素问》中，不仅从理论上论述了酒与防病健身的关系，而且记载有治疗臌胀的“鸡矢醴”方，从实践上论证了酒与祖国医学的特殊关系。

酒是一种很好的溶剂，它可溶解许多难溶甚至不溶于水的物质，用它来泡制药酒，可以达到更好的效果。而且药酒进入体内被吸收后随血液遍及全身，能更好地发挥药性，从而起到治疗滋补的作用。在中医方剂中，中医常有处方让患者用酒冲服，或煎药时使用药引。酒不仅可内服，而且还可用于外科。最常见的除酒精消毒外，酒还可以涂于患处，治疗跌打扭伤、关节炎、神经麻木等，如虎骨酒、史国公酒等。不同的酒有不同的医疗作用，如适量饮白酒，可减少冠心病发作概率，从而减少冠心病引起死亡的危险性。适量饮用葡萄酒不仅可防衰老，而且尚可预防因机体老化引发的有关疾病。

3 酒之健美功效

酒有健美之功效，这早在唐代苏敬等人所著的《新修本草》一书中就已有记述："暖腰肾、驻颜色、耐寒。"这里是指葡萄酒，在7世纪中叶，葡萄酒传入中国并在中国得到发展。还有桃花酒，是将三月新采的桃花阴干后浸泡在上等酒中，贮15日便为桃花酒，饮用该酒，有润肤、活血的功效，使人容颜长驻。白鸽煮酒、龙眼酒和荔枝酒也有美容作用。为使毛发肌肤健美，中国古代就有用酒洗浴的做法以求健美，现在不少休闲观光盛地也已时兴如龙眼酒浴、荔枝酒浴等。

相传，唐代杨贵妃不但对荔枝情有独钟，而且对荔枝酒也一样独爱。杨贵妃每月必到"华清池"和"海棠汤浴池"去沐"荔枝酒"浴。这一来驱邪除臭，二来抗毒养颜，后来"酒浴"的由来，皆因杨贵妃而出，至今一直还保留有"酒浴"这行服务业。

4 酒之烹饪功效

在烹饪时，适量用酒，可以去腥起香，使菜肴香甜可口。因为酒的主要成分是乙醇，沸点较低，一经加热，很易挥发，可以把鱼、肉等动物的腥膻怪味带走。同样，使用动物脂肪烹调菜肴时加点酒，会让菜肴更加美味。

黄酒是最理想的烹饪用酒，因为它含的乙醇量适中，介于啤酒和白酒之间，而且黄酒中富含氨基酸，在烹饪中与盐生成氨基酸钠盐，即味精，能增加菜肴的鲜味。加之黄酒的酒药中配有芳香的中药材，用它作料酒，菜肴会有一种特殊的香味。当然，在无黄酒的情况下，其他酒也可以用。不过中国菜用黄酒为最好，西菜则多用葡萄酒、啤酒。即不同菜肴使用的酒不同，用酒时间也不尽相同。即使是中式菜肴，也有不同技艺。在蒸炸鱼肉鸡鸭之前，用啤酒浸腌10分钟，做出的菜肴嫩滑爽口，没有腥膻味。

在烹饪过程中，何时加酒是一门学问，通常以锅内温度最高时加酒为宜，而且酒要先于其他作料下锅。总之，绝大多数菜肴在烹制过程中，当酒一烹入，能立即爆出响声，并有一股水汽冒出，便足以证明放酒的时机适宜。当然，用酒过多会破坏蛋白质的胶体结构，使它脱水分解。若是用鱼虾做馅，酒多则会渗出汤来，皮不易包紧。

5 酒之延寿功效

许多研究显示，适量饮酒者比滴酒不沾者健康长寿。对老年人而言，更是健身灵丹。美国波士顿的一家老人院每天下午给老人供应啤酒，2 个月以后可以自己行动的老年人从 21% 陡增到 74%，服用强效镇静剂的老年人则从 75% 降到了零。美国的生物统计学者为了证实这一事实，对 94 对兄弟进行了长期的追踪调查，结果表明适量饮酒者要比不饮酒者长寿。最后由于不饮酒的那组对象都已去世，追踪调查才不得不终止。调查同时表明，长寿的主要原因是心血管疾病的发生概率较低，即使曾经饮酒后来戒酒的人，也要比从不饮酒者患心脏病的概率低。

二、酒过之毒害

醉酒、嗜酒会对身体造成严重损伤。偶然醉酒，可引起人的一时性兴奋，常表现出或呕、或吐、或睡、或狂的症状；病理性醉酒，往往会导致心脑血管疾病的发生；喝酒成瘾，天天喝酒天天晕，使机体经常处于酒的慢性麻醉中、酒精的慢性毒害中，无疑是“慢性自杀”。

饮酒过度不仅造成记忆力减退、精神涣散，性格扭曲改变，还会损坏肝脏、肠胃，严重者造成性欲衰退、阳痿早泄等，给生活造成严重影响。

三、科学饮酒宜养生

适当饮酒可刺激胃黏膜促使胃液分泌，增强食欲。

在盛夏季节，没有食欲时，喝一杯凉啤酒会激发食欲。胃肠不好的人，要以增强食欲和解除压力为目的，可少量饮用含酒精浓度为10%以下的啤酒和葡萄酒。适量饮酒还有扩张血管、促进血液循环的作用，又能缓解精神压力。

1 饮酒需知酒量深浅

按自己的酒量，在一定的时间内慢慢地饮用，这样会使进入体内的酒精顺利分解，受害小而不会宿醉。

2 饮酒宜边吃边饮

只饮酒不摄取食物，会导致营养失调，损肝伤胃。因此，最好的饮酒方法是同时进食，少量饮酒时吃一些炖菜、牛肉片、烤鱼、豆腐干等蛋白质高的食品，注意进食蔬菜、水果或凉拌菜等含维生素多的蔬菜。边吃边饮可减少酒精对人的刺激，能提高酒精在体内的分解能力。

3 防止饮食过量，能量过剩

经常饮酒的同时吃过多的高营养食物，也有可能诱发脂肪肝和酒精性肝炎。

4 饮酒要防宿醉

饮酒时酒中的乙醇经胃肠迅速被血液吸收送到肝脏，多数乙醇在肝脏中氧化分解，产生乙醛等。乙醛随呼吸和尿液排出，出现醉酒特有的气味。如果慢慢饮酒，乙醛进一步氧化变成醋酸，最后变成二氧化碳和水排出体外。

如果一次大量乙醇在短时间内被吸收，肝脏只能把乙醇氧化到半路，乙醛流入血液中走遍全身，由此引起的症状就是头痛眩晕、恶心呕吐、脱水口渴等异常现象，这种症状一般睡一觉体内的乙醛消失，次日早晨即可恢复。

可是，如果饮酒过多到翌晨还不能恢复，就形成宿醉了。预防宿醉，首先是不要饮酒到深夜，体内的乙醇代谢过程是需要一定时间的，如果睡眠时间过短，酒气会残留到第二天；二是当朋友聚会要喝很多酒时，饮酒前要吃点“垫底”的食物与菜蔬，或饮一点汤羹类，胃中有食物“垫底”可以稀释酒精浓度；三是量力而行，莫为赌酒逞英雄。

四、饮酒养生禁忌

1 酒后忌洗澡

醉酒后洗澡很危险。酒后洗热水澡常会发生头晕、心慌、眼花等不适，甚至发生晕倒现象，在医学上称作“澡堂综合征”。其原因是澡堂内门窗紧闭，新鲜空气少，而人们在热水中浸泡后，全身血管扩张引起大脑缺氧所致。酒醉后引起的血管扩张会使大脑缺氧更加严重，并且酒精的代谢会加速体内葡萄糖的消耗，使血糖含量大幅度下降，因此更容易发生“晕堂”，甚至使高血压、心脏病患者猝死。

2 酒后忌行房事

中医古代医学典籍《黄帝内经·素问》早就指出：“醉以入房，以欲竭其精，以耗散其真，不知持满，不时御神，务快其心，逆于生乐，起居无节，故半百而衰也。”说的是酒后纵情于房事，有损人的寿命。

酒精能使大脑兴奋，脑部血流量增加，心脏跳动加快，负担过重，性交时也会高度兴奋，这给大脑和心脏带来了双重负担，危害很大。

3 酒后忌抽烟

因为酒精可以溶解烟草中的致毒物。如烟酒同用，烟草中的毒物很快溶于酒精进入体内，输送到人体各部位。而且边吸烟边喝酒还使得人体血液对烟草毒物溶量增大，这是因为酒精具有扩张血管和加速血液循环的作用。烟草中有毒物质溶于酒精后会很快进入血液，使人兴奋，所以边吸烟边饮酒，误导人感觉更有味道，殊不知这使得肝脏承受双重毒物侵害，实在是应该戒除不良的习惯。

4 酒后忌饮浓茶和咖啡

浓茶与乙醇均使大脑兴奋，大脑功能容易失调。但饮淡茶，不仅生津止渴，清心怡神，还可解毒。咖啡的主要成分是咖啡因，适量饮用具有兴奋提神和健胃作用，过量同样可以造成中毒。酒后饮咖啡会使大脑处于极度兴奋状态，由于极度兴奋后可很快转入极度抑制并刺激血管扩张，加快血液循环，极大地增加了心脑血管的负担，同时，也加重了酒精对人体的损害。

5 酒后忌服西药

中医方剂中有许多药酒方，有的中药还往往用酒作为“药引”或加酒煎煮，然而，在服用许多西药时，医生却要反复提出不能饮酒的忠告。因为酒精（乙醇）可与许多药物发生化学作用而影响药物的吸收和药物代谢酶的活性；某些药物也会干扰乙醇的正常代谢，造成乙醛蓄积中毒。

五、常见酒之养生功能

1 黄酒之养生

黄酒是我国乃至世界上最古老的饮料酒。优质黄酒含有 17 种氨基酸，其中有 7 种是人体不能合成的必需氨基酸。且酒中的营养物质多以低分子的糖类和以肽、氨基酸的浸出物状态存在，极易被人体消化吸收。

❶黄酒具有药用价值。我国古代著名医典《黄帝内经·素问》在“汤液醪醴”篇中说，以黍作原料的黄酒“得天地之和，高下之宜，故能至完，伐取得时，故能至坚也”。因此用这种酒在“邪气来时，服之万全”。古代医圣张仲景在《金匮要略》杂症篇方剂中，用黄酒作药引的约占 1/3。李时珍在《本草纲目》中说，黄酒有“行药势，杀百邪毒气，通血脉、厚肠胃……养脾气”等作用。

❷冬饮黄酒温阳祛寒。黄酒性温，味辛、甘。温则温中祛寒，助阳通络；辛则发汗解表，行气止痛；甘则温补强壮，缓急调中。中医认为，适量饮用

黄酒有通络活血、温脾散寒之功效。如冬天畏寒怕冷、四肢发凉者，小饮一杯，可通血脉、温四肢；肠胃虚寒疼痛者，小饮一杯，可温中散寒止痛；妇女月经不畅、小腹冷痛，小饮一杯，可温通经脉、调经止痛。

黄酒最好是烫热喝。黄酒虽然含酒精浓度较低，但其中还是含有极微量的甲醇、醛、醚等有机化合物，对人体有一定的危害。而醛、醚等有机物的沸点较低，在20～35℃即气化；甲醇的沸点也不过64℃左右。所以若将黄酒隔水烫热至70℃左右再喝，上述有害物质就会随温度升高而挥发掉。而且酒中的脂类芳香物质也会随温度升高而蒸腾，使酒味更加芬芳浓郁。

❸品赏黄酒最益身心。中国黄酒是历史最悠久的传统美酒，酿出的酒质具有民族气质，饮用习俗具有传统美德，饮用方法纯朴而多样，呈现出许多饮酒经典和饮酒艺术的画面，品评过程中，肯定会感受到黄酒的美妙、深奥与优秀，在漫不经心的饮用中，一定会领略出它的别致、幽雅、浪漫和愉悦，最有益于身心健康。

2 葡萄酒之养生

❶营养滋补功效。葡萄酒中的营养成分比较丰富，适量饮用葡萄酒能直接对人体神经系统产生作用，可以使人减轻疲劳、兴奋神经、防止口角溃疡，还可以维持皮肤和神经健康。葡萄酒中所含的维生素B_6对于蛋白质的代谢有重要作用，所含的肌醇能够增强肠的吸附能力，促进人的食欲。因此，用葡萄酒作开胃酒及消化酒是科学的。葡萄酒中所含的钙、钾、锰、锌等元素能够促进骨骼、肌肉的生长和发育，防止血管硬化。葡萄酒含有多种氨基酸、矿物质和多种维生素，对维持和调节人体的机能起到滋补的作用，是不可缺少的营养液。

❷防治心血管疾病功效。每日适量饮用葡萄酒可在一定程度上降低冠心病、动脉硬化发生率，睡前饮用还可改善睡眠质量。

❸预防癌症。适量饮用葡萄酒同样也能够降低很多种癌症的发病概率，包括：乳腺癌、前列腺癌、喉癌、肺癌等。

每天小酌一杯红葡萄酒可使女性远离乳腺癌威胁。不过，科学家强调，喝白葡萄酒对预防乳腺癌并无帮助，因为他们从红葡萄酒中提取出的抗癌化学成分最初来自于葡萄皮中，而酿造白葡萄酒使用的是葡萄果肉。

④助消化和杀菌功效。葡萄酒由纯葡萄汁发酵而成，葡萄汁本身的天然酸性物质全部溶解于葡萄酒中，它的酸度接近胃酸（pH 值 2～2.5），因此，葡萄酒作为佐餐佳品，能帮助蛋白质的消化和吸收。如果饭前适量饮用葡萄酒，还可以促进胰酶的大量分泌，从而增强胃肠道对食物的消化吸收。因此，饭前饮用葡萄酒，特别是中老年人，可以增强消化功能，对身体十分有益。

饮用葡萄酒后，葡萄酒所含的有机酸能调节肠道功能，并对大肠杆菌等具有杀菌和抑制的作用；喝一杯热葡萄酒甚至可防止感冒。

⑤止渴利尿功效。葡萄酒中酒石酸、柠檬酸等含量较高，适当温度下饮用葡萄酒不但可以消除口渴，且又有利尿、防治水肿的功能。所含的聚酚是一种抗氧化（SOD）物质，具有制造蛋白质（HDL），遏止活性氧活力的功能，对因尿酸过多引起的痛风有一定的辅助作用。此外，干型葡萄酒基本上不含糖，而其所含的各种有益成分可防治糖尿病。

3 啤酒之养生

啤酒性温和，有活血、健胃、助消化的医药功能：

①适量饮啤酒有益于心脏。科学研究发现，偶尔喝一杯啤酒有利于你的心脏健康，而且效果比红葡萄酒还要好，不过研究人员强调，饮用啤酒的好处是在接受实验者“适量饮酒”的前提下，而不是在过量饮酒之后出现的。

②适量饮啤酒有利于防治骨质疏松症。

③适量饮啤酒降脂抗过敏。

④啤酒的香味有使人精神放松的效果。闻麦芽制成的香味浓郁的黑啤时，舒适放松程度最高。

第二篇 药酒治病

——强身健体的百药之长

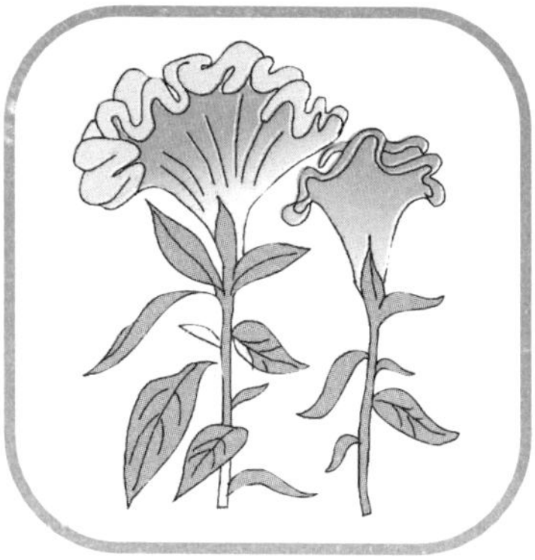

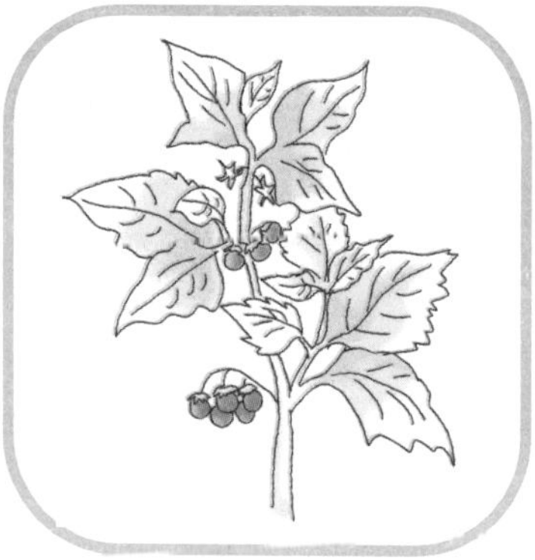

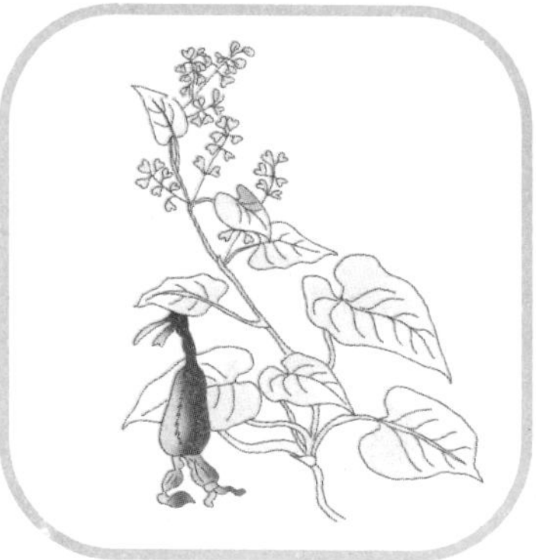

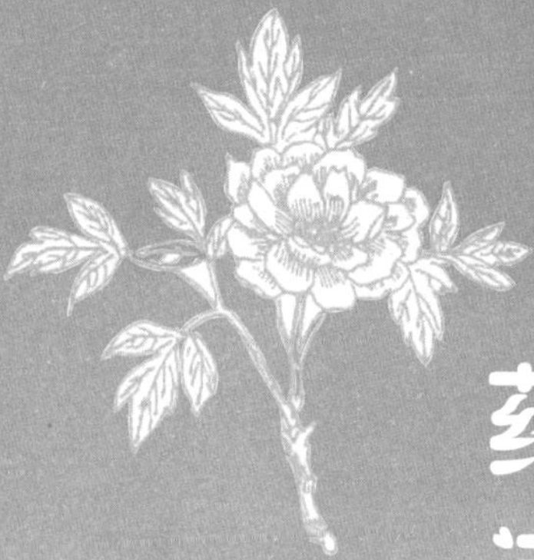

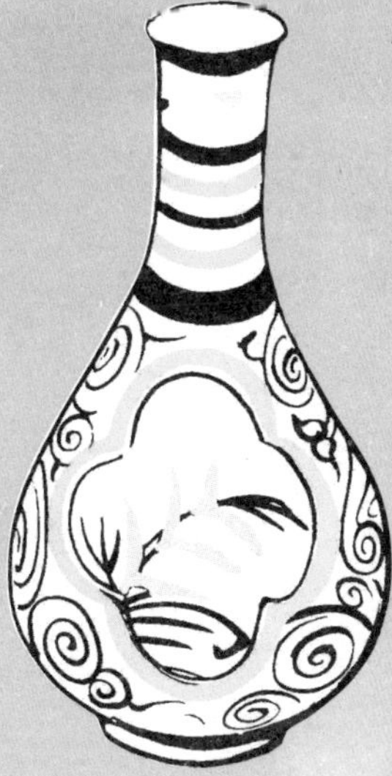

第一章　呼吸系统疾病

——药酒，让呼吸更自由

感　冒

感冒是风邪侵袭引起的上呼吸道疾病，以头痛、鼻塞、流涕、喷嚏、恶寒、发热等为主要特征，临床分为风寒、风热两类，多兼湿、暑、燥等，治以发散外邪为主。其中，恶寒无汗、咳痰稀白、口不渴或渴喜热饮者，为风寒感冒，常用淡豆豉、生姜、葱白等中药；发热出汗、咽喉肿痛、咳痰黄黏、口渴喜饮者，为风热感冒，常用菊花、连翘、桑叶等中药。若兼湿、暑、燥邪，则分别佐以除湿、解暑、化燥之品。

桑菊酒

原　料 菊花、桑叶、连翘、杏仁各30克，芦根35克，桔梗20克，薄荷、甘草各10克，糯米酒1升。(《温病条辨》)。

制用法 先将以上诸药共捣碎，置容器中，加入糯米酒，密封、浸泡约1周后，过滤去渣，即可服用。口服。每日早、晚各1次，每次15~20毫升。

功效主治 清热解毒，疏风散热。适用于温病初起，邪客上焦，发热不重，微恶风寒、咳嗽、鼻塞、口微渴。

注意事项 桑叶、菊花同入肺经。而桑叶性寒善清肺络之热，菊花善疏上焦风热。二药配伍，一清一疏，善解上焦肺卫风热之邪。二药又并入肝经，清肝经之热，共治肝经风热或肝阳上亢之头晕目眩。

附　记 现代研究表明，桑叶水煎剂高浓度时在体外有抗钩端螺旋体作用；鲜桑叶体外试验对金黄色葡萄菌、乙型溶血性链球菌、白喉杆菌等均有较强的抑制作用。另外，桑叶中的酚类化合物有抗肿瘤活性作用。菊花具有抗病原体作用，且能增加冠脉流量。

葱姜盐酒

原　料 鲜葱头、生姜各60克，精盐100克，白酒50～100毫升。

制用法 先将上药共捣烂如泥呈糊状，再将白酒加入调匀，用纱布包好，用时置于阴凉干燥处。取药包涂搽前胸、背部、手足心及腋窝、肘窝处，以搽至局部发红为度。一般每次涂搽20分钟左右，然后让患者安卧。每次涂搽1次。

功效主治 辛温解表。适用于风寒感冒者。

注意事项 本方对感冒初起者，用之甚好。但热而不寒者，欠佳。

肉桂酒

原　料 肉桂10克，白酒40毫升。

制用法 将肉桂研为细末，用温酒调服，或将细末投入白酒中浸泡2日后即可饮用。口服。每日1剂，1次或分2次温服。

功效主治 温中补阳，散寒止痛。用于风寒感冒或阳虚外感。

附　记 又《食治养志方》桂心酒，方以桂心30克（研细末），用白酒60毫升调匀加热，分2次顿服，主治老人冷气心痛，激结气闷。又本方用白酒煎服治产后腹痛。又本方用白酒调和成膏状，外敷头顶上和额角，用治命门火衰、肢冷脉微、亡阳虚脱、腹痛腹泻、腰膝冷痛等症，效佳。

附子杜仲酒

原　料 制杜仲50克，淫羊藿15克，独活、牛膝各25克，制附子30克，白酒100毫升。

制用法 将前5味切成薄片，置容器中，加入白酒，密封浸泡，7日后即可开取饮用。口服。每次服10～20毫升，日服3次。

功效主治 补肝肾，强筋骨，祛风湿。用于感冒后身体虚弱、腰膝疼痛、行步困难。

附　记 本症在老年性感冒患者中较为多见。用本药酒治疗，临床验证，用之颇有效验。

防风苍耳酒

原　料 防风50克，苍耳子10克，糯米1000克，酒曲150克。

制用法 前2味粗碎，置容器

中，加清水3升，武火煎取2升，去渣留液，入糯米、曲末搅匀，密封，置阴凉干燥处，常规酿酒，酒熟后去糟留液。口服，每日2~3次，每次20~30毫升。

功效主治 祛风散寒解表。用于外感风寒。

注意事项 苍耳子有小毒。本酒不宜多服、久服，孕妇忌服。

姜蒜柠檬酒

原　料 生姜100克，大蒜400克，柠檬3~4个，蜂蜜70克，白酒800毫升。

制用法 大蒜蒸熟，柠檬、生姜去皮，三物均切成薄片，与蜂蜜同置容器中，添加白酒，每日振摇1~2次，密封浸泡90日，去渣留液。口服，每日2次，每次15~20毫升。

功效主治 祛风散寒解表。主治风寒感冒、头痛恶寒、鼻流清涕。

注意事项 不可过量饮用，以免发汗过度。

复方香薷水

原　料 皱叶香薷、歪叶蓝、广藿香、紫苏叶、厚朴、豆蔻、木香、生姜、甘草各等份。

制用法 将以上9味，取皱叶香薷、广藿香、紫苏叶、豆蔻、厚朴、生姜及甘草，研成粗粉，加水煮提2小时，同时收集挥发油，滤过，滤液备用，药渣再加水煮提2次，每次2小时，合并煎液，滤过，与上述滤液合并，浓缩成清膏，加入等量乙醇，搅匀，静置3~5小时后，滤取上清液备用；另取歪叶蓝、木香，分别研成粗粉，以60%的乙醇作溶剂，缓缓渗漉，合并上述清膏与渗漉液，加入挥发油，混匀，即得。口服。每次10~20毫升，每日3次，小儿酌减。服时摇匀。

功效主治 解表化湿，醒脾和胃。适用于外感风寒、内伤暑湿、寒热头痛、脘腹痞满胀痛、恶心欲吐、肠鸣腹泻。

屠苏液

原　料 赤木、肉桂各23克，防风31克，粉萆薢16克，花椒、桔梗、大黄各18克，制川乌6克，赤小豆1.5克。

制用法 将以上9味，粉碎成粗粉，用白酒浸渍15天，搅拌，滤过。

滤液静置24小时，取上清液，加入蔗糖制得的单糖浆及适量白酒摇匀，静置、滤过，即得。口服。每次20～40毫升，每日2次。如有微量沉淀，服前振摇。

功效主治 温经，疏风，散寒，解毒。适用于预防感冒、风寒。冬春交替之季饮用更有益处。

糯米酿酒

原　料 糯米950克，曲145克，防风240克，苍耳子250克。

制用法 上药加水蒸，与米、曲共拌，盛于瓷器中，1周即成。口服。每次15～30毫升，每日2次。

功效主治 疏散风寒。适用于外感风寒表证。

葱豉黄酒汤

原　料 葱30克，淡豆豉15克，黄酒50毫升。

制用法 先将豆豉放砂锅内，加水1小碗，煎煮10分钟，再把洗净切段的葱（带须）放入，继续煎煮5分钟，然后加入黄酒，立即出锅。趁热顿服。

功效主治 适用于风寒感冒，症见发热、头痛、虚烦、无汗，并有呕吐、泄泻等症。

注意事项 服药后慎避风寒。

搐鼻药酒

原　料 白芷、羌活、荆芥各12克，北细辛、蔓荆子各6克，藿香叶、玄胡索、川芎、防风、牡丹皮、白僵蚕各10克，风化硝、二郎戟各15克，白烧酒1000毫升。

制用法 先将上药加工至碎盛入容器内，再加入烧酒，密封，浸泡3日后启封，过滤去渣，即可使用。外用，用棉签浸药酒，涂搽鼻黏膜、搐鼻，或用小玻璃瓶装入30毫升药酒，对着鼻孔搐吸，每日3次。

功效主治 活血祛风，扶正驱邪。预防流行性感冒，兼治伤风、风寒感冒。

附　记 引自《中国当代中医名人志》。验之临床，凡感冒流行时，周围人用本药酒外用搐鼻，多数人可免生感冒。用于治疗伤风和风寒感冒，效果亦佳。

玉屏风酒

原　料 黄芪、党参、当归、白

术、防风、桂枝、米酒，用量比例按 3∶2∶1∶1∶1∶1∶20 计算。

制用法 上药与米酒一起加入消毒后的输液瓶中密闭，最后放入锅中加热至 100℃后置凉待用。每日服 3 次，每次服 50～100 毫升，摇匀后服。

功效主治 益气固卫，改善机体免疫力，防治感冒。

紫苏酒

原 料 紫苏、荆芥各 20 克，陈皮 10 克，白酒 200 毫升。

制用法 将 3 味中药洗净、晾干，用白酒密封浸泡 7～10 日，取酒液服用。每日 2 次，每次 20 毫升，温服。

功效主治 祛风散寒。用于治疗感冒恶风寒、微发热、胸脘痞闷，或有呕恶、鼻流清涕、咳嗽痰清稀等。

花椒酒

原 料 花椒 50 粒，侧柏叶 15 克，白酒 500 毫升。

制用法 将花椒、侧柏叶共捣碎，放入酒瓶内，倒入白酒（45 度），密封浸泡，经常摇动，半个月后即可服用。在呼吸道及消化道传染病流行季节，每日早晨空腹温饮 10～20 毫升。

功效主治 辛温疏表，解热止痛。用于防治四时瘟疫、感冒发热、头痛。

咳 嗽

咳嗽由肺气上逆所致，有外感、内伤之分，治以宣肺降逆为主。其中，咳吐稀痰、鼻流清涕者，为风寒咳嗽，重在祛风散寒；发热口干、咽喉疼痛者，为风热咳嗽，重在疏风清热；干咳少痰、咽喉干燥者，为风燥咳嗽，重在润燥养肺；痰多黏稠、胸闷气促者，为痰湿咳嗽，重在燥湿化痰；痰多稠黄、面赤心热者，为痰热咳嗽，重在清热化痰；痰少难咳、胸胁胀痛者，为肝火咳嗽，重在清肺平肝；干咳少痰、潮热盗汗者，为肺阴咳嗽，重在滋阴润肺。常用前胡、白前、桔梗、甘草、防风、薄荷、海蛤壳等中药。

蜜膏酒

原 料 蜂蜜、饴糖各250克，生姜汁、生百部汁各125克，枣肉（捣泥）、杏仁（捣泥）各75克，橘皮末60克。

制用法 将杏仁泥、生百部汁加水1000毫升，煎至500毫升（去渣），入蜜、姜汁、饴糖、枣泥、橘皮末等，文火熬取1000毫升。每日3次，每次用温酒调服1～2汤匙，细细含咽。引自《备急千金要方》。

功效主治 适用于肺气虚寒、风寒所伤、语声嘶塞，咳唾及寒邪郁热等症。

百部酒

原 料 百部100克，白酒1000毫升。

制用法 将百部切成小片，略炒后与白酒同置于容器中，密封浸泡7日即成。每次10～15毫升，每日3～5次，但勿令醉。引自《本草纲目》。

功效主治 润肺止咳，杀虫。适用于一切新久咳嗽。

注意事项 忌食辛辣、鱼虾等刺激性食物。

山药酒

原 料 鲜山药350克，黄酒2升，蜂蜜适量。

制用法 黄酒置容器中，密封，武火煮沸，入山药煮沸，改文火，待山药熟后去山药，加蜂蜜，再文火煮沸。口服，不拘时候，随量饮用。

功效主治 健脾补肺，固肾益精。主治脾、肺、肾不足，虚劳咳嗽，痰湿咳嗽，脾虚泄泻，消渴，小便频数，腰酸，下肢乏力。

注意事项 外感咳嗽者忌服。

阿胶蛋黄酒

原 料 阿胶20克，鸡蛋黄4个，米酒500毫升，精盐少许。

制用法 米酒置容器中，密封，武火煮沸，入阿胶烊化，加鸡蛋黄、精盐拌匀，再武火煮5～7沸后离火。温饮。每日2次，每次30～40毫升。

功效主治 补虚养血，滋阴润燥，止血熄风。主治体虚乏力、血虚萎黄、虚劳咳嗽、胎动不安、胎漏下血、崩漏、失眠。

注意事项 实证者忌服。

橘红酒

原 料 化橘红30克，白酒500克。

制用法 将化橘红洗净，晾干，切成1厘米左右宽的块，装入纱布袋内，扎紧袋口，放进盛酒的瓶中，密封浸泡7日即可。每晚临睡前饮1小盅。

功效主治 化痰止咳。适用于治疗慢性支气管炎、哮喘等。

香橼川贝酒

原 料 香橼100克，川贝母30克，桔梗15克，米酒500克。

制用法 将上述药物加工捣碎，用细纱布袋盛，扎紧袋口，放入净坛中，加入米酒，盖紧密封，置阴凉干燥处；隔日摇动1次，14日后开封，去掉药袋，过滤后贮入干净瓶中即可。每日早、中、晚各1次，每次空腹饮服15～20毫升。

功效主治 止咳化痰。用于经久咳嗽、有痰者。

至宝灵芝酒

原 料 灵芝120克，人参、肉桂各60克，白术、茯苓、当归、白芍各100克，熟地黄、黄芪各150克，五味子、远志、陈皮、甘草各30克。

制用法 将以上13味，粉碎成粗粉，用10倍量60%的白酒于50～60℃浸渍逆流循环提取7日，滤过，即得。口服。每次50～100毫升。

功效主治 补气养血，安神止喘。适用于气血两亏、面色苍白或萎黄、气短咳喘有痰，四肢倦怠、食欲不振、心悸怔忡、头晕目眩、病后虚弱。

半夏糖浆

原 料 生半夏、枇杷叶各26克，甘草、桔梗、麻黄各11克，陈皮、紫菀各16克，远志17克，薄荷油1毫升。

制用法 将陈皮粉碎成粗粉，用80%的乙醇浸渍3次，每次24小时，合并浸液，滤过；生半夏润透，轧扁，加水煎煮2次，每次2小时，合并煎液，滤过，滤液浓缩至适量，加入乙醇使溶液中含乙醇量为30%，静置，取上清液滤过；另取麻黄、紫菀、桔梗、枇杷叶、远志、甘草加水煎煮3小时，滤过，静置，取上清液加蔗糖560克，煮沸溶解，滤过，滤液浓缩至适量。将上述各药液加入薄荷油及防腐剂适量，加水至1000毫升，搅匀，滤过，即得。口服。每次15毫升，每日4次。

功效主治 止咳化痰。适用于咳嗽痰多、支气管炎。

气嗽欲死酒

原　料 丹参、干地黄各150克，川芎、石斛、牛膝、黄芪、白术、肉苁蓉各120克，防风、独活、炮附子、秦艽、桂心、干姜各9克，钟乳石1.8克，白酒20升。

制用法 将上药切薄片或粗粒，置容器中，入白酒密封，浸泡7日，过滤去渣备用。口服。每次服10～20毫升，日服2次。重则饮量稍稍加之。

功效主治 扶正祛邪。用于各种气嗽欲死（阳虚咳嗽）。

注意事项 忌食桃、李、雀肉、生葱、猪肉、冷水和芜荑。

附　记 本方用治气嗽，下焦冷结。

单酿鼠粘根酒

原　料 独活、山茱萸、天门冬（去心）、黄芪、甘菊花、防风、天雄（炮制）、侧子（炮制）、丹参、防己、白术、茯苓、牛膝各120克，贯众、枸杞各90克，生姜180克，磁石（绵裹）300克，生地黄240克，白酒12升。

制用法 先将上药各切薄片，以绢袋盛之，置容器中，投入白酒浸泡7日，密封。7日后启封取用。口服。每次服1盏（约10～20毫升），日服2～3次。

功效主治 止咳祛痰，疏风止痒。用于咳嗽、痰痹，兼治疽、瘘、脚气。

注意事项 忌食猪、鸡、桃李、雀肉、鲤鱼、芜荑、酢和冷水。

附　记 侧子，一名牛蒡根，又名恶实根。

红葵酒

原　料 天天果（即龙葵子）450克，千日红花200克，60度白酒3升。

制用法 将以上2种药分别放入白酒1.5升并置两容器中，密封浸泡1个月后压碎过滤。将2种浸酒的澄清液合并在一起，加入10%～15%的单糖浆，搅匀，分装瓶中，密封即成。每日3次，每次服10～20毫升。

功效主治 止咳平喘。主治寒性喘息性支气管炎、支气管哮喘。

注意事项 惯饮酒的人，亦可用开水稀释后服之。验之临床，一般服药酒后10～20分钟，喉间有热感，以后气喘渐平稳，痰容易咳出，渐有舒适感。继续服用，每收良效。

人参蛤蚧酒

原 料 人参9克，蛤蚧1对，低度白酒1升。

制用法 将上药焙干捣碎，纳纱布袋中，置容器中，加入白酒，密封。浸泡约1周后，即可饮用，待用之1/3量后，再添加白酒也可。口服。每日空腹服20～30毫升，每日早、晚各服1次。

功效主治 补肺肾、定咳喘。主治久咳肺肾两虚、咳嗽气短动则喘甚、言语无力、声音低微。

注意事项 蛤蚧咸平入肺肾，补肺气，益精血，定喘止嗽；人参大补元气，益气生津，健脾补肺。二药配伍，人参辅助蛤蚧补肺气，益脾气，用于治疗久病肺肾气虚，上气喘满，面目浮肿失音。

附 记 本方为人参蛤蚧汤改制而成。二药以酒制，进补甚迅捷，功效更大。凡临床久病咳嗽、上气喘满、心烦不安、身倦乏力、心悸气短、身体羸弱、面目浮肿者均可选用。临床验之，疗效甚好。

猪胰红枣酒

原 料 猪胰脏3具，红枣100枚，白酒1500毫升。

制用法 先将上药洗净，猪胰切碎，共置容器中，用白酒煮30分钟，去渣即成。或用酒密封浸泡3～7日，去渣即成。口服。每次服30～50毫升，日服2次。

功效主治 补脾和胃，益气生津，补土生金。主治日久咳嗽、肺气上逆10～20年服诸药不效；胃虚食少、脾虚便溏、气血津液不足、营卫不和、心悸怔忡等症。

附 记 引自《肘后备急方》。本方系食疗药酒方，须久治，其效始著。忌碱热物。

绿豆酒

原 料 绿豆、山药各60克，

川黄柏、牛膝、玄参、沙参、白芍、山栀、天门冬、麦门冬、天花粉、蜂蜜各45克，当归36克，甘草9克，酒适量（用黄酒约1000毫升）。

制用法 将上药（除蜂蜜外）共研粗末，以绢袋装好，置容器中，加入酒，密封，浸泡数日后，过滤去渣，兑入蜂蜜即成。口服。随时随量服之，不可过剂。

功效主治 养阴生津，清热解毒。用治肺津不足、燥热而咳、干咳少痰、口干易烦等症。

附 记 引自《寿世青编》。本药酒可作辅助疗法之用，配合服用，效果尤佳。如有咯血、衄血等现象者应慎用。

紫苏香豉酒

原 料 紫苏、牛膝、丹参、紫菀、橘皮各150克，生姜300克，生地、香豉各3升，防风200克，大麻仁1.5升。

制用法 将以上10味细切，绢袋盛，以清酒2斗5升浸3宿后，即得。温1盏用，下桃仁丸，酒尽更添。

功效主治 用治咳嗽气急。

注意事项 忌芜荑。

附 记 桃仁丸：《外台秘要》卷12，“桃仁丸，主痃癖气漫心胀满不下食，发即更胀连乳满，头面闭闷咳气急者方。”

干姜酒

原 料 干姜末25克，清酒600毫升。

制用法 温酒热，即下姜末投酒中。1次服完。

功效主治 用于老人冷气、逆心痛结、举动不便及感受寒邪引起的气逆喘息等症。

寒凉咳嗽酒

原 料 全紫苏120克，陈皮60克，杏仁、栝楼、浙贝母、半夏、茯苓、干姜、枳壳、百部、白前、桔梗、桑白皮、枇杷叶各30克，细辛、五味子、豆蔻仁各15克，白酒5000毫升。

制用法 将上前18味共捣碎或切成薄片，装入细纱布袋中，扎紧袋口，置容器中，倒入白酒浸泡、密封，隔日摇动1次。10～12日后开封，过滤去渣即成。口服。每次服30～50毫升，每日早、晚各服1次。

功效主治 祛风散寒，止嗽平喘。用于寒凉咳嗽，症见咳嗽气喘、鼻塞流涕、喉痒声重、痰稀色白、头痛发热、恶寒或恶风等。

附 记 又一方即本方去百部、白前。杏仁改用1/3，甘草改用1/10。余同上。验之临床，均获良效。

葶苈酒

原 料 葶苈子100克，白酒500毫升。

制用法 将上药捣碎或切成薄片，入白细布袋，置容器中，加入白酒，密封、浸泡3日后即可取用。口服。每次服20毫升，日服2次。

功效主治 逐饮泻水，泻肺定喘。用于咳嗽气喘、痰多、胸胁痞满、水肿、小便不利。

注意事项 凡肺气虚喘促、脾虚肿满、气虚小便不利、体质虚弱者忌服。

附 记 又方用葶苈子（微研后成末）200克，入布袋，置容器中，加入米酒5升，密封，浸泡7日即得。用法同上。用治肺壅喘息、痰饮咳嗽、水肿胀满或遍身气肿，或单面肿，或足肿等症，效佳。

柚子酒

原 料 柚子2个，蜂蜜150克，黄酒500毫升。

制用法 柚子去皮、核，切成细块，置容器中，添加黄酒，每日振摇1～2次，密封浸泡3日，文火慢煮至烂，入蜂蜜溶解，趁热去渣留液。口服。不拘时候，随量饮用。

功效主治 理气化痰，行气宽胸。用治咳嗽、痰多气急；脾胃气滞、胸腹闷胀不适。

蜂蜜鸡蛋酒

原 料 鲜鸡蛋、蜂蜜各500克，三花酒或白酒1.5升。

制用法 蛋清、蛋黄、蜂蜜同置容器中，添加白酒或三花酒，混匀。口服。每日2次，每次20～50毫升。

功效主治 润肺止咳。主治老年虚寒咳嗽。

注意事项 高血压、肾炎、结核、严重骨病及孕妇禁用。

哮 喘

哮以突然发作、呼吸喘促、喉间哮鸣为特征，喘以气息迫促为主症，两者常相兼为病，皆与肺、脾、肾三脏相关。治应畅肺气、补肾气、健脾气、化痰涎，并注意区分缓解期和急性期。急性期，咳痰清稀色白、形寒无汗、面色青白者，为寒性哮喘，重在温肺化痰；痰稠色黄、面赤身热、便秘尿赤者，为热性哮喘，重在清肺化痰。缓解期，常见四肢不温、气短懒言、食少消瘦等，为肺脾肾气虚，重在健脾补肾益肺。常用厚朴、杏仁、蛤蚧、桑白皮、旋覆花等中药。

蛤参酒

原 料 蛤蚧 1 对，人参 30 克，甘蔗汁 100 毫升，黄酒 1500 毫升。

制用法 将蛤蚧去头足粗碎，人参粗碎，装入纱布袋，置于容器中，然后加入黄酒和甘蔗汁，密封，置阴凉处，浸泡 14 日后去药袋即可。每次服 20 毫升，每日服 2 次。

功效主治 补肺肾，壮元阳，定喘助阳，强壮身体。适用于元气亏损、久病体虚、咳喘气短、神疲乏力、失眠健忘等症。

附 记 本方用治肺肾两虚、肾不纳气之咳喘诸症，用之多效，久服效佳。

核桃人参酒

原 料 核桃仁 30 ~ 50 克，人参、冬虫夏草各 10 ~ 30 克，蛤蚧 1 对（去头足），白酒 1500 ~ 2000 毫升。

制用法 将上述药洗净，放入酒坛内，倒入白酒，密封浸泡 45 日，滤取清液饮服。每次 10 ~ 20 毫升，早、晚服用。

功效主治 补肺温肾，纳气平喘。适用于支气管哮喘缓解期，症见畏寒肢冷、动则汗出、容易感冒等，有提高免疫功能、防止复发的作用。

蜀椒酒

原 料 蜀椒 150 克，60 度白酒 800 毫升。

制用法 将蜀椒以医用纱布包好，置于容器中，加入60度白酒800毫升，密封。放置14日后，滤出即可。每次服15毫升，每日2次。

功效主治 温肺定喘。适用于形寒怕冷、气短而喘的寒性喘症。

附记 阴虚火旺体质者忌服，孕妇慎服。

苏陈酒

原料 紫苏梗、叶、子各10克，陈皮12克，白酒300毫升。

制用法 将以上药捣碎，置于砂锅内，入白酒，用文火煮至减半，或将药置于容器中，加入白酒，密封，浸泡5日，过滤去渣，备用。每次温服30毫升，每日服2次。

功效主治 散寒燥湿，理气化痰。适用于胸腹胀满、痰湿滞塞、气逆咳喘等症。

附记 痰热咳喘者忌服。

三味子酒

原料 苏子60克，白芥子、莱菔子各20克，米酒500毫升。

制用法 将苏子、白芥子、莱菔子炒香研末，用绢布袋盛，扎紧袋口；将米酒倒入干净酒器内，放入药袋，加盖密封，放阴凉处，经常摇动，7日后开封，去掉药袋，取上清酒液饮服。每日早、晚各1次，每次空腹饮服10～15毫升。

功效主治 止咳平喘，下气消痰。适用于咳嗽喘息、胸闷气逆、痰涎壅盛等。

附记 气虚久咳、脾虚便滑者忌服。

紫苏大枣酒

原料 炒苏子150克，紫苏茎叶500克，陈皮100克，大枣20枚，米酒1500毫升。

制用法 将上述4味药加入米酒1500毫升中，煮取800毫升，贮瓶备用。每日30～50毫升，分2次服。

功效主治 降逆下气。适用于治疗肺气上逆之喘咳。

附记 主要用于感受寒邪后的咳喘患者。肺虚久咳者不宜服用。

四味秦椒酒

原料 秦椒（炒）、白芷、旋

覆花各60克，肉桂25克，65度白酒1000毫升。

制用法 将以上4味药捣为细末，用纱布包好，置于净瓶中，加入65度白酒1000毫升，密封。放置5日后，滤出即可。每次空腹温服15毫升，每日早、晚各1次。

功效主治 纳气定喘。适用于腰膝酸冷、耳鸣、咳喘、头昏等。

附 记 阴虚火旺体质者忌服。

红颜酒

原 料 红枣、核桃仁各240克，杏仁60克，蜂蜜200毫升，酥油140毫升，白酒2升。

制用法 把杏仁用水浸泡后去皮、尖，晒干研成细粉。把红枣和核桃仁捣碎和杏仁粉一起放入合适的容器中。然后加入蜂蜜、酥油和白酒后密封。经常摇动，浸泡7日后过滤去渣即可饮用。每日早、晚各1次，每次空腹服20～30毫升。

功效主治 此款药酒具有补肺益肾、定喘止咳的功效。主治肺肾气虚、痰多咳喘、腰腿酸软、老人便秘等。

桑皮姜萸酒

原 料 桑根白皮150克，生姜9克，吴茱萸15克，白酒500毫升。

制用法 将桑根白皮、生姜、吴茱萸切碎，放入白酒中，煮3沸，去渣，即可饮用。每次30毫升，每日服2次，温热饮。

功效主治 泻肺平喘，理气化痰。适用于咳喘胀满、呕吐痰饮等症。

益肾平喘酒

原 料 蛤蚧2对，白酒1000毫升。

制用法 将蛤蚧去内脏、鳞、头、脚，用酒洗后晾干，放入白酒中密封浸泡60日。每日服2～3次，每次15～20毫升。

功效主治 补肺益肾，纳气平喘。用于治疗虚劳、喘咳、阳痿，以及体虚早衰等。

附 记 蛤蚧性温，味咸，入肾经，功能补肺益肾，助阳气，益阴血，用蛤蚧泡酒饮服，可固精平喘，治疗虚劳喘咳。

栝楼薤白酒

原 料 栝楼12克，薤白9克，白酒30毫升。

制用法 将上述2味药加入白酒和适量水，以文火煎煮，去渣饮服。

功效主治 宽胸理气，祛痰散结。适用于喘咳气短、胸闷不舒。每日2次，每次顿服。

小青龙合剂

原 料 麻黄、桂枝、白芍、干姜、甘草、五味子各125克，细辛62克，法半夏188克。

制用法 将细辛、桂枝提取挥发油，其余6味蒸馏后的水溶液另器收集，药渣与白芍、麻黄、五味子、甘草加水煎煮至味尽，合并煎液，滤过，滤液和蒸馏后的水溶液合并，浓缩。法半夏、干姜用70%的乙醇作溶剂，浸渍24小时后进行渗漉，漉液浓缩，与上述药液合并，静置，滤过，滤液浓缩，加入苯甲酸钠与细辛、桂枝挥发油，搅匀，即得。口服，一次10~20毫升，1日3次，用时摇匀。

功效主治 解表化饮，止咳平喘。适用于风寒水饮、恶寒发热、无汗、喘咳痰稀。

龙葵酒

原 料 龙葵果200克，白酒250毫升。

制用法 浸泡30日左右，即可饮用。每次服1茶匙，每日3次。

功效主治 适用于支气管炎及支气管哮喘。

膝五味酒

原 料 牛膝30克，五味子15克，补骨脂50克，胡桃仁10克，熟地黄、山茱萸各24克，山药40克，白酒1升。

制用法 前7味粗碎，置容器中，添加白酒，每日振摇1~2次，密封浸泡30日，去渣留液。睡前口服。每日1次，每次10毫升。

功效主治 补肾气，降逆平喘。适用于虚喘、呼吸急促、气道阻塞、提不能升、咽不能降、呼吸不相接续。

附 记 痰火积热及阴虚火旺者忌服。

千日红花酒

原 料 千日红的花头10个，黄酒3升。

制用法 将千日红粗碎，置容器中，加黄酒，文火煎沸，去渣留液。口服。每日3次，每次10~20毫升。

功效主治 清肝散结，止咳定喘。主治支气管哮喘、痢疾。

竹黄酒

原 料 竹黄30克，白酒500毫升。

制用法 将竹黄粗碎，置容器中，添加白酒，每日振摇1~2次，密封浸泡5日，去渣留液。每日2次，每次口服10~15毫升。

功效主治 化痰散寒，止咳平喘。主治支气管哮喘、慢性支气管炎、咳嗽痰多、胃气痛。

柑树叶膏

原 料 柑树叶30克，米酒适量。

制用法 将柑树叶炒焦，研末，置容器中，添加米酒，混合成泥。外用。每日1次，每次取1剂调敷于肚脐上。

功效主治 平喘。主治麻疹后气喘。

附 记 避免受寒。

猪脬大枣酒

原 料 猪脬2具，大枣30克，白酒1升。

制用法 猪脬洗净，大枣去核，同置容器中。添加白酒，每日振摇1~2次，密封浸泡3日，去渣留液。温饮。不拘时候，随量饮用。

功效主治 理肺止咳平喘。主治肺气喘急、睡卧不安、经年咳嗽不愈。

慢性支气管炎

支气管炎分为急性与慢性两种，属于中医学“咳嗽”范畴。急性支气管炎多属于外感咳嗽，慢性支气管炎多属于内伤咳嗽。急性支气管炎是由于细菌和病毒感染，物理或化学因素以及过敏反应等因素所引起的支气管黏膜的急性炎症，是一种常见的呼吸系统疾病。一年四季均可发病，但以春冬气候多变的季节较为多见。小儿和老年体弱者较易患发本病，如果反复发作，迁延不愈，可以转为慢性。中医学将急性支气管炎分为风寒、风热、燥热三种类型。

慢性支气管炎多由急性支气管炎未能及时治疗转变而成，临床以咳嗽、咳痰、喘息为主要症状。早期症状轻微，多在冬季发作，晚期症状加重，可长年存在。随着病情的进展，可并发肺气肿、肺源性心脏病。本病是一种常见多发病，机体抵抗力降低、感染、过敏、理化刺激（如吸烟、粉尘、寒冷等），常是本病的诱发因素。中医学认为，若饮食不节，脾失健运，生湿聚痰，上犯于肺；或郁怒伤肝，情志不和，气郁化火，肺受干扰，皆可导致本病的发生。

鼠李仁酒

原料 鼠李仁60克，白酒500毫升。

制用法 将鼠李仁洗净，放入白酒中，密封，浸泡5日后，即可饮用。每次10~20毫升，每日服3次。

功效主治 清热通便，止咳祛痰。适用于慢性支气管炎、咳嗽、肺气肿等症。

绿豆酒

原料 绿豆、山药各60克，川黄檗、牛膝、玄参、沙参、白芍、山栀子、天门冬、天花粉、蜂蜜各45克，当归36克，甘草9克，黄酒1升。

制用法 将以上诸药（除蜂蜜外）研粗末，以绢袋装好，置于容器中，加入酒，密封，浸泡数日后，过滤去渣，加入蜂蜜即可取用。随时随量服用，不可过剂。

功效主治 养阴生津，清热解毒。适用于肺津不足、燥热而咳、干咳少痰、口干易烦等症。本药酒亦可作辅助疗法之用，配合服用，效果尤佳。

附　记 有咯血、衄血等现象者应慎用。

止咳益肺酒

原　料 猪胰脏3具，大枣（红枣）100枚，60度白酒1500毫升。

制用法 先将上药洗净，猪胰切碎，共置于容器中，用60度白酒煮30分钟，去渣即可。或用60度白酒密封浸泡3~7日，去渣即可。每次服30毫升，每日2次。酒量小者可减量服用。

功效主治 补脾和胃，益气生津，补土生金。适用于日久咳嗽。

附　记 忌食咸、热食物。

小叶杜鹃酒

原　料 小叶杜鹃（迎红杜鹃，干品）100克，白酒500毫升。

制用法 将上药洗净，切细，装入布袋，置于容器中，加入白酒，密封，浸泡7日，过滤去渣即可。每次10~50毫升，每日服2次。

功效主治 解表化痰，止咳平喘。适用于慢性气管炎、哮喘等。

灵芝草酊

原　料 灵芝草、乙醇（医用）各适量。

制用法 上药用温度60℃的95%乙醇浸泡48小时后，过滤。滤液用低温蒸馏法回收乙醇，配制成10%酊剂，备用。每日服2~3次，每次10~15毫升。

功效主治 滋补强壮。适用于慢性气管炎、神经衰弱、高血压病、风湿性关节炎等。尤适用于肺阴虚型咳嗽。

附　记 先用中药汤剂控制炎症后，再服用本药酒。用治肺阴虚之慢性气管炎、喘息性气管炎，均获良效。置阴凉干燥处保存。

映山红酒

原　料 映山红15克，白酒500毫升。

制用法 夏季采集映山红，阴干后切碎，与白酒一起置于容器中，密封浸泡5日即可，备用。每日早、晚各服1次，每次服20毫升。

功效主治 祛痰止咳。适用于支气管炎、痰浊咳嗽、咳喘。

紫苏子酒

原料 紫苏子60克，黄酒250毫升。

制用法 将紫苏子微炒，装入布袋，置于容器中，加入黄酒，密封浸泡7日，弃药袋即可。每次服10毫升，每日服2次。

功效主治 止咳平喘，降气消痰。适用于痰涎壅盛，肺气上逆而致的慢性气管炎、喘急性支气管炎、胸闷气短等症。

附记 凡热性咳喘者忌服。

苏叶陈皮酒

原料 陈皮15克，苏叶20克，黄酒200毫升。

制用法 将好陈皮制为粗末，与苏叶一同浸入白酒内，密闭3日即成。每次服1小杯，每日3次。

功效主治 健脾理气，燥湿化痰，止咳。适用于支气管炎之咳嗽、气急、痰多色白等。

陈皮酒

原料 陈皮60克，白酒400毫升。

制用法 将好陈皮制为粗末，浸入白酒内，密闭3日即成。每服1小杯，每日3次。

功效主治 健脾理气，燥湿化痰，止咳。适用于支气管炎之咳嗽、气急、痰多色白等。

白鲜皮酒

原料 白鲜皮150克，白酒500毫升。

制用法 将白鲜皮制为粗末，浸入白酒内，密封，每日摇荡1次，3日后去渣即成。每服10毫升，每日3次。

功效主治 清热解毒，祛风化湿。适用于湿疹、疥癣、老年慢性支气管炎等。

肺结核

肺结核是一种具有传染性的慢性疾患，其临床主要症状有咳嗽、咯血、潮热、盗汗及身体逐渐消瘦等。

肺结核是由结核分枝杆菌引起的慢性肺部感染性疾病，其中痰中排菌者称为传染性肺结核病。排菌病人为传染源，主要由患者咳嗽排出结核菌并经呼吸道传播，在人体抵抗力降低时，较易感染发病。本病可累及所有年龄段，但以青壮年居多，男性多于女性，近年来老年人发病有增加趋势。

中医学认为，肺结核常因体质虚弱或精气耗损过甚，痨虫趁机侵袭肺部所引发，其病理主要为阴虚火旺，但随着病情的恶化，可出现气阴两虚，甚至阴阳两虚而致死亡。

夏枯草酒

原　料 夏枯草（以穗大、色棕红、摇之作响者为佳）500克，黄酒1000毫升。

制用法 夏枯草去杂质，切碎，加冷开水适量浸泡，再加黄酒隔水蒸至无酒味时过滤，去渣留清液。每日3次，每次30毫升，口服。

功效主治 清热止血，杀虫解毒。适用于肺结核咯血。

附　记 脾虚便溏者慎服。

润肺酒

原　料 百部60克，白酒500毫升。

制用法 将百部切片，炒后用纱布包好，浸入酒内，密封贮存，7日后即可。每次饮1小盅，每日2~3次。

功效主治 润肺下气，止咳杀虫。适用于肺结核之干咳或少痰、口干气促、面色苍白、时而畏寒、时而骨蒸手足心热等。

附　记 每次饮用不可过量；凡脾胃虚弱、大便溏稀者慎用。

参百酒

原　料 西洋参、麦冬各9克，百部30克，川贝母15克，黄酒2000

毫升。阴虚火旺者加玄参15克。

制用法 以上药加水500毫升，煮沸至半，再入黄酒煮沸，即离火，置于容器中，密封，浸泡3日后，过滤去渣即可。每次服15～30毫升，每日服2次，勿多饮。

功效主治 滋阴润肺，益气生津，止咳杀虫。适用于肺结核久咳痰中带血。

西洋参酒

原　料 西洋参30克，米酒500毫升。

制用法 将西洋参装入净瓶中，加入酒浸泡，密封，7日后即可取用。每次10～15毫升，每日服2次。

功效主治 滋阴泻火，益气生津。适用于阴虚火旺、咳喘痰血，热病后气阴两伤、烦倦口渴、津液不足、口干舌燥、肺痨咳嗽、痰中带血。凡上症，气阴两虚所致者尤宜。

桑根白皮酒

原　料 桑根白皮100克，狼牙（连苗处净刷去土）300克，吴茱萸根皮（净刷去土）150克，黄酒700～1000毫升。

制用法 将以上3味药切薄片，入黄酒，用文火煮至减半，或同置于容器中，隔水煮沸（密封），再浸泡1～2日后即可。每次空腹服50～70毫升，每日服1次。

功效主治 泻肺补肾，止咳杀虫。适用于肺痨热生虫（痨虫），在肺为病（肺结核）。

附　记 阴虚火旺者忌服。

芥子酒

原　料 芥子250克，白酒1000毫升，黄酒2000毫升。

制用法 将芥子去杂洗净，晾干，用纱布包好，放入净瓶中，倒入白酒，浸泡3日，再倒入黄酒，浸泡3～4日即可饮用。每服30毫升，每日3次。

功效主治 温中散寒，利气豁痰。适用于肺结核。

铃铃草酒

原　料 铃铃草100克，白酒1000毫升。

制用法 将铃铃草洗净，沥干水分，切碎，浸入白酒内，密封贮存，

7日后去渣即成。每服5～10毫升，每日3次。

功效主治 清热润肺，止咳。治肺结核。

冬虫夏草酒

原 料 冬虫夏草30克，白酒100毫升。

制用法 将冬虫夏草研细，加入白酒1000毫升，浸泡3日后即可饮用。每次20～30毫升，每日2次。

功效主治 滋补肺肾，止血化痰。用于肺阴不足、肾阳虚衰、喘逆痰血。

肺脓肿

肺脓肿指肺组织化脓性疾病，临床主要表现为咳嗽、胸痛、发热和吐痰腥臭，甚至咳吐脓血，因痰热瘀血互结于肺所致，治以清热解毒、化瘀排脓为主，脓未成应重在清肺消肿，脓已成应当排脓解毒，常用鱼腥草、苇茎、金荞麦、薏苡仁、桔梗等中药。

羊羔补酒

原 料 糯米1000克，苦杏仁45克，羔羊肉（连骨）350克，木香30克，红花25克，蔗糖适量。

制用法 将以上5味，糯米淘洗浸泡24小时后，用水淋洗，蒸熟，放冷；羔羊肉煮烂，放冷；木香、苦杏仁研成细粉，与酒曲细粉38克混匀，与上述糯米、羔羊肉充分搅拌均匀，置缸中发酵2～3日，再加入白酒适量，封缸，待酒糟下，压榨滤过；红花用60度白酒浸渍1周，滤过，得红花酒液备用，残渣加水煎煮2次，合并煎液，滤过，滤液浓缩至870克，加入蔗糖和红花酒液，混匀，加上上述压榨滤液使成1000毫升，加热回流，静置30日，取上清液，即得。口服。每次15～30毫升，每日2次。

功效主治 补肺益气，温胃益肾。适用于肺气肿、脾气虚弱、胃纳不振、腰膝酸软等。

苇茎腥银酒

原 料 苇茎30克，鱼腥草60克，金银花20克，冬瓜仁24克，桔梗12克，甘草9克，桃仁10克，黄酒5000毫升。

制用法 先将上药切碎，加清水2000毫升，用文火煎煮至半，再入黄酒煮沸，离火，置容器中，密封，浸泡3日后，过滤去渣即成。口服。每次服30～100毫升，日服3次。

功效主治 清肺泄热，解毒排脓。肺痈，已溃未溃均可用之。

附 记 笔者经验方。忌食鱼、虾、鸡及辛辣等食物。

苡仁芡实酒

原 料 薏苡仁、芡实各25克，白酒500毫升。

制用法 先将前2味洗净，去杂质，置容器中，加入白酒，密封、浸泡，并经常摇动，15日后，过滤去渣，即可取用。口服。每次服10～15毫升，日服2次。

功效主治 健脾利湿，除痹缓急。用于脾虚腹泻、肌肉酸重、关节疼痛、水肿、白带、肺癌、肠癌等症。

注意事项 若肺痈、肠痈属热毒者忌服。

附 记 上述各病症，皆因脾虚湿胜所致者，故用之多效。

虫草菌粉参芍酒

原 料 虫草菌粉、人参、白芍等。

制用法 将上药如常法用酒浸渍即成。口服。每次20毫升，每日3次。

功效主治 补肾养肺，益气健脾。适用于肺脾肾气虚引起的气短乏力、倦怠多汗、纳呆食少、腰膝酸软、神疲懒言等。

银翘三仁酒

原 料 连翘18克，金银花、鲜芦根各30克，冬瓜仁15克，栝楼仁12克，杏仁、桑叶各10克，薄荷、桔梗各6克，生甘草9克，黄酒4000毫升。

制用法 先将上药切碎，加水适量煎至浓汁后，再加黄酒煮沸，离火，置容器中，密封，浸泡3日后，过滤去渣，即成。口服。每次服30~80毫升，日服3次。

功效主治 辛凉宣肺，清热解毒。主治肺痈初起。

附记 笔者家传秘方。胸痛甚者加犀黄丸3克，每次1克，随药酒吞服。水煎沸后改用文火熬煎，以免药性挥发。验之临床，确有良效。

金荞麦酒

原料 金荞麦根茎（干品）250克，黄酒1250毫升。

制用法 上药加黄酒密封蒸煮3小时，取净汁1000毫升，加入防腐剂备用。口服。每次服40毫升，小儿酌减，日服3次。

功效主治 解毒排脓。用于肺脓疡属病情迁延、脓疱不易破溃者（即高热持续不退，脓液排不出或排不尽者）。

附记 一般肺脓疡，本方亦可用水煎服，每日1剂，效佳。

第二章 消化系统疾病

——天天喝药酒，顿顿吃饭香

消化不良

消化不良是所有胃部不适的总称，往往表现为嗳气、胀满、上腹部或胸部啮咬样或烧灼样痛。引起消化不良的原因：偶尔的消化不良可以由进食过饱、饮酒过量、经常服用止痛药（如阿司匹林等）引起，在精神紧张时进食或进食不习惯的食物也可引起。慢性持续性的消化不良可以是神经性的即精神因素引起，也可以是某些器质性疾病如慢性胃炎、胃及十二指肠溃疡、慢性肝炎等消耗性疾病引起。

青梅煮黄酒

原 料 青梅50克，黄酒120毫升。

制用法 将青梅洗净，放入瓷碗中，加黄酒，隔水蒸20～30分钟即可。每日1～2次，每次20毫升。

功效主治 和胃消积，行气止泻。适用于消化不良、腹泻便溏等。

山楂半夏液

原 料 山楂300克，六神曲、半夏、茯苓各100克，陈皮、连翘、莱菔子、麦芽各50克。

制用法 将以上8味，六神曲、半夏、茯苓制粗粉，用20%的乙醇作溶剂，浸渍24小时后进行渗液；陈皮、连翘蒸馏提取挥发油，药渣与山楂、莱菔子、麦芽加水煎煮2次，合并煎液，滤过，滤液与渗漉液合并，浓缩至适量，加入蔗糖、苯甲酸钠及上述陈皮等挥发油，加水搅匀，即得。口服，每次10～30毫升，每日3次。

功效主治 消食，导滞，和胃。适用于食积停滞，脘腹胀满，嗳腐吞酸，不欲饮食。

山楂消食酒

原料 干山楂片500克，60度白酒500毫升。

制用法 将山楂洗净去核切薄片，置容器中，加入白酒，密封，浸泡7日，每日振摇1次，1周后过滤去渣，备用。

功效主治 活血化瘀，消食去积。用于消化不良及劳动过度、身痛疲倦和妇女痛经、高脂血症等。

肉桂酒

原料 肉桂适量。

制用法 取肉桂粗粉200克，置渗漉器中，用70%的乙醇分次浸渍(每次浸渍48小时以上)，缓缓放出浸渍液至约950毫升，加入70%的乙醇使成1000毫升，混匀，静置澄清，即得。口服，每次1～3毫升，每日3次。

功效主治 驱风健身。适用于寒凝气滞所致的胃脘痛、消化不良。

甘草菊花酒

原料 甘草、菊花、甘松、官桂、白芷、藿香、山柰、青皮、薄荷、檀香、丁香、大茴香各120克，细辛、红曲、木香各18克，干姜12克，小茴香15克。

制用法 用多年陈烧酒4.5升，将上药用绢袋盛好，浸入酒中，密封，10日后可用。

功效主治 醒脾健胃，散寒止痛，芳香辟秽，发表祛暑。可治疗脾胃气滞、虚寒脘满、消化不良等症，并可用于寒凝气滞所致的小肠疝气及暑月感受风寒等症。

附记 《清太医院原料》《治疗与保健药酒》。

菖蒲瓜菊酒

原料 鲜石菖蒲、鲜木瓜、九月菊各20克，桑寄生30克，小茴香10克，烧酒1500毫升。

制用法 先将前5味切成薄片或捣碎，入布袋，悬于容器中，加入烧酒，密封，浸泡7日后，过滤去渣备用。口服，每日早晨温饮10毫升。

功效主治 清心，柔肝，补肾，助消化。适用于阳虚恶风、消化不良、眩晕乏力等症。

附记 《药酒汇编》。

二术酒

原　料 白术、苍术各105克，白酒400毫升。

制用法 前2味切片，置容器中，加清水400毫升，文火煮取300毫升，候冷，添加白酒，每日振摇1～2次，密封浸泡7日，去渣留液。

功效主治 健脾养胃，消胀止泻。

附　记 《临床验方集》。

豆蔻丁香酒

原　料 红豆蔻（去壳）6克，煨肉豆蔻（面裹煨，用粗纸包压去油）5克，白豆蔻（去壳）8克，高良姜（切片，焙）10克，甜肉桂（去粗皮）5克，公丁香3克，白糖霜120克，白酒500毫升。

制用法 先用白糖霜，水1碗，入铜锅内煎化，再入鸡蛋清2个，煎10余沸，加入白酒，离火置稳便处；余药制成粉末；将药末入锅内搅匀，以火点着烧酒片刻即盖锅，火灭，用纱布滤去渣，入瓷瓶内，用冷水冰去火气，即得。

功效主治 醒脾行气，散寒止痛。用于脾胃虚寒，气滞脘满，进食不化，呕吐恶心，腹泻作痛等。

三香红曲酒

原　料 木香9克，丁香、檀香各6克，砂仁15克，红曲30克，白酒500毫升，蜂蜜适量。

制用法 将前5味共研细末，炼蜜为丸。每丸用白酒500毫升，密封，浸泡3～5日即得。

功效主治 开胃消食，顺气消胀，快膈宽胸。

附　记 《清太医院原料》。

红曲砂仁酒

原　料 当归、广皮、青皮各15克，红曲、砂仁各30克，丁香、白蔻、山栀、枳壳、厚朴各6克，藿香9克，木香3克，冰糖1000克，白酒15升。

制用法 将上述药物切成薄片后装入布袋内，入于白酒中，用文火煮30分钟后加入冰糖，取出放凉。

功效主治 醒脾开胃，化滞祛湿，疏肝理气。用于脾胃失和、肝气郁滞。无明显症状者服之亦有醒脾开胃、增加食欲的作用。

大黄酊剂

原料 大黄适量。

制用法 取大黄粉碎成粗粉，用60%的乙醇作溶剂，浸渍24小时后，渗漉即得。口服，每次1～4毫升，每日3次。

功效主治 健胃消食，为健胃药。适用于胃脘疼痛、消化不良、食欲不振等。

果楂消食酒

原料 草果10克，山楂5克，白酒250毫升。

制用法 前2味粗碎，置容器中，添加白酒，每日振摇1～2次，密封浸泡7～10日，去渣留液。

功效主治 温中燥湿，化积消食。

附记 《中国民间百病良方》。

三白山药酒

原料 白茯苓、白术、天花粉、山药、芡实、牛膝、薏苡仁各15克，白豆蔻9克。

制用法 以上药物用白酒5000毫升浸泡数日后使用。为了调味，可加入适量白蜜。

功效主治 健脾祛湿开胃，凡脾虚食少，食后腹满，小便不利，大便溏者，均可服用此药物。

附记 清·《良朋汇集》《治疗与保健药酒》。

陈皮山楂开胃酒

原料 陈皮50克，山楂酒1000毫升，白酒500毫升。

制用法 先将陈皮撕碎，置容器中，加入白酒，密封，浸泡7日后，过滤去渣，冲入山楂酒，混匀即成。

功效主治 行气健脾，燥湿降逆，止呕开胃。

附记 《药酒汇编》。

刺梨消食酒

原料 刺梨500克，糯米酒1000毫升。

制用法 先将刺梨洗净，晾干，捣烂后装入洁净的纱布中，取汁置容器中，冲入糯米酒，搅匀即成。

功效主治 健胃消食，滋补身体。用于消化不良、食滞饱胀及病后体虚等症。

呕吐

呕吐是将食物及痰涎等胃内容物经口腔排出体外的一种病症。呕吐是机体的保护反应，而频繁剧烈呕吐可引起水、电解质紊乱及营养障碍。呕吐常见于西医学中神经性呕吐、胆囊炎、胰腺炎、肾炎、幽门痉挛或梗阻以及某些急性传染病等。

中医认为，呕吐乃胃失和降、气逆于上而致发，并有实证与虚证之分。实证多为外邪、饮食所伤，虚证多为脾胃功能减退所致。而二者又相互夹杂，实中有虚，虚中有实，故临床多运用扶正祛邪的方法以期达到治疗的目的。

伏龙肝姜酒

原料 伏龙肝（灶心土）15克，生姜10克，新竹筷（碎）1对，红糖15克，苦酒50毫升，白酒50毫升。

制用法 先将生姜、竹筷用水1碗煮沸15分钟，再入红糖、苦酒和白酒，煮沸，再将伏龙肝煅红投入药中。过滤去渣，取药液澄清备用。

功效主治 温中散寒，和胃止呕。用于突然受冻感寒、头痛、恶寒、呕吐腹痛、妊娠恶阻之呕吐腹痛、食不下等。

麻子酒

原料 麻子1000克。

制用法 麻子熬令香，熟捣，取酒三升，熟研，滤取一升。

功效主治 止恶心。

附记 引自《千金要方》。

干姜酒

原料 干姜30克，黄酒500毫升。

制用法 将干姜捣碎，置砂锅内，加入黄酒，煮沸至300毫升，过滤去渣备用。

功效主治 温中逐寒，回阳通脉。适用于心腹冷痛，吐泻，肢冷脉微；寒饮喘咳；风寒湿痹；阳虚呕吐，或吐衄，便血；老人冷气心痛，举动不得。

附 记 引自《药酒汇编》。

砂仁酒

原 料 砂仁50克，黄酒500克。

制用法 将砂仁略炒，捣研成粗末，用绢布袋盛，浸于酒中，密封瓶口，5日后即可服用。

功效主治 行气和中，开胃消食。适用于湿滞中焦、胸腹胀满、食欲不振、消化不良、恶心呕吐、胃脘胀痛、腹泻等。

高良姜藿香酒

原 料 高良姜70克，藿香50克，黄酒500毫升。

制用法 高良姜用火炙出焦香味，打碎，与藿香混匀，置容器中，添加黄酒，文火煮3～4沸，去渣留液。

功效主治 暖胃散寒，芳香化浊，理气止痛。适用于胃寒呕吐、脘腹冷痛、霍乱吐痢等。

附 记 民间验方。

白术茯苓酒

原 料 白术、茯苓、菊花各60克，忍冬叶40克，白酒1500毫升。

制用法 将白术、茯苓捣碎，菊花、忍冬叶切细，将其共装纱布袋内，扎紧袋口，置于酒中，密封浸泡7日。开封后，再加入冷开水1000毫升，摇匀即可。

功效主治 补脾和胃，益智宁心，祛风湿。用于脾虚湿盛、脘腹胀闷不适、心悸、腰脚沉重等症。

青梅酒

原 料 青梅500克，高粱烧酒500毫升。

制用法 青梅若干，放置瓶中，用高粱烧酒浸泡。以浸没青梅，高出3.5～7厘米为度，密封1个月后即可饮用。

功效主治 发表辟秽，解痉止痛。用于夏季痧气、腹痛吐泻等。

四香豆蔻酒

原料 广木香、丁香、大茴香、牙皂、肉豆蔻、广橘皮、石菖蒲、荜拨各5克，生大黄15克，川厚朴、苍术各8克，藿香6克，细辛、吴茱萸各4克，肉桂、高良姜、白豆蔻各3克，白酒800毫升。

制用法 将上17味药研粗末，与白酒共置入容器中，密封浸泡20日后，去渣，加樟脑10克，薄荷冰1.5克，拌匀即成。

功效主治 提神醒脑。适用于胸腹胀闷不适、恶心欲吐、晕船晕车、水土不服、腹痛腹泻等。

附记 引自《临床验方集》。

复方半夏酊

原料 半夏240克，陈皮、生姜、葱白各60克，白酒1.2升。

制用法 将半夏、陈皮、葱白、生姜分别洗净，晾干，捣碎，然后放入容器中。将白酒倒入容器中，密封浸泡约15日，过滤去渣后取药液服用。每日3~4次，成人每次服5~10毫升，小孩酌情减量。

功效主治 此药酒具有降气止呕的功效。主治恶心不畅、急性呕吐等症。

附记 气虚体燥者、阴虚燥咳者、吐血及内有实热者慎服。

薄荷酒

原料 薄荷50克，薄荷油50毫升，90%的乙醇适量。

制用法 薄荷置容器中，添加乙醇，密封浸泡1~3日，去渣留液，入薄荷油混匀，加乙醇至1升。

功效主治 祛风健胃。适用于嗳气、呃逆、恶心呕吐、腹胀等。

附记 《中药制剂汇编》。

腹痛

腹痛是由腹部、胸部、全身性疾病引发的腹部疼痛，有急性与慢性之分。现代医学中的急性阑尾炎、肠结核、胆管蛔虫症、急性腹膜炎等均可出现腹痛症状。

中医学认为，腹痛的发生主要为外感时邪、饮食不节、情志失调及素体阳虚等导致气机瘀滞、脉络痹阻或经络失养、气血运行不畅所致。并将其分为实寒、实热、虚寒、食滞、气滞、瘀血几种类型，根据病因及症状的不同，分别采用理气祛邪、清热化湿、消食导滞、行气化瘀、温中补虚等治疗方法。

阿魏硼砂酒

原 料 阿魏、硼砂各30克，猪膀胱1个，好白干酒360毫升。

制用法 将前2味共研细末，纳入猪膀胱内，再将白干酒注入，然后将膀胱口扎紧，待用。

功效主治 温通逐水，顺气消胀。治疗腹胀。

肉桂丁香酒

原 料 肉桂、公丁香各15克，北细辛、砂仁、豆蔻、罂粟壳各10克，樟脑125克，60度白酒500毫升。

制用法 将前7味碎为粗末，以纱布包，置容器中，加入60度白酒500毫升，密封。放置7日后，过滤去渣，瓷瓶收贮备用。或灌装在5毫升玻璃瓶中，蜡封口备用。

功效主治 醒神开窍，行气止痛。适用于暑月贪凉饮冷、过食瓜果生冷以致腹痛、呕吐、泄泻、头痛、恶寒、肢冷等。

丁香山楂酒

原 料 丁香2粒，山楂6克，黄酒50毫升。

制用法 丁香、山楂碾碎，同置容器中，添加黄酒，隔水文火蒸10分钟，去渣留液。

功效主治 温中止痛。主治慢性肠炎、感寒腹痛、腹胀、吐泻。

附 记 《药酒汇编》。

丁香酒

原 料 丁香3粒，黄酒50毫升。

制用法 将黄酒50毫升放在瓷杯中，再加丁香3粒，把瓷杯放在有水的蒸锅中加热蒸炖10分钟即成。

功效主治 温中散寒。用于治疗感寒性腹痛、腹胀、吐泻等症。

茱萸豆豉酒

原 料 吴茱萸100克，生姜150克，豆豉50克，白酒500毫升。

制用法 将前3味捣碎，置容器中，加入白酒，密封，浸泡7日后，过滤去渣，备用。或将上药与白酒同煮至半，去渣备用。

功效主治 温阳散寒，疏肝理气。适用于寒性腹痛。

附 记 引自《外台秘要》。

虎杖根桃仁酒

原 料 虎杖根60克，桃仁9克，黄酒500毫升。

制用法 前2味捣烂，置容器中，添加黄酒，每日振摇1～2次，密封浸泡3日，去渣留液。

功效主治 破瘀通经，利湿祛风。适用于猝发腹痛癥结，痛不可忍。

附 记 《药酒汇编》。

沉香郁金酒

原 料 沉香、郁金、木香各15克，当归50克，砂仁、陈皮、花椒各100克，杏仁200克，鲜生姜400克，白面40千克，糯米面10千克，酒曲适量。

制用法 将上药共研末，和白面、糯米作曲，如常法酿酒。

功效主治 温中散寒，理气止痛。用于心腹胀痛冷痛。

丁香厚朴酒

原 料 丁香3克，厚朴、陈皮各6克，黄酒100克。

制用法 将上述药物同黄酒共置于砂锅中，用文火煎煮数沸，滤去药渣即成。

功效主治 散寒，止痛。适用于受寒腹痛、腹胀、吐泻等症。

马蹄香酒

原 料 马蹄香（又名杜衡）200克，白酒3000毫升。

制用法 将上药研成细末，入白酒熬制稀糊状膏，备用。

功效主治 理气开胃，散风逐寒，消痰行水，活血平喘。适用于噎食嗝气。

附 记 引自《本草纲目》。

呃　逆

呃逆是不自主而且强有力的一侧或者两侧膈肌的阵发性痉挛，伴有吸气声，发出短促而且特别的声音。顽固性呃逆以其发作频繁、症状典型、持续时间大于24小时、常规治疗无效为特点。呃逆是由迷走膈神经、交感神经、膈肌与呼吸辅助肌等共同参与的神经肌肉反射动作，与暴饮暴食、酗酒、冷空气刺激、精神及神经因素等有关系。

紫苏半夏酒

原　料 紫苏子50克，姜半夏30克，丁香10克，白酒500毫升，红糖50克。

制用法 前3味切薄片或捣碎，置容器中，加入白酒，密封，浸泡7日后，过滤去渣，再加入红糖，待溶化后，再过滤，澄清备用。

功效主治 降逆止呃。适用于呃逆。

荸荠止呃酒

原　料 川厚朴（姜炒）、陈皮、白蔻仁（炒）、橘饼各30克，荸荠（捣碎）、白糖、冰糖各120克，蜂蜜60克，白酒3000毫升。

制用法 将前5味装入布袋，置容器中，加入白酒，密封，浸泡10余日后，过滤去渣，再加入白糖、冰糖和蜂蜜，待溶化后，再过滤，澄清备用。

功效主治 和胃降逆。适用于呃逆。

附　记 引自《奇方类编》。

姜泥葡萄酒

原　料 生姜50克，葡萄酒500毫升。

制用法 生姜洗净，晾干，捣烂如泥，置容器中，加入葡萄酒，密封，浸泡3日，滤出姜渣即成。

功效主治 健胃祛湿，散寒止痛。适用于呃逆。

香蒂散寒酒

原　料 丁香5粒，柿蒂5个，

白酒100毫升。

制用法 前2味粗碎，置容器中，添加白酒，密封，隔水文火蒸10分钟，去渣留液。

功效主治 温中散寒止呃。适用于呃逆。

附　记 引自《民间验方》。

薄荷酊

原　料 薄荷叶50克，薄荷油50毫升，90%的乙醇适量。

制用法 薄荷叶置容器中，加入乙醇，密封，浸泡1～3日，过滤去渣，冲入薄荷油混匀，加乙醇至1000毫升，即得。

功效主治 驱风健胃。适用于呃逆。

干姜制附酒

原　料 干姜60克，制附子40克，白酒1升。

制用法 前2味捣碎，置容器中，添加白酒，每日振摇1～2次，密封浸泡7日，去渣留液。

功效主治 温中散寒，回阳通脉。适用于呃逆。

山药茯苓酒

原　料 熟地黄44克，枸杞子40克，山药36克，茯苓30克，山茱萸20克，甘草24克，黄酒1升。

制用法 前6味粗碎，置容器中，添加清水200毫升，倒入黄酒，文火煮30分钟，候冷，每日振摇1～2次，密封浸泡3～5日，去渣留液。

功效主治 补益肝肾，养血填精。适用于呃逆。

红曲藿香酒

原　料 红曲15克，砂仁5克，陈皮、青皮、当归各7.5克，丁香、白豆蔻、厚朴、栀子、麦芽、枳壳各3克，藿香1.5克，冰糖500克，白酒4升。

制用法 前12味捣碎，置容器中，添加白酒，密封，隔水文火蒸2小时，去渣留液，入冰糖溶解。

功效主治 理气解脾，化滞除胀。适用于呃逆。

附　记 引自《全国中药成药处方集》。

胃及十二指肠溃疡

胃及十二指肠溃疡是一种极为常见的疾病。它的局部表现是位于胃十二指肠壁的局限性圆形或椭圆形的缺损。患者通常有周期性上腹部疼痛、泛酸、嗳气等症状。本病易反复发作，呈慢性过程。十二指肠溃疡较胃溃疡多见，据统计，前者约占70%，后者约占25%，两者并存的复合性溃疡约占5%。

复方酒

原　料 救必应（二层皮）1250克，金樱根、樟脑根皮各250克，入地金牛根1000克，鸡骨香根、七叶莲叶各120克，40度白酒5升。

制用法 将以上6味药洗净，切碎，晾干，装入布袋，置于容器中，加入40度白酒，密封，浸泡约半月后，过滤去渣，取药液加热浓缩至1.5升，贮存备用。成人每次服5~10毫升，每日服2~3次。

功效主治 补气，消炎，止痛。适用于胃及十二指肠溃疡、慢性胃肠炎、消化不良、风湿痛、牙痛及毒蛇咬伤。

白屈菜元胡酊

原　料 白屈菜、元胡各200克，70%的乙醇1000毫升。

制用法 将以上2味药研成粗粉，置于有盖的容器中，加入乙醇1000毫升，加盖浸渍24小时，时时摇晃，过滤。滤渣再加乙醇适量，浸渍24小时过滤，残渣压榨，合并滤液及压榨液，添加乙醇至2000毫升即可。每次服5~10毫升，温水送服，每日服3次。

功效主治 消炎，理气，止痛。适用于慢性胃炎及胃肠痉挛。

青龙衣酒

原　料 青龙衣1000克，单糖浆500克，60%的烧酒2000毫升。

制用法 将青龙衣捣碎，置于容器中，加入烧酒，密封，浸泡20~30日，过滤去渣，再加入单糖浆溶匀即可。每次服15毫升，每日服1~2次。

功效主治 和肠胃，止疼痛。适用于胃脘疼痛（胃及十二指肠溃疡、慢性胃炎等）不止、泻痢不止。

玫瑰精酒

原料 白玫瑰精油少许（约1克），白酒2.5升，冰糖500克。

制用法 将上药和冰糖一同加入白酒中浸泡，待冰糖溶解尽后即可取服。每次服5~10毫升，每日服2~3次。

功效主治 平肝开郁，顺气祛湿，养胃舒脾，活血通络。适用于一切胸膈痞闷症状。

元胡米醋酒

原料 元胡（粗粉）500克，50度白酒适量，米醋适量。

制用法 将上药置于有盖的容器中，加白酒与米醋的混合液浸泡2~3日，过滤去渣，即可服用。每次服10~15毫升，每日服2~3次。

功效主治 镇痛，镇静。适用于各种平滑肌痉挛疼痛。

山核桃酒

原料 山核桃1500克，白酒2500毫升。

制用法 将山核桃和白酒倒入容器混合，密封浸泡20日，待药酒变为褐色，过滤去渣，取药液服用。口服，每日3次，每次服10毫升。

功效主治 温肾润肠，收敛定喘，消炎止痛。适用于胃及十二指肠溃疡。

便秘

便秘指大便排出困难，或排便间隔时间延长，多因邪滞大肠、腑气不通或肠失温润、推动无力引起大肠传导功能失常所致。治疗以通为主，辨证给予泄热、散温、理气、导滞、滋阴、养血、益气、温阳等，常用大黄、厚朴、火麻仁、蜂蜜、羊脂、木耳等中药。

大黄陈皮酒

原料 大黄、草豆蔻、陈皮各适量。

制用法 取以上3味，用60%的乙醇作溶剂浸渍24小时后进行渗漉，静置，待澄清，滤过，即得。口服，每次2～5毫升，每日3次。

功效主治 健胃消食，为健胃药。适用于便秘。

枸杞生地酒

原料 枸杞子、生地各500克，火麻仁300克，50度白酒3500毫升。

制用法 将前3味捣碎，以医用纱布包好，置容器中，加入50度白酒3500毫升，密封。放置7日后，过滤去渣，贮瓶备用。

功效主治 滋阴润燥。适用于头晕口干、大便干燥等。

朴硝大黄酒

原料 朴硝10克（或芒硝代之），大黄30克，白酒100毫升。

制用法 以上2药捣碎，用白酒100毫升，煮取50毫升，去渣备用。将上药酒1次顿服。

功效主治 开结消食，通便。适用于便秘。

三黄酒

原料 黄芩、黄柏、大黄各30克，川厚朴15克，甘草10克，低度白酒500毫升，白糖150克。

制用法 前5味切成薄片，置容器中，加入白酒，密封，浸泡7日后，过滤去渣，加入白糖，溶化即成。每次空腹服20～30毫升，日服2次。

功效主治 清热泻火，理气通便。适用于热结便秘。

桃花白芷酒

原料 阴干桃花250克，白芷30克，50度粮食酒1升。

制用法 上药加酒密封1个月，每5日摇动1次。

功效主治 通便。适用于便秘。

芝麻地黄枸杞酒

原料 黑芝麻（炒）、生地黄各300克，枸杞子500克，火麻仁150克，糯米1500克，酒曲120克。

制用法 将前4味加工使碎，置砂锅中，加水3000毫升，煮至2000毫升，取汁候冷；糯米蒸熟，候冷后置容器中，加入药汁和酒曲（先研末）拌匀，密封，置保温处酿酒14日，酒熟启封，压去糟渣，即成。

功效主治 滋肝肾，补精髓，养

血益气，调五脏。适用于大便秘结。

附记 引自《临床验方集》。

羊脂二汁酒

原料 地黄汁 70 毫升，生姜汁 50 毫升，羊脂 150 克，白蜜 75 克，糯米酒 1000 毫升。

制用法 糯米酒倒入坛中，置文火上煮沸，边煮边放入羊脂，化尽后再加入地黄汁、生姜汁，搅匀，煮数十沸后离火待冷。再将白蜜炼熟后倒入酒内搅匀，密封，置阴凉处，浸泡 3 日后开封即成。

功效主治 补脾益气，调中开胃。适用于便秘。

芝麻丹参酒

原料 黑芝麻（炒）、杜仲、淮牛膝各 12 克，丹参、白石英各 6 克，白酒 500 毫升。

制用法 将前 5 味捣碎或切成薄片，除芝麻外，余药入布袋，置容器中，加入白酒和芝麻，搅拌均匀，密封，浸泡 14 日后，过滤去渣，即成。

功效主治 补肝肾，益精血，祛风湿。用于大便秘结。

大黄附子酒

原料 大黄、附子各 30 克，50 度白酒 300 毫升。

制用法 前 2 味切薄片，置容器中，加入 50 度白酒 300 毫升，密封。放置 7 日后，过滤去渣即成。每次空腹温服 20 毫升，每日服 2～3 次。

功效主治 温中通便。适用于便秘。

双耳糖酒

原料 白木耳、黑木耳各 20 克，冰糖 40 克，糯米酒 1500 毫升。

制用法 前 2 味用温水泡发，沥干切丝。另将糯米酒置容器中，用文火煮沸，再加入双耳丝，煮约 30 分钟后，取下候冷，密封，浸泡 24 小时后，过滤去渣，加入冰糖，溶后即成。

功效主治 滋阴生津。适用于便秘。

秘传三意酒

原料 枸杞子、生地黄各 400 克，火麻仁 240 克，白酒 3.2 升。

制用法 将前 3 味药分别研磨成

粗粉，用布袋包好，同白酒一起入容器中，密封浸泡约7日，过滤去渣后取药液服用。

功效主治 活血滋阴，清热解暑，润肠祛燥。主治阴虚血少、头晕目眩、大便干黄等症。

附 记 脾虚泄泻者忌服。

蜂蜜酒

原 料 蜂蜜500克，红曲50克。

制用法 蜂蜜加水1000毫升，再加入红曲（研末），混匀装入干净的瓶中，用牛皮纸封口，发酵1个半月，经过滤后便可饮用。每次口服20毫升，每日2次。

功效主治 滑肠通便。适用于便秘。

附 记 引自《家庭秘制药酒药茶》。

松子仁酒

原 料 松子仁70克，黄酒500毫升。

制用法 松子仁炒香，捣烂成泥，备用；再将黄酒倒入小坛内，放入松子仁泥，然后置文火上煮鱼眼沸点，取下待冷，加盖密封，置阴凉处。3昼夜后开封，用细纱布滤去渣，贮入净瓶中备用。每日3次，每次用开水送服20～30毫升。

功效主治 补气血，润五脏。适用于便秘。

土黄流浸膏

原 料 土黄适量。

制用法 取土黄粗粉用60%的乙醇作溶剂，浸渍24小时后，缓慢渗漉，收集初漉液，另器保存；继续渗漉，至渗漉液色淡为止；收集续漉液，浓缩至稠膏状，加入初漉液，混匀，用60%的乙醇稀释，每日1～3毫升。

功效主治 健胃消食，通肠排便。适用于便秘。

韭菜汁酒

原 料 韭菜汁1杯，白酒、开水各半杯。

制用法 以上3物混匀，文火煎沸，候冷。

功效主治 润肠通便。适用于便秘。

黄疸

黄疸是一种常见症状与体征，其发生是胆红素代谢障碍而引起血清内胆红素浓度升高引起的。临床上表现为巩膜、黏膜、皮肤及其他组织被染成黄色。因巩膜含有较多的弹性硬蛋白，与胆红素有较强的亲和力，故黄疸患者巩膜黄染常先于黏膜、皮肤。

栀子茵陈酒

原料 茵陈（以质嫩、绵软、色灰白、香气浓郁者为佳）30克，栀子15克，黄酒500毫升。

制用法 黄酒煎服。每日1剂，每日服3次。

功效主治 清热利湿。适用于湿热黄疸。

附记 服用本方时，忌食油腻、豆腐及生冷之物。

青蒿酒

原料 青蒿（以色绿、叶多、香气浓者为佳）2500克，糯米、酒曲各适量。

制用法 将青蒿洗净切碎，水煎取浓汁，糯米做饭，与酒曲一同按常法酿酒，酒熟即可。不拘量服，勿醉，每日服2次。

功效主治 清热凉血，解暑，退虚热。适用于骨蒸潮热、无汗、夜热早凉、鼻出血、夏日感冒、黄疸、胸痞呕恶、小便不利等症。

麻黄酒

原料 麻黄20克，黄酒300毫升。

制用法 将麻黄用黄酒煎，至一半量，去渣即可。徐徐温服，汗出，即愈。

功效主治 发汗，利水，退黄。适用于伤寒、黄疸及小便不利、浮肿。

附记 原文用醇酒煎，并云："冬月寒用清酒，春月宜用水煎。"今用黄酒，可通用也。验之临床，用治伤寒发黄，每收良效。

二瓜根酒

原料 丝瓜根、甜瓜根各5条，黄酒500毫升。

制用法 将丝瓜根、甜瓜根捣烂，放入黄酒中，煮取250毫升，去渣，稍冷后即可饮用。每次20毫升，每日服3次。

功效主治 清热利湿。适用于黄疸等症。

秦艽酒

原料 秦艽25克，黄酒150毫升。

制用法 将秦艽捣碎，置于容器中，加入黄酒，密封，浸泡约1周后，过滤去渣即可饮用。每次空腹服30～50毫升，每日服2～3次。或利便止。

功效主治 祛风湿，退黄疸。适用于凡黄有数种，伤酒发黄；因劳有黄，多痰涕，目有赤脉，面憔悴，或面赤恶心者是也。

附记 本草载："秦艽退黄最妙。"验之临床，本方用治上述黄疸，确有良方。用治湿热黄疸，加茵陈30克同浸，效果亦佳。

灯草根酒

原料 灯草根360克，黄酒1升。

制用法 将灯草根切碎，与黄酒入瓶中，隔水煮1～2小时，静置一夜，去渣取酒待用。每次空腹温服15～30毫升，每日服2～3次。

功效主治 清热利湿。适用于湿热黄疸。

附记 验之临床，确有良效。

龙胆草酒

原料 龙胆草30克，黄酒150毫升。

制用法 将龙胆草放入黄酒中，煮取60毫升去渣，即可饮用。顿服。

功效主治 通经利胆。适用于突发性上腹部疼痛不止等症。

附记 脾胃虚弱者慎用。

慢性胃炎

慢性胃炎主要表现为胃脘胀闷不适、嘈杂易饥、嗳气泛酸、纳呆食少、形体消瘦等，多由脾胃素虚、气郁胃脘、升降失常所致。治以健脾理气、和胃降逆为主，辨证给予清热泄浊、消食导滞、疏肝解郁、活血化瘀等，常用枳实、黄连、厚朴、青木香、砂仁、紫苏梗等中药。

蒲公英大枣酒

原　料 蒲公英 550 克，大枣 100 克，白糖 200 克，黄酒 2000 毫升。

制用法 将蒲公英洗净切碎，大枣洗净去核，一同用纱布包好，浸入黄酒内，密封贮存，每日摇动 1 次，10 日后加入白糖，再浸泡 3 日即可。每次服 15 ~ 20 毫升，每日 3 次。

功效主治 清热解毒，散结止痛，健胃。适用于慢性胃炎。

青梅酒

原　料 青梅 150 克，白酒 1000 毫升。

制用法 将青梅洗净晾干，浸入白酒内，密封贮存，7 日后即可。每次服 20 ~ 30 毫升，每日 3 次。

功效主治 生津止渴，健脾开胃。适用于慢性胃炎、食欲不振、消化不良性腹泻等。

白术酒

原　料 白术 200 克，白酒 700 毫升。

制用法 将白术研碎，置于砂锅中，加水 600 毫升，煮取 300 毫升。将药与汁置于净器中，再倒入白酒搅拌均匀，密封，放阴凉处，经 1 周后开封，用纱布过滤即可。每日 3 次，每次适量服用，勿醉为度。

功效主治 健脾益气。适用于脾胃虚弱所致的食欲缺乏、胸腹胀满、大便泄泻等症。

附　记 服用期间忌食桃、李、雀肉。

参薯七味酒

原料 人参、怀山药各40克，山茱萸、山楂、五味子各30克，白术50克，生姜20克，白酒2500毫升。

制用法 将以上7味药捣碎，装入布袋，置于容器中，加入白酒，隔水以文火煮沸，取出待冷，密封，浸泡3日后开封，提起药袋沥尽，再过滤去渣，贮瓶备用。亦可用白酒浸泡21日后去渣即可。每日早、晚饭后服15～20毫升。

功效主治 补脾益肾，益气力，和血脉。适用于脾胃虚弱、食欲缺乏、肾虚遗精、泄泻肢冷、劳嗽气喘等症。

姜参温脾酒

原料 干姜、大黄、甘草各30克，人参、附子各20克，黄酒1500毫升。

制用法 将上述药制为粗末，用干净纱布包好，浸入黄酒内，密封贮存，每日摇动1次，7日后即可。每次服10～15毫升，每日3次，温服。

功效主治 温中散寒，补脾益胃。适用于慢性结肠炎、寒性腹痛、腹泻、腹满食少、胃溃疡等。

黄芪酒

原料 黄芪60克，黄酒500毫升，脱肛加升麻5克。

制用法 将以上药研碎，置于容器中，加入黄酒，密封，浸泡7日。每日摇晃1次。过滤去渣即可。每次服20～30毫升，每日服2次。

功效主治 补气健脾，固表止汗。适用于脾胃虚弱、食少纳呆、消化不良、心悸气短、四肢无力、体虚多汗、气虚脱肛等症。

腹泻

腹泻又称泄泻，是指排便次数增多，粪便稀薄或伴有黏液、脓血、未消化的食物，有急性腹泻与慢性腹泻之分。起病急，病程在2个月以内者称为急性腹泻，常由急性肠道传染病、食物中毒、胃肠功能紊乱及饮食不当所致。起病缓慢，常反复发作，病程超过2个月者称为慢性腹泻，常由胃部疾病，如慢性萎缩性胃炎致胃酸缺乏，慢性肠道感染、慢性肠道疾病、肝胆及胰腺病变、内分泌及代谢性疾病，神经功能紊乱等引起。

腹泻严重者可造成胃肠分泌液的大量丢失，产生水与电解质平衡的紊乱及营养物质的缺乏所带来的各种后果。

中医学认为，腹泻是由于脾胃功能障碍、脾虚湿盛、传导失常而致的一种常见疾病，可根据感受外邪、饮食所伤、脾胃虚弱、肾阳虚等不同病因而辨证施治。

党参酒

原料 老条党参1支，白酒500毫升。

制用法 党参选用粗大连须者，约50克，将其拍出裂缝，放入酒瓶中，加酒浸泡，封口7日后取用。酒尽再添，味薄后可取党参服食之。随量饮之，佐餐更佳。

功效主治 补气健脾。适用于脾虚泄泻、四肢无力、食欲不佳；肺气虚弱、气短咳嗽、声音低微；血虚面色萎黄、头晕心慌、口渴等。

姜附酒

原料 干姜60克，制附子40克，黄酒1000克。

制用法 将上述药物粗加工成颗粒状，用细纱布袋盛，扎紧口；将黄酒倒入干净酒器中，放入药袋，加盖密封，置阴凉干燥处，并经常摇动，10日后开封，去掉药袋，过滤备用。每日晨、午、晚各1次，每次空腹温饮15~30毫升。

功效主治 温中散寒，回阳通脉，温肺化饮。适用于脘腹冷痛、呃逆呕吐、泄泻、顽固不化、寒饮喘咳、肢冷汗出等症。

附记 此酒为民间验方，对治疗上述病症有较好疗效，应用时还可加人参20克，则疗效更显著。如急用，可直接煎煮饮服。

地瓜藤酒

原料 地瓜藤根500克，烧酒1升。

制用法 将地瓜藤根切碎，放置于容器中，加入烧酒，密封，浸泡约1周后，过滤去渣，即可取用。每次服15～20毫升，每日服2～3次。

功效主治 行气清热，活血除湿。适用于腹泻、痢疾、消化不良、黄疸、白带、痔疮等。

参术酒

原　料 人参、生姜各10克，炙甘草、红枣各15克，炒白术、白茯苓各20克，黄酒500毫升。

制用法 将上述药物捣碎，置于容器中，加入黄酒，密封，浸泡约1周后，过滤去渣，即可服用。每次10～15毫升，每日服2次。

功效主治 益气，健脾，养胃，止泻。适用于脾胃虚弱、中气不足所致的食少便溏、面色苍黄、语言低微、四肢无力等症。置于阴凉干燥处。

附　记 临床应用，可随症加味，如湿症较重则加半夏15克，陈皮10克；兼有呕吐痞闷、胃脘疼痛，再加木香10克，砂仁13克。

丁香山楂酒

原　料 丁香2粒，山楂6克，黄酒50毫升。

制用法 将上药捣碎放入瓷杯中，再注入黄酒，再把瓷杯放入锅内，隔水煮10分钟，去渣备用。趁热1次顿服。

功效主治 温中止痛。适用于感寒腹痛、腹胀、吐泻等症。

附　记 引自《药酒汇编》。验之临床，效果甚佳。热病及阴虚内热者忌服。《千金翼方》中之“丁香煮酒”，即本方丁香改用10克，余同上。适用于外感寒性腹痛、腹胀、吐泻、反胃、疝气、癖症。

丁香厚朴酒

原　料 丁香3克，厚朴、陈皮各6克，黄酒100克。

制用法 将上述药物同黄酒共置于砂锅中，用文火煎煮数沸，滤去药渣即可。每日1剂，分2～3次服下，或顿服。

功效主治 散寒，止痛。适用于受寒腹痛、腹胀、吐泻等症。

大蒜止泻酒

原　料 大蒜1个（去皮捣烂），红糖10克，烧酒50毫升。

制用法 将大蒜、红糖同烧酒共同煎至沸腾，过滤去渣即可取用。1次顿服，每日服1~2剂。

功效主治 祛风散寒，解毒止泻。适用于感受风邪、发病突然，症见恶风、自汗、头痛发热、泄泻如水。

核刺酒

原　料 鲜核桃250克，刺梨根130克，白酒1000毫升。

制用法 将以上2味药加工粗碎，置于容器中，加入白酒，密封，浸泡25日后，过滤去渣备用。每次服10~15毫升，每日服2次。

功效主治 补气，消炎，止痛。适用于慢性胃肠炎、腹痛。

附　记 引自《药酒汇编》。验之临床，久治效佳。

荔枝酒

原　料 鲜荔枝肉（连核）500克，陈米酒1升。

制用法 将以上药置于容器中，加入陈米酒，放于阴凉处，密封、浸泡约1周后即可服用。每次服20~30毫升，每日服2~3次。

功效主治 益气健脾，养血益肝。适用于脾胃虚寒、中气不足所致的泄泻、食欲不振、女性子宫脱垂、胃脘痛、寒疝等症。置于阴凉干燥处。

附　记 忌多饮，小儿禁服。常随症加味：如泄泻加党参、白术各50克；子宫脱垂加黄芪50克，生麻10克；胃脘痛加高良姜50克，青木香30克；寒疝加小茴香、吴茱萸各50克。验之临床，效果尤佳。

白药酒

原　料 白茯苓、白术、天花粉、怀山药、芡实、牛膝、薏苡仁各60克，白豆蔻35克，白酒20升。

制用法 将以上诸药捣碎，入布袋，置容器中，加入白酒，密封，隔日摇动1次，浸泡约半月后，过滤去渣即可取用。每次服15~20毫升，日服2~3次。

功效主治 健脾燥湿。主治脾虚食少、食后腹满、小便不利、大便溏泻等症。

注意事项 为了矫味，可加适量白糖。验之临床，确有良效。

双白花粉酒

原　料 茯苓、白术、天花粉、山药、芡实、牛膝各15克，白豆蔻9克，白酒5升。

制用法 前7味使碎，置容器中，添加白酒，每日振摇1～2次，密封浸泡14日，去渣留液。口服。每日2次，每次服15～20毫升。

功效主治 健脾和胃，益气养血。主治急、慢性肠炎，脾胃虚弱、食少纳差、食后腹满，或消化不良、小便不利、大便溏泻、形体消瘦。

注意事项 可加少量白砂糖矫味。

腹痛水

原　料 儿茶酊400克，辣椒酊30克，蟾酥酊47.5克，薄荷油7.5克。

制用法 将以上4味，取薄荷油溶解于乙醇中，徐徐加入单糖浆搅匀，再依次加入儿茶酊、蟾酥酊、辣椒酊，混匀，滤过，即得。口服。每次服5～10毫升，每日2～3次，服时振摇。

功效主治 温中止痛，解毒辟秽，和胃止泻。适用于胃痛、腹痛、恶心腹胀、恶心腹胀、呕吐泄泻、急性胃肠炎、胃痉挛。

姜附温脾酒

原　料 干姜、甘草、大黄各30克，人参、制附子各20克，黄酒1升。

制用法 前5味捣碎，置容器中，添加黄酒，每日振摇1～2次，密封浸泡5日，去渣留液。温饮。每日2次，每次服10～20毫升。

功效主治 温中散寒，通便。主治慢性结肠炎、胃溃疡、脾胃虚寒、脘腹冷痛、泄泻、腹部胀满、食欲不振。

注意事项 附子有毒，须炮制。本酒不宜多服、久服，孕妇忌服。忌食萝卜、莱菔子、生葱、大蒜、藜芦等。

附子理中液

原　料 附子、党参、白术、干姜、甘草等。

制用法 将以上5味，粉碎成粗粉，附子、干姜用85%的乙醇浸渍，渗漉，收集渗漉液。白术用70%的乙醇浸渍渗漉，收集渗漉液。合并渗漉液，回收乙醇，浓缩备用。党参、甘草加水煎煮2次，滤过，合并煎液，浓缩备用。将以上2种浓缩液合并，调整含醇量，静置7日，吸取上清液，放置5日，取上清液摇匀，灌装，即得。口服。每次5毫升，每日2次。

功效主治 温中健脾。适用于脾胃虚寒、脘腹冷痛、呕吐泄泻、手足不温等。

苓术酒

原 料 白术500克，茯苓250克，黄酒2.5升。

制用法 前2味粗碎，置容器中，添加黄酒，每日振摇1～2次，密封浸泡10日，去渣留液。空腹口服，每日3次，每次30毫升。

功效主治 健脾养胃，和中燥湿，宁心安神。主治泄泻、食少腹胀、消化不良、痰饮咳嗽、水肿、小便不利等。

肠梗阻

肠梗阻的主要表现为腹痛、腹胀、呕吐、停止排便和排气，多因肠管气血痞结、通降功能失常所致，治以理气活血、通腑散结为主，辨证给予补中益气、润肠通便、安蛔止痛等，常用大黄、厚朴、芒硝、山楂、莱菔子、枳壳、木香等中药。

木瓜牛膝酒

原 料 木瓜、牛膝各50克，白酒500毫升。

制用法 前2味粗碎，置容器中，添加白酒，每日振摇1～2次，密封浸泡7日，去渣留液。口服。每日2次，每次10～15毫升。

功效主治 祛风除湿，舒筋活络，通便散结。主治粘连性肠梗阻；风湿痹阻、关节僵硬、活动不便、周身骨痛。

猪胆白酒汤

原 料 猪胆1个，白酒30毫升（视病人酒量大小亦可略多或略少）。

制用法 将其混合于碗中置小锅内炖热，一次服下。若无新鲜猪胆，亦可用干品（其效稍缓），但一次需用2个，先将胆囊剪开，用热酒将其里面的胆汁浇在碗里，按上法炖热后即可化开。1次服完。

功效主治 理气通腑。用于急性肠梗阻。

注意事项 服药后不久，即可见肠蠕动加快，腹内气响2～4小时许，即可放矢气而通下。

沉香酒

原　料 沉香6克，蜂蜜、猪脂各120克，低度白酒300毫升。

制用法 前3味粗碎，置容器中，添加白酒，密封浸泡2日，去渣留液。空腹温饮。每日2次，每次15～20毫升。

功效主治 降气止痛，补中益气，润肠通便。主治老年性肠梗阻（中气不足）。

通草白术酒

原　料 通草60克，白术9克，莱菔子9克，白酒1.5升。

制用法 上药用文武火煎至200毫升。频频饮服。

功效主治 健脾理气通腑。用于急性肠梗阻。

大黄楝皮酒

原　料 大黄9克，槟榔8克，使君子、苦楝皮各15克，黄酒500毫升。

制用法 前4味使碎，置容器中，添加黄酒，每日振摇1～2次，密封浸泡7日，去渣留液。空腹温饮。每日2次，每次20～30毫升。

功效主治 驱虫通便。主治蛔虫性肠梗阻。

注意事项 苦楝皮有毒。本酒不宜多服、久服，孕妇忌服。

麸荚葱姜酒

原　料 麦麸500克，皂荚250克，葱白10～15根，生姜30克，白酒750毫升。

制用法 前4味粗碎，置热锅中，文火炒约15分钟，再将白酒徐徐兑入混匀，使麦麸湿润，装入布袋。外用。不拘时候，每次用药袋热敷腹部，冷后换袋，直至肛门排气、腹胀消失。

功效主治 温肠散结通便。主治肠梗阻。

注意事项 皂荚有小毒。本酒不宜内服、多用、久用，孕妇忌用。

噎膈

噎膈是指吞咽食物哽噎不顺，饮食难下，或纳而复出的疾患。噎即噎塞，指吞咽之时哽噎不顺；膈为格拒，指饮食不下。噎虽可单独出现，而又每为膈的前驱表现，故临床往往以噎膈并称。噎膈的病因复杂，主要与七情内伤、饮食不节、久病年老有关，致使气、痰、瘀交阻，津气耗伤，胃失通降而成。

噎膈酒

原料 荸荠、白糖、冰糖各120克，厚朴、陈皮、白豆蔻、橘饼各30克，蜂蜜60克，烧酒浆1.5升，烧酒1.5升。

制用法 将前5味捣碎，置容器中，加入白酒浆、冰糖和烧酒，密封，浸泡10余日，过滤去渣、加入白糖、蜂蜜搅拌溶化后即成。口服。每次服20~30毫升，或酌情适量饮用，日服2~3次。**功效主治** 养胃和中，理气通膈。主治噎膈之轻症、吞咽梗塞不畅。

启膈酒

原料 丹参、沙参各18克，茯苓、砂仁壳、川贝母（去心）各10克，荷叶蒂4个，郁金、杵头糠各6克，黄酒1升。

制用法 将前8味捣碎，置沙锅内，加入黄酒，煮至600毫升，过滤去渣，即可服用。口服。每日50毫升，分2次饮服。

功效主治 养胃和中、活血通膈。主治噎膈。

佛手酒

原料 佛手片、桂圆、干荸荠、莲子肉、红枣、柿饼、橄榄、薏苡仁各60克，大麦烧酒5升。

制用法 将前8味捣碎切片，置容器中，加入烧酒，密封，浸泡约1

周后过滤去渣，即可取用。口服。每次服15～20毫升，日服2～3次。

功效主治 健脾养胃，通膈开胃。主治翻胃噎膈。

除噎酒

原 料 浙贝母、砂仁、木香、陈皮各6克，白酒500毫升，白砂糖300克。

制用法 前4味切成薄片或捣碎，同置容器中，添加白酒、白砂糖，密封，隔水文火蒸30分钟，候冷，去渣留液。清晨口服，每日1次，每次20～30毫升。

功效主治 理气开胃。主治吞咽时如有物梗塞、食欲不振、脘满。

注意事项 燥热者忌服。

马蹄香酒

原 料 马蹄香200克，白酒3000毫升。

制用法 将上药研成细末，入白酒熬制稀糊状膏，备用。口服。每服3匙，白酒调下，日服3次。

功效主治 理气开胃，散风逐寒，消痰行水，活血平喘。主治噎食膈气。

附 记 引自《本草纲目》。一方用马蹄香120克，白酒300毫升。验之临床，多获良效。

荸荠降逆酒

原 料 荸荠60克，厚朴、陈皮、白蔻仁、橘红各15克，白砂糖、冰糖、蜂蜜各60克，白酒1.5升。

制用法 前5味粗碎，同置容器中，添加白酒、白砂糖、冰糖、蜂蜜溶解，每日振摇1～2次，密封浸泡14日，去渣留液。口服。每日3次，每次30～50毫升。

功效主治 养胃和中，理气降逆。主治噎嗝轻症、饮食不下、食后呕吐、胸部哽噎不舒。

第三章 泌尿系统疾病

——药酒，轻松排泄的好助手

泌尿系结石

泌尿系结石以腰腹绞痛难忍或隐痛不止为主要特征，多因湿热瘀阻所致，治以清热利湿化瘀为主，辨证给予行气活血、理气止痛、清热解毒、健脾补肾等，常用滑石、石韦、延胡索、鸡内金、海金沙、金钱草等中药。

猕猴桃酒

原 料 猕猴桃250克，白酒1000毫升。

制用法 将上药去皮，置于容器中，加入白酒，密封，每日摇晃1次，浸泡30日后，去渣，备用。每次服20~30毫升，每日服2次。

功效主治 清热养阴，利尿通淋。适用于热病烦渴、热壅反胃、尿涩、尿道结石、黄疸、痔疮等。

胡桃仁酒

原 料 胡桃仁200克，生鸡内金、滑石各100克，冰糖（或白糖）120克，白酒1000毫升，香油适量。

制用法 先将胡桃仁、鸡内金放入香油（约200毫升）中炸酥，研末，连同药油、滑石、冰糖置于容器中，加入白酒，密封，浸泡3~5日后开封取用。每次用川金钱草50克煎水冲服药酒15~30毫升，每日服2~3次。

功效主治 清利通淋，润肠排石。适用于泌尿系结石。

金钱草酒

原 料 金钱草100克，海金沙30克，黄酒500毫升。

制用法 前2味药用黄酒以文火（即小火）煎至400毫升，去渣，待用。每日1剂，分3次服完。

功效主治 清热利湿，排石通淋。适用于砂淋（输尿管、膀胱、尿道结石）。

消石酒

原　料 川金钱草150克，延胡索90克，滑石、生鸡内金、广郁金、风化硝各100克，核桃仁80克，白酒1000毫升。

制用法 先将川金钱草水煎2次，取汁待用；再将后6味药捣碎；置于容器中，加入白酒，密封，浸泡5～10日后，过滤去渣，即可。或将生鸡内金研细末，过滤后冲入。每次空腹服20～30毫升，每日服3次。服时兑入金钱草水50毫升，冲淡饮服。

功效主治 清热利湿，消石排石，理气止痛。适用于泌尿系结石、疼痛难忍。

附　记 忌食油腻及辛辣食物。

石韦酒

原　料 石韦、滑石、冬葵子、川金钱草、海金沙各30克，甘草、木通各6克，车前子、瞿麦、赤茯苓各12克，鸡内金（研细末冲）9克，黄酒1000毫升。

制用法 将前10味药研为粗末，用纱布包，置于容器中入黄酒以文火（即小火）煎至800毫升，过滤去渣，冲入鸡内金末待用。每日1剂，分3次服完。

功效主治 清利湿热，排石通淋。适用于砂石淋。

遗　尿

遗尿指在清醒状态下尿液不受控制地外溢，多因肾虚所致，治以补肾为主，辨证给予温肾壮阳、固精缩尿、清泄肝胆、清热利湿、行气利水等，常用益智仁、肉桂、吴茱萸、桑螵蛸、菟丝子等中药。

龙虱酒

原　料 龙虱3克，白酒500毫升。

制用法 将龙虱捣碎，浸入白酒内，密封，隔水煮沸7～10分钟，候冷，置阴凉处，21日后过滤取酒液即可。每次服10~20毫升，每晚睡前服1次。

功效主治 活血，补肾，固精。适用于遗尿、夜尿频多等。

茴香酒

原 料 桑螵蛸、小茴香各60克，菟丝子40克，白酒1升。

制用法 将以上诸药捣碎，装入布袋，置于容器中，加入白酒，密封，每日摇晃数下，浸泡约1周后，过滤去渣，即可取用。每次空腹服10~20毫升，每日服2~3次。

功效主治 补肾，温阳，止尿。适用于遗尿，兼有小腹不温、腰膝酸软等症。

仙茅益智酒

原 料 仙茅、怀山药各30克，益智仁20克，白酒1升。

制用法 将以上诸药粗碎，置于容器中，加入白酒，密封，每日摇晃1次，浸泡约半月后，过滤去渣，即可取用。每次服10~20毫升，每日服2~3次。

功效主治 温肾固摄。适用于遗尿、腰酸、畏寒怕冷等。

附 记 验之临床，确有良效。凡阴虚火旺者忌服。

鸡肠酒

原 料 鸡肠1具，黄酒、葱、椒各适量。

制用法 将鸡肠洗净，切碎，入锅炒，以酒炖并加入葱椒2味，如常法炒菜，备用。1次顿食，每日1次，有效再作服。

功效主治 补虚固摄。适用于小便频数。

附 记 本方当食疗方，常服效佳。

肉桂鸡肝酒

原 料 肉桂60克，雄鸡肝120克，白酒1.5升。

制用法 将以上诸药切碎，放置于适当的容器中，加入白酒，密封，经常摇动。浸泡约1周后过滤去渣即可。残渣晒干研细末，随酒送服。每次服15~25毫升，每晚临睡前服1次并送服药末3~5克。

功效主治 补肝肾，温阳止遗。适用于遗尿、遗精等。

益丝酒

原 料 菟丝子、益智仁各100克，白酒1升。

制用法 将菟丝子、益智仁捣碎，置于容器中，加入白酒，密封，每日摇晃1次，浸泡约1周后，过滤去渣，即可。每次服15～30毫升，每日服2～3次。

功效主治 温肾固摄。适用于遗尿、遗精。

附 记 阴虚火旺者忌服。

茱萸益智酒

原 料 吴茱萸30克，肉桂末20克，益智仁50克，白酒500毫升。

制用法 将以上诸药切片，装入布袋，置于容器中，加入白酒，密封浸泡约1周后，过滤去渣，即可取用。每次服15～30毫升，每日服2～3次，同时将药袋敷于脐部，并包扎固定。

功效主治 温肾固摄。适用于小便频数，兼治遗尿。

尿潴留

尿潴留以全日尿量明显减少、小便点滴而出甚则闭塞不通为主要特征，多由肾虚膀胱失司、三焦气化不利所致，治以通利小便为主，辨证给予清热利湿、活血化瘀、健脾补肾、宣肺利水、温肾化气等，常用肉桂、制附子、淡竹叶、牛膝、商陆、车前草等中药。

商陆酒

原 料 商陆24克，黄酒250毫升。

制用法 将上药切薄片，入布袋，置容器中，加入黄酒，密封，浸泡3～5日后，去渣即成。口服。每次服20～40毫升，日服3次。

功效主治 泻下利水，消肿散结。用于水肿胀满、大便秘结、小便不利等。

牛膝酒

原 料 鲜牛膝叶1把，白酒适量。

制用法 前1味粗碎，置容器

中，添加白酒，文火煮沸，去渣留液。口服。不拘时候，随量饮用。

功效主治 活血化瘀。主治小便不利、茎中痛欲死；妇人血结腹坚痛；口舌生疮；闭经、痛经、妇人腹中癥瘕不散。

注意事项 中气下陷、脾虚泄泻者及孕妇忌服。牛膝用淮牛膝佳。

酸浆草酒

原 料 酸浆草（鲜品）500克，黄酒100毫升。

制用法 将上药洗净，榨取自然汁，与等量黄酒调和即成。口服。每次服30～50毫升，不应再服。

功效主治 清热解毒，利尿。用于小便不通、小腹气胀满闷。

附 记 验之临床，确有奇效。用治难产效果亦佳。

菟苁通胞酒

原 料 菟丝子、肉苁蓉、秦艽、车前草各50克，白茅根10克，红花15克，白酒500毫升。

制用法 前6味切碎，置容器中，添加白酒，每日振摇1～2次，密封浸泡5～7日，去渣留液。口服。每日3次，每次15～30毫升。

功效主治 补肾壮阳，祛风除湿，清热利水。主治胞痹、小腹胀满、小便艰涩不利。

竹叶酒

原 料 淡竹叶30～100克，白酒500毫升。

制用法 将上药捣碎，入布袋，置容器中，加入白酒，密封，浸泡3日后，去渣，即成。口服。不拘时，适量饮用。

功效主治 清心火，除烦热，利小便。

附 记 引自《本草纲目》。本药酒中所用的淡竹叶，是禾木科多年生草本植物淡竹叶的茎叶，与古人所用的竹叶，在植物来源上有所区别，功效上也各有其特点。

明矾酒

原 料 明矾（透明者佳）8克，白酒1000毫升。

制用法 将白酒投入茶杯或碗内，投入明矾研磨5分钟，待用。外用：用手指蘸矾酒，在患者脐部揉按约15分钟。如有酒量，也可同时口服5～10毫升。

功效主治 利小便。用于小便不通。

附　记 内外合用，效果尤佳。

天星酒

原　料 满天星、鲜车前草各20克，黄酒、白糖各适量。

制用法 将前2味洗净，用布包好，放在淘米水内（泡米一平碗），榨出绿水，与等量黄酒，加入白糖20～30克，待溶解后，即成。口服。1次顿服，未通再服。

功效主治 清热利水，通利小便。

淋　证

淋证的临床表现主要有小便频数短涩，滴沥刺痛，欲出未尽，小腹拘急，或痛引腰腹等。致病菌以大肠杆菌为多见，上行感染常是细菌侵入肾脏的主要途径。

中医学认为，本病多因过食肥甘、肝气郁结、劳伤过度等导致湿热之邪蕴结下焦，使肾与膀胱气化功能失常所导致。按其临床实际可分为气淋、血淋、热淋、膏淋、石淋和劳淋。本病相当于西医的泌尿系统感染，包括尿道炎、膀胱炎、肾盂肾炎。

鸡眼草酒

原　料 鸡眼草30克，米酒500毫升。

制用法 将鸡眼草洗净切碎，放入砂锅内，加入米酒及等量的水，文火煎至500毫升，滤取酒液，候冷装瓶备用。每服10毫升，每日2次。

功效主治 清热解毒，健脾利湿。适用于热淋。

参芪地黄酒

原　料 党参、黄芪、熟地黄、杜仲、黄精、枸杞子各8克，红枣10克，何首乌、菟丝子各5克，当归4克，川芎3克，白酒500毫升。

制用法 将上药共制粗末，用纱布包好，浸入白酒内，密封贮存，每日摇荡1次，15日即成。每服20毫升，每日2次。

功效主治补气助阳，健脾益肾。适用于小便淋沥、腰膝背痛、倦乏无力、动则气促等。

南藤酒

原 料南藤30克，白酒500毫升。

制用法将南藤洗净，切碎，置于容器中，加入白酒，密封，浸泡10日后，过滤去渣，即可。冬季服用。每次服10～15毫升，每日服2次。

功效主治祛风除湿，抗衰老，强腰脚。适用于热淋、茎中痛、手术后疼痛。

车前草酒

原 料鲜车前草30克（干品15克），黄酒100毫升。或加陈皮、白糖各适量。湿热毒甚加龙胆草15克。

制用法黄酒煎服。去渣，待用。每日1剂，分2次服。

功效主治清热利湿，消胀。适用于热淋、小腹胀满。

附 记用黄酒煎，比水煎效速。

通草酿酒

原 料通草250克，灯心草30克，糯米、酒曲各适量。

制用法将以上药加水共煎取汁，同曲、米如常法酿酒。徐徐饮之，不拘时候，以愈为度。

功效主治清热化湿，利尿通淋。适用于湿热淋证，症见小便不利、尿频尿急尿痛，或伴心烦口渴、泻下黄糜臭秽、肛门灼热等症。

慈竹酒

原 料慈竹心6～9克，白酒适量（约80毫升）。

制用法将慈竹心洗净捣碎，放入砂锅内，加入白酒，以文火煎至减半，去渣，即可。每日1剂，分2次服。随制随服。

功效主治清热解毒。适用于淋浊证初起。

腹水草酒

原 料腹水草10～15克，白酒20～30毫升。

制用法 将腹水草洗净、切碎，放入砂锅中，加水50毫升，煎数沸后，再加入白酒，以文火煎至减半，过滤去渣，待用。每日1剂，分2次服。随制随服。

功效主治 行水散瘀，解毒消肿。适用于淋病、白浊等。

茄叶酒

原　料 茄子叶20~30克，黄酒100毫升。

制用法 将茄子叶洗净，熏干研末，备用。每次取药末10克，用黄酒50~60毫升煎沸，待温服之，每日服2次。

功效主治 清热活血，消肿止痛。适用于血淋疼痛。

地榆木通酒

原　料 生地榆、白茅根各50克，木通、车前子各30克，低度白酒500毫升。

制用法 将以上4味药切碎，置于容器中，加入白酒，密封，隔水煮30分钟，浸泡1~2夜，过滤去渣，即可。每次服15~30毫升，每日服3次。

功效主治 凉血清热，利尿通淋。适用于热淋、血淋，兼治血尿。

附　记 亦可水煎服，每日1剂，每次服20~40毫升。服用期间忌食油腻、油炸及辛辣之物。

眼子菜酒

原　料 眼子菜60克，米酒适量（20~30毫升）。

制用法 将眼子菜洗净、切碎，放入砂锅内，加水450毫升，煎至减半，去渣，加入米酒煮沸，即成。每次服15~30毫升，日服2次。

功效主治 清热解毒，渗湿利水。主治热淋。

螺蛳酒

原　料 螺蛳250克，白酒300毫升。

制用法 将螺蛳洗净，连壳放入砂锅内炒热，以白酒淬之，然后用文火煎至100毫升。取食螺肉，仍以此药酒送服。每日1剂，分2次服。

功效主治 清热解毒，祛风利湿。主治五淋、白浊等。

水 肿

水肿指全身或局部浮肿，多因肺脾肾功能失调、水液潴留泛滥所致，治以温肾健脾宣肺为主，辨证给予疏风、清热、利湿、通阳等，常用白术、川木通、桑白皮、茯苓、猪苓、制附子、通草、灯心草等中药。

桃皮木通酒

原 料 桃皮1500克，木通500克，糯米、酒曲各适量。

制用法 先将桃皮用清水15000克煎至5000克，一半渍木通，一半渍米，按常法酿酒。待酒熟后，过滤去渣，即可。每次服50毫升，每日服3次。

功效主治 利水消肿。适用于水肿、小便不利等。

皂荚酒

原 料 皂荚（去皮炙黄）300克，白酒1500毫升。

制用法 将皂荚捣碎，用白酒浸透煎沸，密封浸泡1～2日后，过滤去渣，即可。每次服30～50毫升，每日服3次。

功效主治 利水消肿。适用于身满、水肿洪满。

独活姜附酒

原 料 独活、制附子各150克，干姜50克，白酒750毫升。

制用法 将以上3味药粗碎，装入布袋，置于容器中，加入白酒，密封，浸泡3～7日，过滤去渣，备用。每次服10～20毫升，每日服1～2次。

功效主治 温中散寒，祛风除湿，消肿止痛。适用于风寒湿痹、脚气水肿、腰脊风寒、心腹冷痛等。

附 记 验之临床，常收到一定效果。关节或局部水肿者忌服。

竹叶酒

原 料 淡竹叶（以叶多、长大、质软、色青绿者为佳）30～100克，白酒500毫升。

制用法 将淡竹叶切薄片，装入

布袋，置于容器中，加入白酒，密封，浸泡3～5日后，去渣即可。不拘时适量饮用。

功效主治 清心火，除烦热，利小便。适用于风热、心烦、小便不利等。

抽葫芦酒

原　料 抽葫芦、黄酒各适量。

制用法 以黄酒入葫芦内煮1小时，去渣即可。或自抽干葫芦，研为细末，备用。每次服15～30毫升，或服药末9克，以黄酒30毫升送服。每日服2次。

功效主治 利水消肿。适用于腹大、全身肿。

附　记 引自《医林改错》。验之临床，用之多效。

黑豆浸酒

原　料 黑豆1000克（炒黑），白花蛇（酒浸炙微黄）1条（约重5两），火麻仁2000克（蒸熟），五加皮、苍耳子（炒微黄）各250克，牛蒡子（酥炒微黄）1000克，白酒15000毫升。

制用法 将以上6味药捣碎，装入布袋，置于瓷瓶中，加入白酒，密封，浸泡7日后，过滤去渣，即可。每次食前温服15～30毫升，每日服3次。

功效主治 祛风宣肺，润肠消肿。适用于风肿（风水）。

附　记 验之临床，确有良效。阴水忌服。

大豆浸酒

原　料 大豆1000克，白酒800毫升。

制用法 大豆用1000毫升清水煎煮至800毫升，去豆，入白酒800毫升再煎，煎至800毫升即可。随量饮用。

功效主治 健脾益气，利尿渗湿。适用于脾虚水肿证，症见全身水肿、小便短少、身体困重、胸闷腹胀、纳呆呕恶、苔白腻、脉沉濡。

二桑酒

原　料 桑白皮100克，桑葚250克，糯米5000克，酒曲适量。

制用法 将桑白皮切碎，加水10000毫升煎至一半，再入桑葚同煮至3500毫升；糯米蒸饭，与药汁、酒曲（研末）搅拌均匀，置于容器中，如常法酿酒。酒熟后即可取用。每次服30～50毫升，每日服2～3次。或适量饮服。

功效主治 补虚泻实。适用于肝肾不足、水热交阻的水肿。这种水肿病兼有头眩、耳鸣、小便不利等症。

附 记 验之临床，连服效佳。

肾结核

肾结核多发生在20～40岁的青壮年，约占70%。男性较女性为多，约为2:1。临床表现：肾结核在早期往往无明显症状，只在尿液检查时可发现异常，如尿液酸性，含少量蛋白，有红、白细胞，可查到结核杆菌。

马齿苋酒

原 料 马齿苋1500克，黄酒1250毫升。

制用法 将马齿苋捣烂，置容器中，加入黄酒，密封，浸泡24小时后，过滤去渣，即成。口服。每次饭前服10～15毫升，日服3次。如病人有饮酒习惯者可每服15～30毫升。

功效主治 温肾补虚，活血化瘀。主治肾结核、白带等症。

附 记 引自《医学文选——祖传秘方验方集》。验之临床，确有卓效。

百部二子酒

原 料 百部100克，菟丝子150克，车前子90克，杜仲50克，白茅根15克，白酒700毫升。

制用法 将以上诸药加工使碎，置容器中，加入白酒，密封，浸泡约半月后，过滤去渣，即可服用。口服。每次饭前温服15～30毫升，日服2～3次。

功效主治 补肾壮腰，杀虫利水。主治肾结核。

第四章 神经、运动系统疾病

——灵活智慧精神好

头痛

头痛可发生在全头或头部某处，有外感、内伤之分。外感头痛治疗以发汗解表为主，辨证给予祛风散寒、清热化湿等；内伤头痛治疗以扶正为主，辨证给予平肝熄风、益气升清、滋阴补血、滋肾填精、化痰降逆、活血化瘀等。常用川芎、白芷、当归、蔓荆子、细辛等中药。

枸杞当归酒

原料 白菊花500克，生地黄300克，枸杞子、当归各100克，糯米3000克，酒曲适量。

制用法 将前4味药放入砂锅内，加入清水使之浸过药面5厘米，煎取浓汁，备用。将糯米淘洗干净，煮成米饭，候冷，放入酒坛内，加入药液、酒曲末，搅拌均匀，密封，置于温暖处贮存，7日后即成。每次服20～30毫升，每日早、晚各1次。

功效主治 滋阴清热，养肝明目。适用于肝肾不足所致的头痛、目眩、耳鸣等。

川芎泡白酒

原料 川芎100克，白酒1300毫升。

制用法 将川芎制为粗末，用干净纱布包好，浸入白酒内，密封贮存，每日摇荡1次，15日后即可饮用。每次服15～20毫升，每日2次。

功效主治 活血行气，散风止痛。适用于偏正头痛、胸胁疼痛、关节痛、痛经等。

当归活血酒

原料 当归45克，黄酒1500毫升。

制用法 将当归捣碎，与黄酒共入砂锅内，文火煎至850毫升，去渣即成。每次服30毫升，每日2次。

功效主治 补血和络，活血止痛。适用于血虚夹瘀所致的头痛，症见痛如细筋牵引或针刺，痛连眼角，午后尤甚，兼双目发涩、心悸怔忡、面色萎黄、眩晕等，舌质淡可有瘀点。

黄连泡白酒

原 料 黄连60克，白酒360毫升。

制用法 将黄连捣碎，与白酒一同放入砂锅内，文火煎至60毫升，滤取酒液即成。每日1剂，2次分服。

功效主治 清热燥湿，泻火解毒。适用于头痛日久不愈。

白芷糯米酒

原 料 川芎、白芷各120克，糯米甜酒1200毫升。

制用法 前2味粗碎，置容器中，添加糯米甜酒，隔水文火蒸20～80分钟，去渣留液。睡前口服。每日1次，每次30～40毫升。

功效主治 散风止痛。适用于肝风偏头痛或感冒头痛。

细辛薄荷酒

原 料 全蝎、藿香、麻黄、细辛各36克，薄荷100克，白酒3升。

制用法 前5味捣末，置容器中，添加白酒，每日振摇1～2次，密封浸泡7～10日，去渣留液。空腹温饮。每日3次，每次5～10毫升。

功效主治 通络止痛。适用于偏正头痛，不能忍受。

附 记 全蝎有毒，细辛有小毒。本酒不宜多服、久服，孕妇忌服。

姜酒蒸猪脑

原 料 新鲜猪脑2只，生姜汁1小杯，黄酒100毫升。

制用法 猪脑洗净，置于容器中，添加姜汁和黄酒，隔水蒸熟，温饮。每日1次，每次1剂，吃脑饮酒。

功效主治 填精补脑。适用于髓海空虚、头痛绵绵、时痛时止。

附 记 高胆固醇者忌服。

防风川芎酒

原 料 蔓荆子120克，菊花、

防风、薄荷各60克，川芎40克，黄酒1升。

制用法 前5味药材捣末，置于容器中，添加黄酒，每日振摇1～2次，密封浸泡7日，去渣留液。空腹温饮。每日3次，每次15～20毫升。

功效主治 疏风清热止痛。适用于风热性头痛、头昏、偏头痛，高血压性头痛。

当归川芎酒

原　料 当归100克，川芎、白芷各60克，细辛10克，白酒1000毫升。

制用法 前4味药材切片，置于容器中，添加白酒，每日振摇1～2次，密封浸泡5～7日，去渣留液，口服。每日2次，每次15～30毫升。

功效主治 活血散瘀，祛风止痛。适用于血虚血瘀型头痛。

附　记 细辛有小毒。本酒不宜多服、久服，孕妇忌服。

甘草生姜酒

原　料 生甘草60克，生姜8片，栝楼2个（去子，置于碗内）。

制用法 先将生姜、甘草用2大杯酒煎取六成汁，去渣，趁热倒入栝楼碗中，绞取汁，候温。不拘时，分2次温服。

功效主治 适用于头痛、发热、心烦。

茯苓蚕砂酒

原　料 大豆300克，茯苓、蚕砂各176克，黄酒1700毫升。

制用法 先将茯苓、蚕砂碎细，用酒浸于净器中；另炒大豆，令断生，趁热急投入酒中，封口，7日后开封，去渣备用。每次温饮1～2小杯，每日5～7次，微出汗为佳。

功效主治 适用于头痛烦热、肌酸体重、身痒、背强口噤及女子产后中风湿。

眩晕

眩晕多见于低血压、高血压、贫血、脑血管病以及梅尼埃病等的发病过程中，是临床常见的症状。眩晕即头晕眼花，眩晕发作时，症状轻的患者只要闭上眼睛就能恢复，症状严重的患者不能站立，且常伴有恶心、呕吐、汗出，以至昏仆等症状。其病因或外感六淫，或内伤七情，致使阴阳气血失和而发作。对那些久病内伤、反复发作的患者，可选用药酒治疗，尤其是对于血压高、肝肾阴虚、肝阳上亢而又嗜酒的患者，最为适合。治疗本症的药酒常选用菊花、枸杞子、熟地、生地、当归、杜仲、黄芩、山茱萸、山药、天麻、石菖蒲、桑葚、五味子、丹参、防风等作原料。

丹参防风酒

原料 薯蓣、白术、五味子（碎）、丹参各400克，防风500克，山茱萸（碎）2升，人参100克，生姜（屑）300克。

制用法 上述诸味药切细，以绢袋盛之。酒5升浸5日。每次温服70毫升，每日2次，逐渐增加剂量。

功效主治 适用于头晕不能食、补益气力。

附记 忌食桃、李、雀肉等。

杜仲当归酒

原料 生杜仲、桑寄生、黄芩、金银花各150克，通草10克，当归100克，红花2克，白酒2000毫升。

制用法 将上诸药物洗净，共捣碎，用白纱布袋盛之，置净器中，加入白酒，密封浸渍7～14日后开启，去掉药袋，过滤即得。成人每次服15～20毫升，每日2次。

功效主治 镇静，降压。适用于高血压以及肝阳上亢引起的眩晕。

肉苁蓉糯米酒

原料 肉苁蓉125克，枸杞子、巴戟天、滁菊花各65克，糯米1250克，酒曲适量。

制用法 将酒曲研末，备用；将4味药材放入砂锅中，加水煎至3000毫升，待冷。将糯米蒸煮，沥半干，倒入坛中待冷。再将药同汁倒入坛内，加入酒曲搅匀，加盖密封，置适温处。经14日后开封压去糟渣即成。每日早、晚各1次，每次空腹饮服15～30毫升。

功效主治 补肾养肝，益精血，健筋骨，明目，养身益寿。适用于肝肾亏损的视物模糊、腰背酸痛、足膝无力、头晕目眩等症。

菊花枸杞酒

原　料 杭菊花、枸杞子各50克，绍兴酒1000毫升，蜂蜜20克。

制用法 上2药加绍兴酒1000毫升，浸泡10～20日，过滤去渣，再加蜂蜜即得。每日早、晚各服1小杯。

功效主治 适用于头风头痛、眩晕。

桂圆何首乌酒

原　料 桂圆肉、鸡血藤、何首乌各150克，白酒2000毫升。

制用法 将鸡血藤、何首乌切成小块，与桂圆肉、白酒一起置于容器中，密封浸泡10日，过滤即成。早、晚各1次，每次20毫升。

功效主治 补血滋阴，养心宁神。适用于贫血、头晕目眩、面色无华、容颜憔悴、须发早白、神经衰弱、健忘、失眠多梦等症。

独活桂心酒

原　料 独活、桂心各250克，白酒3升。

制用法 上2味药切细，用3升酒浸，在火边炙，使酒暖。每次服20毫升，每日3次。

功效主治 适用于眩晕、肌肤畏寒、外感病先兆。

附　记 忌食生葱。

人参枸杞酒

原　料 人参4克，熟地黄10克，枸杞36克，白酒1000毫升，冰糖适量。

制用法 将前3味药材捣碎或切成薄片，入布袋，置容器，加入白酒，密封，浸泡15日后，过滤去渣，加入冰糖，即成。口服。每次服 20 毫升，每日服 2 次。

功效主治 大补元气，滋肝明目，安神延年。适用于身体虚弱、头晕目眩、神经衰弱、腰膝酸软等。

石菖蒲木瓜酒

原　料 鲜石菖蒲、鲜木瓜、九月菊各 10 克，桑寄生 15 克，小茴香 5 克，烧酒 1.5 升。

制用法 将上述诸药加工捣碎，装入布袋，选取适当的容器放入，加入烧酒密封，浸泡约半月后，过滤去渣，即可饮用。每日早晨温服约 10～20 毫升。

功效主治 养肝明目，清心开窍，散寒祛湿，助阳通络。适用于眩晕、耳鸣、阳虚恶风、消化不良、行走无力等。

桑葚酒

原　料 三叶酸 15 克，黑桑葚 300 克，白酒 3 升。

制用法 将三叶酸切细，与黑桑葚同入净器中，用白酒浸之，封口，经 7 日后开封。不拘时，每日随量饮之，勿醉。

功效主治 清热利湿，散瘀消肿，滋阴养血。适用于头晕目眩、口干舌燥、燥热咳嗽、小便不利、水肿。

附　记 三叶酸即酢浆草，为酢浆草科植物酢浆草的全草，味酸，性寒，有清热利湿、散瘀消肿功能，民间取酢浆草根 10 克，用甜酒煎服，治疗跌打损伤。

枸杞桂圆酒

原　料 枸杞子、龙眼肉各 240 克，白酒 2 升。

制用法 将枸杞子和龙眼肉捣碎，选取适当的容器放入，加入白酒，密封，经常摇动，浸泡约半月后，过滤去渣，即可服用。每次服 10～15 毫升，日服 2～3 次。

功效主治 补肝肾，益精血，养心脾。适用于头晕目眩、目昏多泪、腰酸肢倦、健忘、失眠、食欲不振、神志不安等症。

失眠

失眠主要表现为入睡困难、寐而易醒、时睡时醒、彻夜不眠等，多因阳盛阴衰、阴阳不交所致，治以调整脏腑阴阳为主，辨证给予益气养血、补益肝肾、清热化痰、消导和中等，常用龙眼肉、黄精、生地黄、五味子、酸枣仁、茯苓等中药。

地黄酒

原　料 熟地24克，枸杞子、何首乌、薏苡仁各12克，沉香末1克，桂圆肉10克，陈年米酒1500克。

制用法 将上药捣成碎粗粒，用绢布袋包好，扎紧袋口，放入酒器中；将酒注入酒器中，加盖密封浸泡，每2日搅拌或摇晃1次；15日后取上清酒液饮服。每次饮5～10毫升，临睡前温服，不宜多饮。

功效主治 补肝肾，养心安神。可治疗失眠症，表现为经常性睡眠困难、难以入睡，或睡中易醒、睡后无清新感反而精神不振，有时甚至通宵难以成眠。

五味子酒

原　料 五味子200克，白酒400毫升。

制用法 将五味子拣洗干净，放入白酒中浸泡，每3日搅拌1次，半月后可以服用。每日午、晚饭后饮服5～15毫升，也可佐餐饮用。

功效主治 敛阴滋肾，生津安神。用于治疗神经官能症所致的失眠、头晕、心悸、健忘乏力、烦躁等。也可用于肺虚喘咳、口干作渴、自汗盗汗、梦遗滑精、久泻久痢等。

附　记 本酒原料中的五味子为北五味子，制备时也可加少量蜂蜜或蜂乳。

桂圆酒

原　料 桂圆肉250克，白酒400毫升。

制用法 将桂圆肉切碎，装入瓷器中，加入白酒浸泡15～20日即成。每日服2次，每次服10～20毫升。

功效主治 养血安神。治疗神经衰弱、失眠、健忘、心悸等症。

孔圣枕中酒

原料 酥龟板、生龙骨、远志、菖蒲各60克，黄酒适量。

制用法 将上述药物加工成散剂，装瓶备用；用时每次取药散9克，以黄酒适量调匀即成。每日晨、午、晚各服1次，每次空腹顿服。

功效主治 滋阴养心安神。用于治疗健忘、心神不宁等。

茯神甘草酒

原料 茯神90克，人参45克，陈皮、生姜、当归各30克，炙甘草、青皮各20克，炒枣仁120克，白酒4000克。

制用法 将上述药物粗加工成碎颗粒，用绢布袋盛，扎紧袋口，放入干净的酒坛中，倒入白酒，加盖密封浸泡；隔日摇动，14日后开封，去掉药袋，过滤后贮瓶备用。每日早、晚各服1次，每次空腹饮服15～30毫升。

功效主治 养血安神，理气健脾。适用于心烦气虚、失眠、饮食减少等。

龙桂养心安神酒

原料 桂圆肉300克，桂花120克，白糖240克，白酒4000克。

制用法 将前3味药，放入酒中密封浸泡1个月以上，时间越久越佳。取上清酒液服用。每日服2次，每次20～30毫升。

功效主治 健脾养心，益智安神，滋补气血。适用于用脑过度、精神不振、面色萎黄、失眠健忘、心悸怔忡等症。

六味枸杞酒

原料 枸杞子、熟地、何首乌各60克，茯神、檀香各2克，夜交藤30克，米酒2000毫升。

制用法 将上述药物加工成粗粒，用绢布袋盛，扎紧袋口，放入干净酒坛中，倒入米酒，加盖密封浸泡，隔日摇动，14日后开封，取上清酒液饮用。每日服2～3次，每次20毫升。

功效主治 补肝肾，养精血，安心神。适用于头晕耳鸣、失眠多梦、心神不安、面容憔悴、腰膝酸软等。

附记 酒服完后可以再加、再服，直至味淡。

合欢皮酒

原料 合欢皮100克，黄酒500毫升。

制用法 前1味粗碎，置容器中，添加黄酒，每日振摇1～2次，密封浸泡14日，去渣留液。口服。每日服2次，每次15～20毫升。

功效主治 安神健脑，消肿止痛。主治失眠、头痛、咳嗽、眩晕、神经衰弱、跌打损伤、伤口痛。

杞枣香橼酒

原料 枸杞子45克，酸枣仁30克，五味子25克，香橼20克，何首乌18克，大枣15枚，白酒1升。

制用法 前6味粗碎，置容器中，添加白酒，每日振摇1～2次，密封浸泡7日。睡前口服，每日服1次，每次20～30毫升。

功效主治 补血养心，养肝安神。主治心肝血虚、心烦失眠、健忘多梦、神经衰弱、头晕目眩。

附记 大便溏泻者忌服。忌用铁器浸酒。少数人服用何首乌可出现肝损害、皮肤过敏、眼部色素沉着、腹痛、泄泻等症状，应立即停用。

莲子酒

原料 莲子100克，白酒1升。

制用法 前1味去皮，粗碎，置容器中，添加白酒，每日振摇1～2次，密封浸泡15日，去渣留液。每日服2次，每次口服20毫升。

功效主治 养心安神，健脾止泻，补肾固精。主治心肾不交或心肾两虚、心悸失眠、虚烦、遗精、尿频、白浊、白带过多、脾虚泄泻。

附记 便秘、疳积、疟疾、表证者忌用。

黄精壮身酒

原料 黄精50克，何首乌、枸杞子、酸枣仁各25克，白酒500毫升。

制用法 前4味捣碎，置容器中，添加白酒，每日振摇1～2次，密封浸泡60日，去渣留液。每日服2次，每次口服25毫升。

功效主治 补益肝肾，健脾益胃，

滋阴养血，安神定志。适用于头晕失眠、食欲不振、腰膝酸痛、体衰力乏。

附记 忌用铁器浸酒。少数人服用何首乌可出现肝损害、皮肤过敏、眼部色素沉着、腹痛、泄泻等症状，应立即停用。

鸡睾龙眼酒

原料 鸡睾丸2对，龙眼肉100克，白酒500毫升。

制用法 鸡睾丸加水蒸熟，剖开，晾干，与龙眼肉同置容器中，添加白酒，每日振摇1～2次，密封浸泡90日，去渣留液。每日服2次，每次口服10～15毫升。

功效主治 养心安神，补肾壮阳。适用于阳虚畏寒、腰膝酸软、失眠健忘、肢体冷痛。

灵芝丹参酒

原料 灵芝30克，丹参、三七各5克，白酒500毫升。

制用法 将前3味洗净切片，装入酒坛内，注入白酒，加盖密封，置阴凉处。每日摇晃数下，浸泡15日，开封过滤即成。每日服2次，每次饮服20～30毫升。

功效主治 养血活血，清心安神。主治神经衰弱、失眠、头昏，也可用于冠心病心绞痛伴胸痛、失眠者。

长生酒

原料 枸杞子、茯神、生地黄、熟地黄、山茱萸、牛膝、远志、五加皮、石菖蒲、地骨皮各18克，米酒2000毫升。

制用法 上药研碎，装入细纱布袋内，放进酒坛，加入米酒，密封，浸泡15日即成。每日晨起服10～20毫升，不可过饮。

功效主治 补肝肾，益精血，强筋骨，安神。适用于腰膝无力、心悸健忘、须发早白、夜寐不安。

附记 服此药酒时忌食萝卜。

徐国公仙酒

原料 龙眼（去壳）250克，头酿好烧酒1000毫升。

制用法 龙眼肉放入烧酒内浸之，日久则颜色娇红，滋味香美。早、晚适量饮用。

功效主治 补心血，壮元阳，悦颜色，助精神。适用于心血不足之失眠，惊悸、怔忡。

阳春酒

原料 熟地黄15克，人参、白术、当归、天冬、枸杞子各9克，柏子仁、远志各7克，白酒2500毫升。

制用法 上药研碎，装入绢袋内，放入瓷罐里，再加入白酒，浸10日左右。每日2次，早、晚各温饮20毫升。

功效主治 健脾和胃，补气养血，安神定志。适用于睡眠不安，头晕心悸，或各种肿疡后期，疮口不能收敛。

面瘫

面瘫是由于支配面部肌肉的面神经受到损伤而引起的，所以也叫作面神经麻痹，中医称之为“口僻”或“口眼歪斜”。面瘫，多由风邪侵入中面部，痰浊阻滞经络所致，以突发面部麻木、口眼歪斜为主要表现的一类疾病。其临床表现为病变时对侧表情肌瘫痪，口角下垂且向健侧偏斜、流泪或流涎、鼻唇沟变浅，或眼裂增大、额纹消失，或不能皱眉、闭目、露齿、鼓腮、吹口哨等。若久治不愈，新血不生，血虚不能濡养筋脉肌肉，容易导致抽搐、挛缩。

牵正独活酒

原料 独活50克，白附子10克，大豆200克，白酒1升。

制用法 将上述诸药研碎，放置于适当的容器中，加入白酒，密封，隔水煮约1小时左右，或用酒煮至数沸后过滤去渣，备用。每次服10～15毫升，每日服2～3次，或早、晚随量饮之。

功效主治 祛风通络。适用于面瘫（口眼歪斜）。置于阴凉干燥处。

常春藤酒

原料 常春藤、白风藤各60克，钩藤28克，白酒2升。

制用法 将上述诸药切碎，置于容器中，加入白酒，密封，浸泡15～20日后，过滤去渣，即可取用。每日服2次，每次服10～20毫升。

功效主治 祛风止痉。适用于口眼㖞斜（面瘫）。

附 记 置于阴凉干燥处。

蚕砂酒

原 料 晚蚕砂100克，川芎60克，白附子100克，白酒1升。

制用法 将上述诸药捣碎，装入布袋，放置于适当的容器中，加入白酒，密封，浸泡约1周后，过滤去渣，即可取用。每次服10～15毫升，每日服2～3次。

功效主治 祛风化痰，活血通络。适用于面瘫（口眼㖞斜）。

附 记 服药期间避风，忌食生冷及一切刺激性食物。置于阴凉干燥处。

葛根桂枝酒

原 料 葛根200克，桂枝、丹参各120克，炒白芍20克，甘草40克，白酒2升。

制用法 将上述诸药粉成粗粉，然后放置于适当的容器中，加入白酒，密封，浸泡约半月后，过滤去渣，即可取用。每次温服15～30毫升，每日服2～3次。

功效主治 祛风通络，舒筋缓急。适用于项背强直、拘急。

附 记 若兼用本药酒按摩，涂擦患部，每日3次，效果更佳，临床检验，对项背强直疗效甚佳。

定风酒

原 料 天门冬50克，牛膝、川桂枝各15克，麦门冬、生地、熟地、川芎、秦艽、五加皮各25克，蜂蜜、红砂糖各50克，米醋50毫升，白酒1升。

制用法 先将白酒和蜂蜜、红砂糖、米醋置于容器中，搅拌均匀，再将上述诸药中的前9味研成粗末，放入布袋中，然后再放入准备好的容器中，密封，隔水蒸煮3小时，取出置阴凉干燥处，浸泡10日后，过滤去渣，取用。每次服30～40毫升，每日早、晚各服1次。

功效主治 滋补肝肾，养血熄

风，强壮筋骨。适用于平时头晕、头痛、耳鸣目眩、少寐多梦，突然发生口眼㖞斜、舌强语謇，或手足重滞，甚至半身不遂等症。可用于面瘫、中风后遗症。置于阴凉干燥处。

牵正酒

原 料 独活 25 克，白附子、全蝎各 5 克，僵蚕 8 克，大豆 50 克，清酒 500 毫升。

制用法 将上述诸药粗碎，置于容器中，加入清酒，密封，浸泡 3～5 日，或用清酒入药煎数沸。过滤去渣，即可取用。每次服 10～15 毫升，每日服 3 次（临睡前 1 次）。

功效主治 祛风止痉，化痰通络。适用于面瘫、中风后遗症。

附 记 避风。

熄风止痉酒

原 料 天麻、钩藤、羌活、防风各 30 克，黑小豆 60 克，黄酒（或米酒）400 毫升。

制用法 将上述诸药加工成粗粉，放置于适当的容器中，加入黄酒，密封，置火上微沸即止。过滤去渣，即可取用。每日 100 毫升，分 2 次服或徐徐灌服。

功效主治 熄风止痉。适用于面瘫、中风口噤、四肢强直、角弓反张、肌肤麻木。置于阴凉干燥处。

神经衰弱

神经衰弱多由精神内伤、病后体弱等引起阴阳失调所致，主要表现为精神疲劳、神经过敏、失眠、头晕、头痛、记忆力减退等，治以调和阴阳为主，辨证给予调补心脾、滋阴降火、益气宁神、和胃化痰等，常用丹参、百合、合欢皮、徐长卿、手掌参、人参果等中药。

人参酒

原 料 白人参 60 克，白酒 1000 毫升。

制用法 将上药切片，置于容器中，加入白酒，密封，每日振摇 1 次，浸泡 7 日即可服用。每次服 10 毫升，每日服 2 次。临床验证，连服效佳。

功效主治 大补元气，补脾益肺，生津固脱，安神益智。适用于久病气虚、食欲缺乏、自汗乏力、津伤口渴、神经衰弱、疲倦心悸、阳痿等症。

人参果酒

原料 人参果 100 克，白酒 1000 毫升。

制用法 将上药置于容器中，加入白酒，密封，浸泡 10~15 日后，即可取用。每次服 10~20 毫升，每日服 2 次。

功效主治 益气安神。适用于神经衰弱、头昏、失眠、肾虚所致的须发早白、不思饮食、烦躁不渴、月经不调。

佛手丹参酒

原料 佛手 300 克，黄精、白术、丹参各 150 克，蔗糖适量。

制用法 将以上 4 味药物粉碎成粗粉，用白酒作溶剂，浸渍 48 小时后，缓慢渗漉，收集渗漉液，另器保存；蔗糖用适量白酒溶解后加入渗漉液中，搅匀，过滤，即得。口服，每次服 20~40 毫升，每日服 1~2 次。

功效主治 理气解郁，宽胸活血，养血健胃。适用于睡眠不佳、脘闷胁胀、食欲减退等。

党参酒

原料 手掌参、党参各 30 克，黄精 60 克，白酒 1000 毫升。

制用法 将前 3 味药材切碎，置容器中，加入白酒，密封，浸泡 30 日后即可取用。口服。每次服 10~20 毫升，每日服 2 次。

功效主治 益气，壮阳，安神。适用于身体虚弱、神经衰弱、阳痿、久泻等。

巴淫羊酒

原料 巴戟天、淫羊藿各 250 克，白酒 1500 毫升。

制用法 将上 2 味药切碎，与白酒一起置入容器中，密封浸泡 7 日后即可服用。口服。每日早、晚各服 1 次，每次服 20 毫升。

功效主治 壮阳，祛风。适用于神经衰弱、性欲减退、风湿痹痛、肢体瘫痪、末梢神经炎。

附记 凡阴虚火旺者（症见烦躁易怒、两颧潮红、盗汗、舌红而干等）忌服。

复方丹参酊

原料 丹参、合欢皮、五味子各30克，白酒500毫升。

制用法 将前3味药材研为粉末，置容器中，加入白酒250毫升浸没药材，搅拌后盖严，浸泡14日后，过滤。药渣再加白酒250毫升浸没，浸泡7日，过滤。2次滤液合并，静置24小时，过滤，并加蒸馏水1倍混匀。分装即得。口服。每次服5～10毫升，每日服1～3次。

功效主治 养血安神。适用于神经衰弱。

缬草五味子酒

原料 缬草、五味子各100克，白酒1000毫升。

制用法 将前2味药材捣碎，置容器中。加入白酒密封，浸泡10日后，过滤去渣，即成。口服。每次服5～10毫升，每日服3次。

功效主治 安神理气。适用于神经衰弱、失眠多梦等。

天麻杜仲酒

原料 天麻6克，人参30克，三七20克，杜仲40克，白酒2升。

制用法 前4味药材研末，置容器中，添加白酒，每日振摇1～2次，密封浸泡7日，去渣留液。口服。每日服1～2次，每次服10～15毫升。

功效主治 补肾益气，祛风活血。适用于神经衰弱、身体虚弱、神倦乏力、头晕目眩、肢体麻木、筋骨挛痛。

附记 忌食萝卜、莱菔子、生葱、大蒜、藜芦等。

坐骨神经痛

坐骨神经痛是临床常见的一种病症，主要表现为病人大腿及腰骶部疼痛，活动受限。中医学认为，此病多由于风寒湿侵袭人体所致，因而采取祛风除湿、行气活血的药物加以治疗，药酒疗法正体现了这一原则。

风湿酒

原 料 独活、桂枝、地枫皮、五加皮、白马骨、绣花针各15克，枫荷梨30克，牛膝、淫羊藿、石菖蒲、大血藤、甘松、延胡索各9克，全蝎、蜈蚣各3克，50度白酒1.6升。

制用法 前15味切碎，置容器中，添加白酒，每日振摇1～2次，密封浸泡7～10日，去渣留液。每日服2次，每次口服10～15毫升。

功效主治 祛风除湿，活血化瘀，通络止痛。主治关节炎、坐骨神经痛。

附 记 全蝎、蜈蚣有毒，地枫皮有小毒。本酒不宜多服、久服，孕妇忌服。

狗骨酒

原 料 狗胫骨500克，当归、大血藤、威灵仙、百步舒、杜仲、延胡索、大枣、茜草各120克，制川乌、制草乌、细辛各15克，三棱、莪术各30克，红花10克，牛膝100克，白酒4升。

制用法 狗胫骨捣碎，余药切碎，同置容器中，添加白酒，每日振摇1～2次，密封浸泡20～30日，去渣留液。空腹口服。每日服3次，每次15～30毫升。

功效主治 祛风除湿，活血化瘀，舒筋壮骨，通络止痛。主治坐骨神经痛。

附 记 川乌头大毒，须炮制；细辛有小毒。本酒不宜多服、久服，孕妇及阴虚发热、消化性溃疡者忌服。

归芪双乌酒

原 料 全当归、生黄芪各60克，草乌、生川乌、红花各15克，伸筋草、地龙、寻骨风各10克，白米酒1000毫升。

制用法 将上药共制粗末，用干净纱布包好，浸入酒内，密封贮存，每日摇荡1次，30日后即可饮用。每服10～20毫升，早、晚各服1次，空腹服用。

功效主治 活血通络，祛风止痛。适用于坐骨神经痛。

五加皮糯米酒

原 料 五加皮50克，糯米500克，酒曲适量。

制用法 将五加皮洗净，加水浸透，水煎2次，取汁混匀，与淘洗干净的糯米共烧成米饭，候冷，放入酒坛内，加入酒曲拌匀，密封，置温暖处保存，5～7日即成。每服20～30毫升，每日服2次。

功效主治 祛风化湿，强筋通络。主治坐骨神经痛、风湿性关节炎等。

三虫酒

原 料 赤芍、蜈蚣各6克，全蝎、僵蚕各4.5克，穿山甲、当归各9克，麻黄、川军、芒硝各3克，黄酒500毫升。

制用法 用黄酒煎服。每日1剂，分2次服。

功效主治 散风导滞，搜风通络。主治坐骨神经痛。

附 记 临证应用，可随证加减：若腰痛甚者加杜仲、狗脊；膝下加牛膝；筋急加木瓜；髀胯痛加狗胫骨。在一般情况下，酌加乳香、没药。

二乌酒

原 料 制川乌、制草乌、金银花、牛膝、紫草、乌梅各30克，白糖250克，白酒1000毫升。

制用法 将上药与白酒、白糖一起置入容器中，密封浸泡10日后，过滤后即可取用。每日服2次，每次饮服10～15毫升。

功效主治 祛风除湿，清热凉血，通络止痛。主治原发性坐骨神经痛，以腰部、下肢持续性钝痛、抽搐为主者。

活络酒

原 料 当归、天麻、何首乌、防风、独活、牛膝、牡蛎、石斛、金银花各9克，川芎、秦艽、千年健各15克，川续断、杜仲、泽泻、桑寄生、油松节各12克，狗脊、川厚朴、桂枝、钻地风、甘草各6克，白酒1000毫升。

制用法 将上药与白酒一起置入容器中，密封，浸泡15日后即可取用。每次服20～30毫升，每日服1～2次。

功效主治 祛风除湿，通络止痛，补益肝肾。治风湿性关节炎、坐骨神经痛、陈旧性损伤疼痛。

二乌麻蜜酒

原料 生川乌100克，生麻黄30克，乌梅50克，蜂蜜200克，白酒（高粱大曲）500毫升。

制用法 先将生川乌用冷水1000毫升煎1小时，再入麻黄、乌梅，煎30分钟，滤取头汁，再加水500毫升，煎至250毫升，然后将2次药汁混合，加入蜂蜜再煎1小时，入白酒速取下待凉即成，备用。初服量宜小，如无毒性反应，则日服3次，夜服1次，每次可根据个人的耐酒量，饮用10～30毫升，10～15日为1个疗程。

功效主治 祛风除湿，散寒止痛。主治坐骨神经痛。

痿证

痿证是指肢体筋脉弛缓、手足痿软无力的一种病症。引起痿证的原因有热病伤阴、筋脉失养；或湿热浸淫筋脉肌肉；或肝肾阴亏，精血不足；或瘀血阻滞经络、筋脉失养等。中医根据具体的临床表现，还细分为皮痿、骨痿、筋痿、肉痿和脉痿等。《内经》有“脾主四肢肌肉”“肝主筋”等说法，因此治疗痿证多以补脾、滋肝肾为主，同时配合活血化瘀通络，如伴有风湿者，还当祛风除湿。常用的药酒有当归酒、五加皮酒、海桐皮酒、二仙酒、枸杞根酒等，可根据临床表现分别选用。

芍药酒

原料 赤芍药180克，生地黄100克，虎骨35克（狗骨代120克），白酒1000毫升。

制用法 狗骨酒浸炙。上3味，共研粗末，置于净器中，加入白酒浸泡，密封7日后开取。每次空腹服15毫升，每日服3次。本方引自《民间治病绝招大全》。

功效主治 强筋壮骨，舒利关节。适用于足痿无力、骨节酸痛。

虎鹿二仙酒

原料 鹿筋100克，虎骨、枸杞子、桂圆肉、蜂蜜各50克，怀牛膝、当归各25克，白酒、黄酒各适量。

制用法 先将虎骨、鹿筋用开水煮片刻，洗净，煎熬成膏；再将枸杞子、桂圆肉、怀牛膝、当归等煎熬成膏；诸膏混合，加入蜂蜜，略熬成膏，以每15克膏加100克白酒的比例，用50度优质白酒搅拌浸泡。每日1～2次，每次取药液3～6克，加入30毫升黄酒，加热搅拌，顿服。

功效主治 补肝肾，益气血，祛风寒，强筋骨。用于肝肾不足、风寒内侵引起的腰膝酸软、举步无力、筋骨关节乏力疼痛等。

菖蒲酒

原 料 石菖蒲100克，制杜仲30克，牛膝20克，白酒1500毫升。

制用法 将前3味切碎，置容器中，加入白酒，密封。浸泡7日后，过滤去渣，即成。口服。每次温服10～20毫升，每日服3次。其药渣，晒干研细末，每用酒送服3克尤妙。

功效主治 通血脉，调荣卫，壮筋骨。用于三十六风十二痹、骨痿。

附 记 《本草纲目》治此症用一味葛蒲浸酒服之。后世据此化裁使用，录供参考：①石菖蒲50克，白酒500毫升。浸泡7日后即可取用。每服20～30毫升，每日服2～3次。余同上。②菖蒲1000克，酒曲适量。将菖蒲入锅内加水5000毫升煎至3500毫升，出锅待冷，投酒曲（压细）入汁内搅匀，入坛内密封，保温，令发酵，10日后可服用。每服20～30毫升，每日服2～3次。亦可视酒量酌饮。

海桐薏苡仁酒

原 料 海桐皮、牛膝、五加皮、独活、防风、杜仲、枳壳各100克，生地120克，白术、薏苡仁各50克，白酒2500克。

制用法 将上述药加工成粗颗粒，以干净布袋盛，扎紧口，置酒坛中，密封浸泡2周，去药袋，过滤即可。每日白天3次，晚间1次，每次1小盅，温服。

功效主治 除湿痹，强筋骨。用于手足痿软、筋脉拘挛、肢体疼痛无力、不能行走等。

黄芪酒

原 料 黄芪、乌头、附子、干姜、秦艽、蜀椒、川芎、独活、白术、牛膝、肉苁蓉、细辛、甘草各90克，葛根、当归、石菖蒲各75克，山茱萸、桂心、钟乳、柏子仁、天雄、石斛、防风各60克，大黄、石楠各30克，白酒4000毫升。

制用法 将前25味细锉，置容器中，加入白酒，密封，浸泡7～10日后，过滤去渣，即成。口服。每次初服10毫升，可渐加至50毫升，每日服3次。

功效主治 祛风湿，补肝肾，和血脉，壮筋骨。用于风虚脚痛、萎弱气闷、不能收摄。

附 记 引自《备急千金要方》。验之临床，坚持服用，效果甚佳。用治痹证，效果亦佳。

枸骨根酒

原 料 枸骨根250克，白酒1000克。

制用法 将枸骨根切碎，用纱布袋包，放酒瓶内，以白酒密封浸泡7日，过滤去渣，备用。每日1～2次，每次温饮15～20毫升。

功效主治 祛风湿，舒筋止痛。用于足膝痿软、肩臂胸背拘挛疼痛、妇女产后头晕目眩等。

菝葜酒

原 料 菝葜2500克，细曲250克，白糯米5000克。

制用法 将菝葜捣碎，以水7500毫升煮取3500毫升，去渣澄清；再将细曲捣碎，将前药汁浸细曲3日浮起；将糯米净淘控干炊饭，候熟倾出，温度适中时，入前药汁2500克，并曲末拌匀，瓮中盛之。春夏7日，秋冬10余日，药酒成，压去糟渣，收贮备用。每次适量而饮，每日5～6次，常令酒力相续，不过3～5剂皆平复。

附 记 此方引自《圣济总录》。

功效主治 祛风利湿，消肿止痛。适用于腿脚虚弱无力、肿胀酸痛。

腰腿痛

腰腿痛是中老年人的常见病症，本症与痹证既有联系，又有不同。在病因病机方面，两者均为风、寒、湿、虚、瘀等引起的，但痹证的实证更多见，而腰腿痛则属虚者较多；痹证可以发生于身体的各部位，而腰腿痛则局限于腰背和膝腿。中医认为“腰为肾之府”，而肾之经脉从足部向上循行，经过膝腿入腹达腰，系于肾脏，故腰部和膝腿的疼痛不适常与肾有关。肾虚则腰膝酸软、疼痛。此外，如风寒湿邪侵及腰部经络，闭阻气血，也会出现腰部痛、胀、麻木、活动受限等症状。药酒对本病的治疗有其独特的优越性，酒既能温通经脉，散寒祛风除湿，又能行酒中诸药之势，使之达于病所，而且服用方便，能够坚持，利于治疗，所以患腰腿痛者，服用药酒的较多。治疗本类病症的药酒，常用地黄、附子、肉桂、肉苁蓉、牛膝、丹参、杜仲、川断、川芎、狗脊、枸杞子、桑寄生、独活、羌活、白花蛇、五加皮、海风藤、当归等药物配伍。

痛灵酒

原料 生川乌、生草乌各50克，田三七、马钱子各25克。

制用法 将生川乌、生草乌洗净切片晒干，以蜂蜜250克煎煮；马钱子去毛，用植物油炸；田三七捣碎。上药混合后加水煎煮2次，第一次加水1000毫升，浓缩到300毫升，第二次加水1000毫升，浓缩到200毫升，2次共取液500毫升，加白酒500毫升即成。内服。每次服10毫升，每日服3次，10日为1个疗程。

功效主治 散风活血，舒筋活络。用于慢性腰腿痛。

石斛酒

原料 石斛120克，黄芪、人参、防风各45克，朱砂（水飞），杜仲（炒）、牛膝、五味子、白茯苓、山茱萸、山药、萆薢各60克，细辛30克，天门冬、生姜各90克，薏苡仁、枸杞子各500克，白酒15千克。

制用法 将前17味细锉，入布

袋，置容器中，加入白酒，密封，浸泡7日后即可开封取用。口服。不拘时，随量温饮之，不可断绝。

功效主治 益气养阴，祛风利湿，温经通络。主治心脏中风、下注腰脚疼痛，除头面游风、补虚损。

附　记 引自《奇效良方》。验之临床，确有良效。

鸡肝苁蓉酒

原　料 雄鸡肝、肉苁蓉各30克，巴戟天20克，白酒1000毫升。

制用法 将前3味切碎，置容器中，加入白酒，密封，经常摇动，浸泡数日后，过滤去渣，即成。口服。每次服10～20毫升，每日服2次。

功效主治 温阳，补肾，壮腰。用于腰膝酸痛、精神不振、少气懒言、头昏目花等。

附　记 肾阳虚所致者，用之多效。

萆薢附子酒

原　料 川萆薢、制附子、牛膝各20克，桑寄生16克，狗脊、杜仲（炒）、羌活、肉桂各12克，白酒600毫升。

制用法 将前8味切碎，置容器中，加入白酒，密封，浸泡7～10日后，过滤去渣，即成。口服。每次饭前温服10～15毫升，每日服3次。

功效主治 温阳壮肾，祛风除湿。主治腰膝疼痛、筋脉拘急等。

附　记 引自《药酒汇编》。临床验证，效果甚佳。

首乌地冬酒

原　料 制何首乌、熟地黄、生地黄、全当归、天门冬、麦门冬各60克，川牛膝、制杜仲各40克，白酒4000毫升。

制用法 将前8味加工捣碎或切成薄片，入布袋，置容器中，加入白酒，密封，经常摇动，浸泡7日后，过滤去渣，即成。口服。每次空腹温服10～15毫升，每日服2次。

功效主治 补肝肾，益精血，强筋骨，利关节。用于腰酸、膝关节肿痛、肌肉萎缩等。

三蛇胆汁酒

原　料 杜仲、当归、牛膝、蜂

蜜、银环蛇胆汁、金环蛇胆汁、眼镜蛇胆汁、白酒各适量。

制用法 以陈白酒浸泡制成酒剂。每日服1次，每服15～30克，睡前服用。

功效主治 以祛风湿、舒筋络为主，兼有滋补强壮作用，适用于风湿引起的腰膝疼痛、下肢痿弱无力，筋骨不利，甚至不能行走之症。

健步酒

原 料 生羊肠1具，桂圆肉、沙苑子、生薏苡仁、仙灵脾、仙茅各120克，白酒10升。

制用法 先将羊肠洗净阴干，切成小段，余5味加工使碎，入布袋，置容器中，加入白酒，密封，浸泡21日后，过滤去渣，即成。口服。每次服10～15毫升，每日服2次。

功效主治 补肾壮阳，理虚健脾，散寒除湿。主治脾肾虚损，偏于肾阳不振的腰膝无力、肚腹不温、性欲减退及风湿痹痛、关节拘挛、不思饮食、健忘失眠等症。

附 记 引自《药酒汇编》。验之临床，确有良效。

杜威酒

原 料 制杜仲、熟地黄各200克，巴戟天、怀牛膝、狗脊、桑寄生、秦艽各100克，威灵仙140克，米酒（乙醇含量30%）20升。

制用法 上药加米酒，置缸中冷浸50日，滤除药渣，加冰糖（可依患者需要而定），溶解而成。口服。每日饮50～100毫升，或酌依酒量定，睡前服。

功效主治 补肝肾，益气血，除风湿。用于治疗肝肾亏损之腰膝酸痛、筋骨痿软、风湿痹痛、筋脉拘挛。

枫蛇酒

原 料 干枫荷梨根150克，蕲蛇、乌梢蛇各100克，金钱白花蛇3条，白酒适量。

制用法 上药置容器中，加白酒适量，略高于药面10厘米左右，密封，浸1个月左右后饮用（服完后可再用白酒浸1次）。每次服30～50毫升（可根据酒量大小适量增减），每日服3次。

功效主治 主治由于风寒湿邪或

损伤瘀滞，经络痹阻而致的腰腿疼痛。

附 记 枫荷梨根性味甘温，有祛风湿的作用，蛇类药物能搜风通络止痛，相互配合，对治疗风湿痹痛诸证，有相得益彰之功。

独活寄生酒

原 料 独活、川牛膝、秦艽、白芍、党参各12克，桑寄生、防风、川芎各8克，当归、杜仲、生地各20克，茯苓16克，甘草、肉桂、细辛各6克，白酒600毫升。

制用法 将前15味捣碎，置容器中，加入白酒，密封，浸泡14日后，过滤去渣，即成。口服。不拘时，随量饮之。

功效主治 益肝肾，补气血，祛风湿，止痹痛。主治腰膝酸痛、肢体麻木等。

附 记 引自《药酒汇编》。验之临床，确有良效。

钟乳归芪酒

原 料 钟乳60克，当归、黄芪、石斛各30克，山茱萸、薏苡仁、天冬、丹参、牛膝、制杜仲、防风各20克，川芎、制附子、肉桂各15克，秦艽、干姜各10克，白酒5000毫升，甘草汤适量。

制用法 前16味药中的钟乳用甘草汤浸3日，取出后浸入生乳中2小时，再蒸约2小时，待乳完全倾出后，取出用温水淘洗干净，研碎备用。余药加工使碎，与钟乳同入布袋，置容器中，加入白酒，密封，每日振摇数下，浸泡14日后，过滤去渣，贮瓶备用。口服。每次服10～25毫升，每日服2次。

功效主治 补肾阳，益气血，祛风湿，通经络。用于腰膝（腿）冷痛、四肢不温、行走无力等症。

杜仲壮腰酒

原 料 杜仲（去粗皮炙微黄）、萆薢、五加皮、续断、川乌头（炮裂）各75克，羌活1两，干姜（炮裂）、栝楼根各1.5克，天雄（炮裂，去皮脐）、川椒（去目及闭口者，微炒，去汗）、桂心、芎䓖、秦艽（去苗）、地骨皮、石斛（去根）、桔梗（去芦头）、细辛各50克，甘草（炙微赤）25克，防风（去芦头）100克，白酒适量。

制用法 上药细锉，用生绢袋盛，用白酒2斛浸，密封5宿。饭前，温服1中盏。

功效主治 治疗五种腰痛。

附 记 《太平圣惠方》云："凡腰痛有五，一曰少阴，少阴肾也。十月万物阳气皆衰，是以腰痛。二曰风痹，风寒着腰，是以痛。三曰肾虚，役用伤肾，是以痛。四曰臀腰腰痛。或堕伤腰，是以痛。五曰寝卧湿地，是以痛也。故曰五种腰痛也。"归纳起来有四种。原因：①肾虚；②风寒湿外邪的侵袭；③劳累过度；④跌仆损伤。

杜仲丹参酒

原 料 制杜仲（去粗皮）、丹参各400克，川芎250克，白酒6000毫升。

制用法 将前3味捣碎，入布袋，置容器中，加入白酒，密封，隔日摇动数下，浸泡5日后，过滤去渣，即成。口服。每次服10～20毫升，每日服3次。

功效主治 补肾，活血。用于治腰痛。

附 记 本方杜仲补肾壮腰，丹参、川芎活血祛瘀，所以适宜于疼痛程度较轻，血瘀凝滞的陈伤性腰痛。

腰痛酒

原 料 杜仲30克，补骨脂20克，苍术、鹿角霜各15克，白酒1000毫升。

制用法 将上药共研捣成粗粒状，用绢布袋装，浸于白酒中，密封置7日，过滤去渣，即成。每日2次，空腹温服20毫升。

功效主治 温肾散寒，祛风除湿。用于风湿腰痛及长年腰腿疼痛。

杜仲山芋酒

原 料 天雄（去生皮脐），白蔹150克，山芋（去紫茎）、附子（去生皮脐）、姜各100克，蜀椒（去目合口者，去汗炒）、羊踯躅、乌头（去生皮脐）各25克，白酒适量。

制用法 上药均细锉，以酒3斗渍之，春夏5日，秋冬7日，去药渣。初次服150毫升，渐加至150毫升。

功效主治 益精神，通血脉，除风湿，明耳目，光悦颜色。年高者服酒50日，力倍气充；百日至，力能引弩。疾在腰膝者，此酒悉治。

附记 有舌红口燥、大便干结等阴虚火旺患者忌用。

双乌酒

原料 制川乌、制草乌、鸡冠花（或红花）各10克，川芎、当归、牛膝各15克，黄芪18克，白酒2000毫升。

制用法 上药切片，加白酒，浸泡1星期后服用。口服。每次饮50～100毫升，早、晚各1次，一般服用2～3剂，酒量大者可适当多饮，如感觉口舌发麻宜减量。

功效主治 温经活血，益气止痛。用于各种腰腿痛而无关节红肿发热。兼肩臂痛者加羌活15克，颈项痛者加葛根30克，腰膝酸软者加杜仲10克。

金牙酒

原料 金牙石、莽草各20克，细辛、防风、蛇床子、茵芋、炮姜、生地各35克，制附子30克，独活、牛膝、石斛各40克，白酒1500毫升。

制用法 将前12味捣碎，置容器中，加入白酒，密封，浸泡7日后，过滤去渣，即成。口服。每于食前随量温饮，勿醉。

功效主治 祛风逐寒，解痉止痛。主治风寒侵入机体、腰膝冷痛、筋骨挛急、腰脚不遂。

附记 引自《太平圣惠方》。验之临床，确有良效。

葱子酒

原料 葱子、杜仲（去粗皮，微炙黄）、牛膝、石斛、制附子、防风、肉桂、白术、五加皮、炒枣仁各20克，仙灵脾、川芎、川椒（去目及闭口者，微炒，去汗）各15克，乌蛇（酒浸去骨，炙微黄）30克，白酒1.5升。

制用法 上药14味，共捣碎，置于净瓶中，用酒1.5升浸之，封口，经7日后开取，去渣备用。每次饭前，温饮1小盏。

功效主治 用于肾虚腰膝疼痛，延及腿足，腰脊拘急、俯仰不利等。

黑豆紫酒

原料 黑豆30克，川断20克，黄酒1杯。

制用法 将川断研切细碎，黑豆炒香熟，2味一同加黄酒煎煮至半杯。每日1~2次，温热1次顿服。

功效主治 解痉止痛。可用于慢性腰痛或妊娠腰痛。

牛膝白术酒

原 料 牛膝、制附子、丹参、山萸肉、陆英、杜仲、川石斛、茵陈各15克，当归、白术、五加皮各20克，薏苡仁、川芎、防风、川椒、细辛、独活、秦艽、肉桂各12克，炮姜10克，白酒1500毫升。

制用法 将前20味捣碎或切成薄片，置容器中，加入白酒，密封，浸泡7~14日后，过滤去渣，贮瓶备用。口服。初服15毫升，渐加，至有感觉为度。每日服3次，可长期服用。

功效主治 补肝肾，壮筋骨，祛风湿，和血脉，利关节。用于腰膝酸痛、行步无力、关节不利、头昏目眩、四肢不温等症。

虎潜酒

原 料 虎胫骨1对，当归、龟板各90克，破故纸、牛膝、生地、骨碎补、枸杞子各45克，羌活、川续断、桑寄生、海风藤、红花、白茯苓、杜仲各30克，川芎、丹参各21克，乳香、没药、赤何首乌、小茴香、狗脊各18克，独活30克，白酒10升。

制用法 将上药切成饮片，入绢袋，悬于酒坛中，注以陈年好酒10升封固，隔水煮1.5小时，然后取出埋土中2日后，即可服用。饮后的药渣可再注酒6升按上法制。适量饮服。

功效主治 补肝肾，强筋骨，行血脉，祛风湿。治筋骨无力、肌肉痿软，步履艰难。

附 记 阴虚火旺者不宜饮服。

鹿角杜仲酒

原 料 鹿角霜、杜仲各30克，补骨脂、薏苡仁、秦艽各20克，白酒1500毫升。

制用法 将前5味研为粗末，入布袋，置容器中，加入白酒，密封，每日振摇数下，浸泡15日后，过滤去渣，即成。口服。每次服15~30毫升，每日服2次。

功效主治 温阳补肾，祛风除湿。主治腰膝酸痛、行走无力等症。

附记 引自《药酒汇编》。验之临床，确有良效。

牛膝椒附酒

原料 牛膝（炙黄）150克，川椒（去子并合口者）、虎胫骨（真者，醋炙黄）各25克，附子（炮去皮脐）50克。

制用法 上药切碎，用生绢袋盛，结其袋口，用无灰酒1斗，春秋浸14日，夏7日，冬浸10日。每日空心饮1大盏。

功效主治 治腰脚筋骨瘘软无力。

狗脊黑豆酒

原料 狗脊150克，黑豆120克，白酒1000克。

制用法 将狗脊与黑豆轧碎，共浸于酒中，置火上，用文火煮沸3~5分钟，取下待冷，加盖密封置1周，过滤去渣，装瓶备用。口服。每次20~30毫升，每日服2次。

功效主治 补肾强腰，祛风湿。适用于腰膝无力、筋骨疼痛、行走不便。

白蛇草乌酒

原料 白花蛇、制川乌、制草乌、羌活、独活、川芎、防风、细辛、麻黄、香附、玄胡、制乳香、制没药、梧桐花、鲜生姜各10克，秦艽、薏苡仁各12克，烧酒1.5升。

制用法 上药1剂，浸于45度~70度烧酒中，半月后用此药酒。以此酒蘸手掌上在局部拍打，第1周每日拍1次，每次10分钟，以后每日2次，每次15分钟，拍打轻重以舒适为度。每用1周，将瓶中烧酒加满，使酒保持一定浓度。

功效主治 祛风，解痉，止痛。用于慢性肩背腰腿疼痛。

附记 对于皮肤有过敏，局部皮肤破损或有皮肤病者，不宜使用。

菊花杜仲酒

原料 甘菊花、杜仲（去粗皮，炙微黄）、钟乳粉各200克，当归、石斛（去根）、黄芪、肉苁蓉（刮去皱皮）、桂心、防风（去芦头）、附子（炮裂，去皮脐）、萆薢、独活、白茯苓、山茱根各100克，酒适量。

制用法 上各药细锉，用生绢袋盛，用好酒2斗，于瓷瓶中浸，密封，春夏7日、秋冬14日后开取。每日服3~4次，每次饮1小盏。

功效主治 治风虚久冷、腰脚疼痛、食少羸瘦、面色萎黄、站行乏力。

附　记 《千金要方》原名"菊花酒"，无山茱根，增干姜、紫石英，余同。

人参固本酒

原　料 人参、制首乌、熟地黄、生地黄、枸杞、天门冬、麦门冬、当归各60克，白茯苓30克，白酒6000毫升。

制用法 将前9味捣碎或切成薄片，入布袋，置容器中，加入白酒，密封，置文火上煮约1小时后，离火待冷，置阴凉处，浸泡7日后，过滤去渣，即成。口服。每次服10~20毫升，日服2次。

功效主治 补肝肾，填精髓，益气血。用于腰腿膝酸软、体倦乏力、精神萎靡、失眠、食欲不振等症。

加味地黄酒

原　料 熟地250克，红参50克，黄芪100克，当归、地龙各30克，穿山甲片、田三七各20克，白酒2000毫升。

制用法 将上述药研粗末，用布袋盛，扎口，浸于白酒中，密封浸泡15日，隔天摇动1次，取去药袋，过滤即成。随酒量饮服，或每日2次，每次15~20毫升。

功效主治 补益气血，疏通经络。用于治疗腰痛、坐骨神经痛等。

肩关节周围炎

肩关节周围炎是因肩关节周围肌肉肌腱滑囊和关节囊等软组织的慢性无菌性炎症，导致关节内外粘连从而影响肩关节的活动。本病好发于50岁左右的人身上，故又称"五十肩"，因患病以后肩关节不能运动仿佛被冻结或凝固，故称"冻结肩""肩凝症"，该病病程长的，常数年不愈，而且反复发作。对患者的工作和日常生活有很大影响。肩周炎患者普遍存在着心理负担，对治疗信心不足，不能很好地配合医生的治疗。如果患者心理负担重，不能积极配合医疗，不能主动做自我功能锻炼、做康复操以及理疗，就会直接影响肩周炎的治疗和康复，延误病程。

秦艽木瓜酒

原 料 秦艽、川乌、草乌各6克，广郁金、羌活、川芎各10克，木瓜20克，全蝎2克，红花8克，透骨草、鸡血藤各30克，60度白酒1000毫升。

制用法 将前11味捣碎或切片，置容器中，加入白酒，密封，浸泡15日后，过滤去渣，即成。于每晚临卧前服15～30毫升。本方内服，也可配合外用。外用时，用棉签蘸药酒涂患处，然后局部按摩。

功效主治 祛风散寒，舒筋通络。主治肩关节周围炎（偏寒、偏瘀型）及风湿关节疼痛。

附 记 引自《江苏中医》。验之临床，确有良效。凡糖尿病、冠心病、慢性心功能不全者忌服。服用不可过量。

玉真散酒

原 料 制南星、天麻、防风、桑枝、羌活各30克，白附子、细辛各60克，60度白酒2000毫升。

制用法 上药切片，用酒浸1个星期后服用。外用：每日行手法，同时涂搽木酒。每日行爬墙练习，同时涂搽本酒于患肩，边擦边揉。6日为1个疗程。

功效主治 祛风散寒，通络镇痛。用于肩关节周围炎。

漏肩风药酒

原 料 当归、枸杞子、制首乌、杜仲、山萸肉各15克，制草乌、地鳖虫各9克，全蝎、自然铜、姜黄各68克，蜈蚣2条，红花5克，白酒2000毫升。

制用法 将前12味用清水喷湿，放锅内隔水蒸10分钟，待药冷后装入大口瓶内，注入白酒，用棉絮纸封口，每2日摇动1次，浸泡10日后，过滤去渣，即成。口服。每次服10～30毫升，不以菜佐，每日服1～2次。

功效主治 温经散寒，活血通络。主治肩关节周围炎。

肩痹药酒

原 料 当归、防风各15克，杜仲20克，牛膝、秦艽、独活、续断、川芎、地黄各18克，黄芪、人参、枸杞、威灵仙、桂枝各12克，细辛6克，白酒2升，白糖适量。

制用法 以上药物切片，加白酒，密封浸20日，每5日搅拌1次，20日后取上清液过滤，加适量白糖。口服。每次10毫升，早、晚各服1次，连服10日为1个疗程，经络导平每日治疗1次，每次30分钟，10日为1个疗程。

功效主治 益气补肾，活血祛风。用于肩周炎。

五虫药酒

原 料 蜈蚣3条，全蝎、蜣螂虫、穿山甲、œ 䗪虫各6克，红花、海风藤、络石藤、桂枝、威灵仙各15克，制川乌、制草乌、川芎各10克，片姜黄、乳香、没药各9克，白酒1000毫升。

制用法 将前16味捣碎，置容器中，加入白酒、密封，浸泡7～10日后，过滤去渣，即成。每次温服20～30毫升，日服3次。

功效主治 祛风除湿，温经散寒，活血化瘀，搜风通络。主治肩周炎（后期）、坐骨神经痛及风湿性关节炎。

附 记 经验方。坐骨神经痛加杜仲、续断。多年使用，疗效颇佳。

两乌愈风酒

原 料 制川乌、制草乌各9克，秦艽、木瓜、熟地、鸡血藤、当归、威灵仙、菝葜各30克，骨碎补、蜈蚣、玄胡、全蝎、五加皮、桑枝、羌活、独活各20克，防己25克，细辛6克，丹参40克，木香、白芷、桂枝、丝瓜络各10克，红枣60克，黄酒2250毫升。

制用法 将上述药物先用冷水拌湿，然后把药物及黄酒装入瓷瓶内，箬壳封口，在锅中蒸至600毫升为度，备用。口服。每次10毫升，每日服3次。

功效主治 温经养血，祛风除湿，蠲痹止痛。用于治疗肩周炎。

消炎止痛液

原 料 丁香、儿茶、红花、生

地、赤芍、丹皮、白芷、川芎、樟脑各10克，木香、防风、乳香、没药各9克，大黄、当归各12克，薄荷6克，90%的乙醇适量。

制用法 将前16味（樟脑除外）捣碎，加入90%的乙醇（适量）浸泡24小时（乙醇与药材之比为1∶2），然后置水溶锅中，用蒸馏法收集蒸馏液200毫升，药渣中残留液抽滤尽，再把樟脑粉加入蒸馏液中搅匀，与抽滤液合并，添加乙醇至350毫升，贮瓶备用。用时先在病灶部位，用特定电磁波谱治疗仪照射10分钟后，再取本液涂搽患处，每隔5分钟涂搽1次。每次照射30分钟。每日2次。

功效主治 温经散寒，通络止痛。主治肩周炎（肩凝症）。症见肩关节疼痛难忍，难以入眠，手不能抬举转后，吃饭、抬头困难，苔白、脉浮。

附 记 引自《临床奇效新方》。临床验证效佳。

鸡蛇酒

原 料 鸡血藤、桂枝、杜仲各30克，乌梢蛇20克，红花10克，白酒2500毫升。

制用法 将中药切片浸入酒中，5月初封坛埋入50厘米深庭院土中，9月中旬起坛开封。口服。依患者酒量，每次服20～50毫升，午、晚餐饮用，并可用药酒外敷按摩治疗，7日为1个疗程，一般2～3个疗程。

功效主治 祛风散寒，行气活血。用于肩关节周围炎。

臂痛药酒

原 料 生黄芪30克，枸杞子15克，海桐皮、淮牛膝各12克，秦艽、当归、片姜黄、威灵仙、赤芍、桑寄生、茯神、杜仲、桂枝、北沙参各9克，炙甘草、独活、川芎、防风各6克，白酒1000毫升。

制用法 将上药共捣为粗末，用绢袋盛装，与白酒同置入容器中，密封浸泡10日后即可服用。每日早、晚各服1次，每次服10～20毫升。15～30日为1个疗程。

功效主治 祛风湿，通经络，补肝肾，壮筋骨。主治臂痛、中老年人肩痛（肩周炎）。

调中解凝酒

原 料 黄芪、炒白术、当归各10克，川木瓜、陈皮、川芎、川牛膝各9克，龙眼肉15克，青皮、广木香、丁香、白蔻仁、茯苓、白芍各6克，秦艽8克，羌活5克，白冰糖180克，白酒500毫升。

制用法 上药为粗末或切成薄片，浸渍于白酒中，夏天5日，冬天10日，滤去渣，取上清液。口服。每次饭后温服10毫升，每日2次，15日为1个疗程，一般服2～3个疗程。

功效主治 调补脾胃，活血养血，散寒祛湿化痰。用于肩关节周围炎。

颈椎病

颈椎病多是由颈部长期劳损导致的，常见颈肩背部肌肉酸痛麻木、四肢伸举无力，甚至头痛眩晕、视物模糊、心前区疼痛或晕厥等症，治以活血舒筋为主，辨证给予补益肝肾、祛风散寒、活血止痛的中药或方剂。常用秦艽、制乌头、当归、鹿角、血竭、五加皮、红花、川牛膝等中药。

芎归钩藤酒

原　料 川芎、当归、钩藤各100克，菊花50克，白酒5000毫升。

制用法 将上药加入白酒，密封浸泡，每日摇晃1次，浸泡15～20日即可饮用，中途加适量冰糖以改善口味。每日1～2次，每次30毫升，或根据酒量进行调整。

功效主治 适用于头部持续眩晕、精神萎靡不振。

葛桂灵仙酒

原　料 葛根、桂枝12克，威灵仙9克，黄酒500毫升。

制用法 葛根、桂枝、威灵仙加黄酒500毫升煎煮至200毫升，过滤取汁。趁温热服用，每次20～30毫升。

功效主治 适用于颈项僵硬、上肢麻木等症。

川乌红藤酒

原　料 生川乌、生草乌、川牛膝各15克，红藤、葛根各20克，甘草12克，白酒500毫升。

制用法 将各药研粗末，入酒中

密封浸泡2周，经常摇动，启封后，去药渣，贮瓶备用。每日1次，临睡前饮服10毫升。

功效主治 活血通络止痛。适用于颈椎病。

羌活防风酒

原　料 羌活、防风各30克，当归15克，赤芍、姜黄、黄芪各20克，炙甘草10克，白酒1000毫升。

制用法 将上药共研为粗末，装入纱布袋中，扎口，白酒浸泡。14日后取出药袋，压榨取液，将榨取液与药酒混合，静置，过滤即得，装瓶备用。每次服20毫升，每日服2～3次。

功效主治 祛风除湿，益气活血。主治颈椎病，也用于颈项、肩臂疼痛、肢麻不适或头晕目眩等。

茄皮鹿角酒

原　料 茄皮120克，鹿角霜60克，烧酒约500毫升，赤砂糖适量。

制用法 上药用烧酒浸泡10日，去渣过滤，加赤砂糖。每次30～50毫升，每日服2～3次。

功效主治 温经，活血，止痛。适用于颈椎病。

续断泽兰叶酒

原　料 续断25克，骨碎补、鸡血藤、威灵仙各20克，川牛膝、鹿角霜、泽兰叶各15克，当归、葛根各10克，白酒1000毫升。

制用法 将上药共研为粗末，纱布袋装，扎口，白酒浸泡。14日后取出药袋，压榨取液，将榨取液与药酒混合，静置，过滤后即得，装瓶备用。每次20毫升，每日服2次。

功效主治 补肝肾，强筋骨，舒筋活血。适用于颈椎病。

二乌金花酒

原　料 生川乌、生草乌各15克，川芎、延胡索、洋金花各12克，樟脑、冰片各6克，白酒500毫升。

制用法 将上述药加工成粗末，放入酒中浸泡，经常摇动，15日后开封，去渣，备用。每日2～3次，每次蘸药酒涂搽患处。

功效主治 通络止痛。适用于颈椎、腰椎、足跟骨质增生等。

风寒湿痹

风寒湿痹，中医病症名，为行（风）痹、痛（寒）痹、著（湿）痹的合称。见《圣济总录》卷二十。因风寒湿三气杂至，致气血瘀滞，症见身重而痛，四肢拘挛，甚则走注疼痛，或手足麻木等。是外邪侵袭经络，气血闭阻不畅，引起关节、肢体等处出现酸、痛、麻、重及屈伸不利等症状，名为痹证。治宜祛风散寒利湿。

祛风湿骨痛酒

原 料 海风藤、络石藤、鸡血藤、槲寄生各600克，木瓜400克，香加皮200克，白酒10升。

制用法 将以上6味，粉碎成粗粉，用白酒10升作溶剂，浸渍48小时后，以每分钟1～3毫升的速度渗漉，收集漉液，静置，滤过，即得。口服，每次15～30毫升，每日服1～2次。

功效主治 祛风湿，通经络。适用于风湿性关节炎。

防风酒

原 料 防风、当归、秦艽、肉桂、葛根各20克，麻黄15克，羌活、川芎各10克，白酒250毫升。

制用法 将前8味切碎，入布袋，置容器中，加入白酒，密封，浸泡7日后，过滤去渣，即成。口服。每次服10～20毫升，每日早、晚各服1次。

功效主治 祛风通络，散寒除湿。主治风痹、肢体关节酸痛、游走不定、关节屈伸不利，或见恶风、发热、苔薄白、脉浮。

参茸追风酒

原 料 制川乌、制草乌、红花、当归、陈皮、生晒参、薄荷、鹿茸、淡竹叶、炮姜、甘草、60度白酒各适量。

制用法 将以上11味，粉碎成粗粉；取60度白酒浸泡，加入蔗糖溶解，静置，滤过，即得。口服。每次15毫升，每日服1～2次。

功效主治 祛风散寒，舒筋活络，止痛。适用于四肢麻木、屈伸困难，筋骨疼痛、风寒湿痹等。

十七药酒

原 料 牛膝、石斛、制附子各90克，白石英、磁石各120克，萆薢、丹参、防风、山萸肉、黄芪、羌活、羚羊角、酸枣仁各30克，生地、肉桂、云茯苓各60克，杜仲45克，白酒3500毫升。

制用法 将前17味共研为细末，入布袋，悬于瓷瓶中，加入白酒，密封，浸泡10日后即可取用。旋饮旋添，味薄为止。口服。每日早、晚各空腹温服10毫升。

功效主治 补肾清肝潜阳，祛风利湿安神。主治风湿痹痛、筋脉挛急、腰脚软弱无力、视听不明等症。

神农药酒

原 料 寻骨风、川芎、丹参、当归、防风、杜仲、五加皮、老鹳草、大血藤、木香、络石藤、红花、牛藤、路路通、柴胡、制草乌、射干、独活、鸡血藤、苍术、爬岩香、威灵仙、徐长卿、钩藤、老虎蔸、三百棒、伸筋草、三七、莲逢草、八角莲、八棱麻、香茶菜、虎杖、金荞麦、拳参、山姜、蜘蛛抱蛋、菊叶三七、木梳、雄黄连、搜山虎、八角枫、算盘子根各适量。

制用法 将以上43味，粉碎成粗粉，加蔗糖300克，溶解于白酒中，静置，滤过，即得。口服。每次25毫升，每日2次。

功效主治 祛风散寒，活血化瘀，舒筋活络。适用于风寒湿痹、关节肿痛、肌肉劳损。

丁公藤风湿药酒

原 料 丁公藤1000克，桂枝30克，麻黄7.5克，羌活、当归、川芎、白芷、补骨脂、乳香、猪牙皂、苍术、厚朴、香附、木香、白术、山药、菟丝子、小茴香、苦杏仁、泽泻、五灵脂各3克，陈皮13克，枳壳20克，黄精8克，蚕砂6克，白酒4250毫升。

制用法 先将丁公藤蒸2小时，然后与桂枝等24味药、白酒共置入容器中，密封浸泡40日后过滤即成。浸泡期间加温2～5次，每次药酒温度达35℃。口服。每次服10～15毫升，每日服2～3次，也可外用搽患处。

功效主治 祛风除湿，消瘀止痛。用于风湿痹痛，表现为筋骨、肌肉、关节疼痛，疼痛游走不定，肢体重、麻木、屈伸不利。一般腰腿痛及跌打损伤亦可应用。

附 记 孕妇忌内服，外用时亦忌用于腹部。

双乌花酒

原 料 制川乌、制草乌、花椒、红花、土鳖虫、穿山甲各12克，五加皮30克，羌活、独活各20克，黄酒500毫升。

加减：上肢重者加桑枝12克，姜黄15克；下肢重者加川牛膝12克；坐骨神经痛者加制马钱子9克，小白花蛇1条；骨性关节炎者加鹿角霜15克，鹿衔草15克；创伤性关节炎者加三七10克，血竭6克。

制用法 将上述中药浸入黄酒内，夏日泡5日，冬日泡7日，然后将浸出液装瓶密封备用。口服。每次5~10毫升，每日服3次。15日为1个疗程，1个疗程结束后停药3日，再进行下1个疗程。

功效主治 祛风散寒胜湿，通经活络，逐瘀止痛。用于各型风寒湿痹（急慢性风湿性关节炎、风湿性肌炎）。

大风引酒

原 料 大豆（炒熟）100克，制附子16克，枳实、泽泻、陈皮、茯苓、防风各20克，米酒1000毫升。

制用法 将大豆用米酒加水1000毫升煮煎至1500毫升，置容器中，再将后6味捣碎入容器中，同煎（隔水煮）至沸。密封，浸泡3~5日后，过滤去渣，即成。口服。每次服100~150毫升，每日服3次。

功效主治 补肾助阳，祛风利湿。主治风湿痹、遍身胀满。

百药长寿酒

原 料 当归、白芍、白术、白茯苓、牛膝、制杜仲、破故纸、茴香、五味子、陈皮、半夏、苍术、厚朴、枳壳、香附、官桂、羌活、独活、白芷、防风、乌药、秦艽、川草薢、晚蚕砂、干姜各30克，川芎15克，怀地黄、枸杞、干茄根各120克，天门冬、麦门冬、制何首乌各60克，砂仁1.5克，红枣500克，烧酒3000毫升。

制用法 将前34味捣为粗末或切成薄片，入布袋，悬于酒坛中，加入烧酒，密封，浸泡15日后，即可开封饮用。口服。每次服15～30毫升，每日服3次。

功效主治 补肝肾，和脾胃，祛风湿，活血通络。用于肝肾不足、脾胃不和、风湿痹阻经络等所引起的身体虚弱、腰膝无力、食少腹满、胸闷恶心、筋骨疼痛等症。

二藤鹳草酒

原 料 海风藤、常春藤各15克，老鹳草20克，桑枝30克，五加皮10克，白酒500毫升。

制用法 将前5味切碎，置容器中，加入白酒，密封，浸泡3～7日后，过滤去渣，即成。口服。于每晚服10～20毫升。

功效主治 祛风湿，通经络。主治风寒湿痹、关节疼痛、筋脉拘挛，手足麻木、沉重，活动不便。

风湿宁药酒

原 料 鸡血藤、豨莶草、红藤、老鹳草各100克，苍术、菝葜、何首乌、地黄、桑枝、苍耳子、桂枝、寻骨风、白鲜皮、苦参、乌梢蛇各50克，五加皮、蚕砂、石菖蒲、细辛、高良姜、红花、白芷、川芎各25克，白酒适量。

制用法 将以上23味，粉碎成粗粉，用白酒作溶剂，浸渍48小时后，缓缓渗漉，收集漉液，静置，滤过，滤液加蔗糖搅拌溶解，即得。口服。每次15～25毫升，每日服2次。

功效主治 祛风活血，利湿通络。适用于风湿性四肢麻木酸痛。

鲁公酒

原 料 山芋、踯躅花、制乌头各15克，茵陈、生天雄、防己、石斛各12克，细辛、柏子仁、牛膝、山茱萸、甘草（炒）、通草、秦艽、黄芪、生附子、翟麦、杜仲（炒）、天门冬、泽泻、石楠叶、防风、远志、熟地黄、炮姜、桂心各9克，白酒4000毫升。

制用法 将前26味捣碎或切成薄片，置容器中，加入白酒，密封，浸泡10～14日后，过滤去渣，即成。口服。每次服10～14毫升，每日服3次。

功效主治 补肝肾，祛风湿，温经通络。用于诸痹、诸风、风眩心乱、耳聋目暗、泪出、鼻不闻香臭、口烂生疮、风肿痛病、喉下生疮、烦热、厥逆、胸胁肩膊痛、手酸不能务农、腰脊不能俯仰、脚酸不仁难以久立。八风十二痹、五缓六急、半身不遂、四肢偏枯、拘挛不可屈伸、贼风咽喉闭塞、硬便不利，或如锥所刺、行皮肤中无有常处、久久不治，及一应久寒积聚、风湿、五劳七伤、虚损百疾，并皆治之。

塞隆风湿酒

原　料 塞隆骨、白酒各适量。

制用法 将塞隆骨粉碎，用白酒浸渍，过滤，装瓶即得。口服。每次30毫升，每日服3次。疗程为1个月，或遵医嘱。

功效主治 祛风散寒除湿，通络止痛，补益肝肾。适用于风寒湿痹引起的肢体关节疼痛、肿胀、屈伸不利，肌肤麻木，腰膝酸软等。

黄芪酒方

原　料 黄芪、独活、防风、细辛、牛膝、川芎、杜仲、制附子、炙甘草、蜀椒各90克，制川乌、山茱萸、秦艽、葛根各60克，官桂、当归各75克，大黄30克，白术、炮姜各105克，白酒2500毫升。

制用法 将前19味捣碎或切成薄片，入布袋，置容器中，加入白酒，密封，浸泡7～10日后，过滤去渣，即成。口服。日2夜1服，每服10毫升，渐加，以知为度。

功效主治 补肾健脾，益气活血，祛风除湿，舒筋通络。用于血痹及诸痹，甚者四肢不遂，风寒湿痹、疼痛不仁，兼治风虚痰凝、四肢偏枯，或软弱、手不能上头，或小腹缩痛、胁下挛急、心下有伏水、胁下有积饮、夜喜梦、悲愁不乐、恍惚健忘，此由风虚五脏受邪所致，或久坐腰痛、耳聋、卒起目眩头重，或全体肿痛、饮食恶冷、胸中痰满、心下寒疝及妇人产后余疾、风虚积冷不除者。

十四味羌活风湿酒

原　料 羌活、独活、五加皮、防己、小茴香各8克，威灵仙、青蒿、白芷、桂枝各10克，川芎、栀子、当归尾各6克，麻黄20克，丁公藤 120 克，白酒 1150 毫升。

制用法 将以上 14 味药材，粉碎成粗粉，加白酒 230 克，将药粉湿润 4～6 小时，用白酒作溶剂，浸渍 72 小时后，以每分钟 1～3 毫升的速度缓缓渗漉，收集渗漉液，加白酒至规定量，搅匀，静置 7 日，滤过，即得。口服。每次 16 毫升，每日服 2 次。

功效主治 祛风除湿，活血止痛。适用于风寒湿痹引起的四肢麻木、筋骨酸痛、腰膝乏力。

透骨祛风酒

原 料 鲜狗骨（腿骨为佳，也可用猪骨代替）500～1000 克，乌梢蛇（鲜品更佳）100 克，附片、秦艽、木瓜、当归各 30 克，田三七 15 克，高粱白酒 1.5 升。

制用法 先将狗骨打碎，放于瓦缸内，用高粱白酒浸泡，同时将乌梢蛇放入，1 星期后去除骨渣，将酒倒于另一能密封的容器内，放入其余中药，再浸泡 7 日左右即可使用。取医用清洁白纱布，叠为 4～8 层，其大小根据疼痛部位的面积而定，以能遮盖住疼痛范围为宜。使用时先将纱布覆盖于治疗部位的皮肤上，用吸管或汤匙将药酒浇于纱布上，使其浸透，再将理发用的电吹风调至中档，用温热风对准治疗部位热熏，熏治时间根据病情而定，疼痛部位较深者热熏时间可适当延长，并可反复用药，每次熏治约 15 分钟，每日 2 次。

功效主治 祛风除湿，温经散寒，养血通络，壮骨止痛。用于各种风湿疼痛和跌打损伤。

第五章　心脑血管系统疾病

——细心呵护心血管

高血压

高血压指连续3次测量动脉血压都高于正常（140/90毫米汞柱），多由风、火、痰、瘀、虚引起阴阳平衡失调所致。治以调和阴阳为主，辨证给予平肝潜阳、补益肝肾、益气养血、祛痰化浊的中药材或中药方剂。常用菊花、黄芪、枸杞子、地龙、桑寄生、杜仲、决明子、磁石等中药。

嫩竹酒

原　料 嫩竹120克，白酒1000毫升。

制用法 将嫩竹洗净，切碎，浸入白酒内，密封贮存，每日摇荡1次，15日后即成。每服20毫升，每日2次。

功效主治 清热利窍。适用于原发性高血压、便秘等。

香菇酒

原　料 干香菇50克，柠檬3枚，蜂蜜250克，白酒1800毫升。

制用法 将柠檬洗净，带皮切片；香菇去杂洗净。将柠檬、香菇一起放入酒坛内，加入蜂蜜、白酒，密封，置于阴凉处贮存，每日摇荡1次，30日即成。每服15～20毫升，每日2次。

功效主治 降血压，降血脂，增进食欲。适用于高血压、高脂血症等。

杜仲酒

原　料 杜仲60克，白酒500毫升。

制用法 将杜仲捣碎，浸入酒内，密封贮存，7～10日即成。每服

10～20毫升，每日2～3次。

功效主治 补肝益肾，强腰膝，降血压。适用于高血压。

附记 外感发热、阴虚火旺、牙龈肿痛、目赤尿黄者忌服。

不老菊花酒

原料 菊花、茯苓各500克，白酒3升。

制用法 前2味捣碎，置容器中，添加白酒，每日振摇1～2次，密封浸泡7日，去渣留液。每日3次，每次口服15～30毫升。

功效主治 散风清热，平肝明目，调利血脉，延年不老。治眼目昏花、头痛眩晕、目赤肿痛。

地龙酒

原料 地龙200克，白酒500毫升。

制用法 地龙粗碎，置容器中，添加白酒，每日振摇1～2次，密封浸泡7日，去渣留液。每日3次，每次口服10～15毫升。

功效主治 清热平肝，通络降压。主治原发性高血压。

补益龙眼酒

原料 枸杞子、龙眼肉各60克，白酒500毫升。

制用法 前2味捣碎，置容器中，添加白酒，每日振摇1～2次，密封浸泡7日，去渣留液。空腹温饮。每日2次，每次10～15毫升。

功效主治 补益肝肾，滋养心脾。适用于肝肾亏虚、精血不足、心脾两虚、腰酸肢倦、头晕目眩、目昏多泪、失眠健忘、食欲不振、神志不安。

菊花生地酒

原料 菊花35克，生地黄、当归各30克，枸杞子25克，糯米甜酒1升。

制用法 前4味使碎，置容器中，添加清水500毫升，文火煮30分钟，去渣留液，再添加糯米甜酒，煮30分钟。空腹口服。每日1次，每次10～30毫升。

功效主治 养肝明目，滋阴清热。适用于肾虚肝旺、头痛、眩晕、耳鸣、腰膝酸软、手足震颤、目赤红肿、视物模糊、口燥咽干、怠惰嗜卧、多梦，对肝热型高血压、糖尿病有良效。

桑葚酒

原 料 桑葚100克，糯米甜酒曲100克，糯米1000克。

制用法 前1味捣烂取汁，文火煮沸，候冷；酒曲研末。糯米加水蒸熟，候温，入药汁、酒曲末拌匀，密封，常规酿酒，酒熟后去糟留液。每日3次，每次口服15～20毫升。

功效主治 补益肝肾，生津止渴，润肠通便。适用于肝肾亏虚、精血不足、眩晕耳鸣、腰膝酸软、目暗眼花、心悸失眠、口干咽燥、高血压、神经衰弱、糖尿病、习惯性便秘、须发早白、下肢水肿、小便不利。

附 记 脾胃虚寒泄泻者忌服。

杜仲通草酒

原 料 杜仲、桑寄生、黄芩、金银花各100克，通草、当归各50克，红花10克，米酒10升，高粱酒适量。

制用法 前7味粗碎，置容器中，添加米酒和高粱酒，每日振摇1～2次，密封浸泡7～14日，去渣留液。口服，每日2次，每次15～20毫升。

功效主治 补益肝肾，通络降压。主治高血压、肝肾亏虚、腰膝酸痛、头晕目眩。

菊花醪

原 料 甘菊花10克，酒酿适量。

制用法 将洁净的甘菊花剪碎，与适量酒酿放在小锅内，搅拌均匀，煮沸即可。每日2次，顿服。

功效主治 清肝明目。适用于肝阳上亢型高血压和眩晕等病症。

附 记 本酒对肝阳头痛也有一定作用。

松花酒

原 料 松花粉100克，白酒1000克。

制用法 将松花粉用绢布袋装，扎紧袋口，浸于酒中，密封，经常摇动，浸泡10日，启封去药袋，即可。每次饭后饮服10～15毫升。

功效主治 养血祛风，益气平肝。适用于风眩头晕、高血压等。

附 记 松花粉又名松黄，为马尾松的雄花花粉。性微温，味甘，含有多种氨基酸、糖类、维生素及油脂等。具有软化血管、降血压的功效，可防治心血管病、中风和神经衰弱等症。

双地菊花酒

原 料 地骨皮、生地黄、甘菊花各50克，糯米1500克，酒曲适量。

制用法 将地骨皮、生地黄、甘菊花放入砂锅内，加水漫过药面10厘米，煎取浓汁，再与淘洗干净的糯米煮成米饭，候冷，加入酒曲，搅拌均匀，置于洁净容器内，密封，保温发酵4～6日，滤取酒液，贮瓶即可。每次服10～20毫升，每日3次。

功效主治 滋阴养血，补身延年。适用于高血压眩晕、中老年体弱、目暗多泪、视物模糊等。

复方杜仲酊

原 料 黄芩、双花、生杜仲、桑寄生各400克，通草20克，当归200克，红花4克，白酒4升。

制用法 将上述诸药加工粉碎成粗粉，置于容器中，加入白酒，密封，浸泡约半月后过滤，即可服用。成人每次服20～50毫升，每日服2次。

功效主治 镇静，降压。适用于高血压。

附 记 亦可用杜仲60克，白酒1升，密封浸泡7日，每次服10～20毫升，每日服2次。用治高血压症、肾虚腰痛。

延年薯蓣酒

原 料 山药、白术、五味子、丹参各240克，防风300克，山茱萸2000克，人参60克，生姜180克，白酒7000毫升。

制用法 将前8味细锉，入布袋，置容器中，加入白酒，密封，浸泡5～7日后，过滤去渣即得。每次口服20～30毫升，每日服2次。

功效主治 益精髓，壮脾胃，活血祛风，养肝尤著。主治头风眩晕。

附 记 验之临床，每收良效。忌食桃、李、雀肉等物。

泡酒秘方

原 料 九月菊、鲜石菖蒲、鲜木瓜各20克，桑寄生30克，小茴香10克，烧酒3000毫升。

制用法 将前5味捣碎，入布袋，置容器中，加入烧酒，密封，浸泡7日后即可饮用。每日早晨温服1小杯（10～20毫升）。

功效主治 养肝明目，清心开窍，散寒祛湿，助阳通络。主治眩晕、耳鸣、阳虚恶风、消化不良、行走无力等。

高脂血症

高脂血症是指血浆中脂质浓度明显超过正常范围的一种慢性病症，一般以测定血浆胆固醇和甘油三酯含量为诊断本病的结论。血脂增高是脂质代谢紊乱的结果。该病可由遗传、环境以及饮食失调等引发。其临床表现主要为：头痛、四肢麻木、头晕目眩、胸部闷痛、气促心悸等。高脂血症可分为原发性和继发性两种，前者较罕见，属遗传性脂质代谢紊乱疾病；后者多为未控制的糖尿病、动脉粥样硬化、肾脏综合征、黏液性水肿、甲状腺功能低下、胆汁性肝硬化等疾病所伴发的并发症。

中医学认为，高脂血症是由于肝肾脾三脏虚损、痰瘀内积所致，并分为脾虚湿盛、湿热壅滞、肝火炽热、阴虚阳亢、气血瘀滞、肝肾阴亏六种类型，针对不同类型，辨证采用调理三脏功能、行瘀化痰等方法以达到降低血脂的目的。

香菇柠檬酒

原 料 香菇25克，柠檬1枚，白酒500毫升，蜂蜜80克。

制用法 将前2味洗净，晾干、切片，置容器中，加入白酒密封，浸泡7日后去柠檬，继续浸泡7日，加入蜂蜜，混匀，即得。每次服20毫升，每日服2次。

功效主治 健脾益胃。主治高脂血症、高血压病。

消脂酒

原 料 山楂片、泽泻、丹参、

香菇各30克，白酒500毫升，蜂蜜150克。

制用法 将前4味切成薄片，置容器中，加入白酒，密封，浸泡14日后，过滤去渣，加蜂蜜溶解即成。每次口服20～30毫升，每日服2次。

功效主治 健脾益胃，活血消脂。主治高脂血症。

玉竹长寿酒

原 料 当归、何首乌（制）、党参各20克，玉竹、白芍各30克，白酒10升。

制用法 将以上药共研为粗末，用纱布袋装，扎口，白酒浸泡。7日后取出药袋，压榨取液，并将药液与药酒混合，静置后过滤，即可。每次服10～20毫升，每日服2次。

功效主治 益气血，健脾胃，延年益寿。适用于气阴不足、身倦乏力、食欲缺乏、血脂过高者。

绿茶蜂蜜酒

原 料 绿茶（一般为龙井茶、碧螺春或信阳毛尖，下同）150克，蜂蜜250克，米酒1000毫升。

制用法 将绿茶、蜂蜜浸入米酒内，密封，置于阴凉处，每日摇动2次，15日后即可。每次于饭后饮服10～20毫升，每日3次。

功效主治 降压降脂，强心利尿。适用于高脂血症。

金乌酒

原 料 制首乌、金樱子、黄精各15克，黑豆（炒）30克，白酒1000毫升。

制用法 将上药研成粗末，用纱布袋装，扎口，白酒浸泡。14日后取出药袋，压榨取液，并将榨得的药液与药酒混合，静置，过滤，即可。每日早、晚各服1次，每次服20毫升。

功效主治 养血补肾，乌须发。适用于心血不足、肾虚遗精、须发早白、血脂血糖过高者。

龙眼首乌酒

原 料 龙眼肉、何首乌、鸡血藤各250克，黄酒1500毫升。

制用法 将前3味药洗净晒干，放入净瓶中，加入黄酒，密封浸泡，

10日后即可饮服。每日早、晚各1次，每次10毫升。

功效主治 补肾养血，降脂宁心，生发乌发。适用于高脂血症、斑秃、脱发、白发及壮年早衰等。

山楂麦冬酒

原 料 山楂片50克，麦冬30克，低度白酒1000毫升。

制用法 将山楂片、麦冬浸入白酒内，密封，每日摇动1~2次，7日后即可饮用。边饮边添加白酒（约再添500毫升）。每次1小杯，每日1次。

功效主治 活血化瘀，清热，降血脂。适用于高脂血症。

冠心病、心绞痛

冠心病以阵发性心前区疼痛、胸闷、心悸等为主要特征，多因脏腑虚损、气滞血瘀、痰浊内生、心脉痹阻所致，治以补虚祛邪为主，辨证给予益气、养阴、温肾、活血、理气、清心、养心等，常用大蒜、山楂、栝楼、延胡索、川芎、太子参、五爪龙等中药。

心绞痛多见于冠心病患者，是心肌缺血、缺氧急性发作的结果。多因心阳不振，气血瘀血，心脉不通所致，临床表现为劳累性心绞痛和自发性心绞痛两大类型。劳累性心绞痛多由疲劳、运动、激动或其他增加心肌耗氧量的因素所诱发。

天麻首乌酒

原 料 天麻72克，制首乌36克，丹参48克，黄芪12克，杜仲、仙灵脾各18克，白酒2000毫升。

制用法 将上述各药切碎，装入纱布袋内，扎口，置酒中，密封浸泡，每日摇动1次，20日即可服用。每日2次，每次20毫升。

功效主治 补养肝肾，活血祛风，清利头目。用于治疗冠心病、高血压、高脂血症、偏头痛、头晕耳鸣、脑动脉硬化等。

山楂丹元酒

原　料 山楂50克，丹参、延胡索各30克，白酒1000毫升。

制用法 山楂去核，与丹参、延胡索一同切碎，装纱布袋内，扎紧袋口，浸于酒中，密闭瓶口，隔日振摇1次，经20日可以服用。每日早、晚各1次，每次20毫升。

功效主治 活血强心，化瘀。用于治疗高脂血症、冠心病、胸闷胸痛等。

丹参酒

原　料 丹参50克，白酒500毫升。

制用法 丹参洗净，切成薄片，放入纱布袋中，扎紧袋口；将纱布袋放入装有白酒的瓶中，密封浸泡15～30日，即成。每日2次，每次1小盅（10～20毫升）。

功效主治 活血祛瘀，宁心安神。用于冠心病、心绞痛、妇女月经不调、血栓闭塞性脉管炎等症。

茶根酒

原　料 新鲜茶树根150克，黄酒50毫升。

制用法 将茶树根洗净，切片，加黄酒及适量水，同煎20分钟。分2次饮服。

功效主治 强心。治心力衰竭。

附　记 茶树根有强心作用，对冠心病心衰有一定效果。此为酒方，可用于冠心病的辅助治疗，不能作为主要治疗药。茶树根味苦，服时不宜加糖调味，因加糖会降低药效。

双参山楂酒

原　料 人参10克，丹参、山楂各30克，白酒750毫升。

制用法 将人参、丹参和山楂洗净，切片，放入白酒中，密封浸泡30日，即成。每日早、晚各服15毫升。

功效主治 活血益气。用于冠心病、高脂血症等辨证属于气虚血瘀者。

丹参桃红酒

原　料 丹参20克，红花、桃仁各10克，川芎、地龙各5克，当归6克，黄酒、水各150毫升。

制用法 将上述各药加入酒、水，一同煎煮20～30分钟，去渣，分为2份。每日2次，每次1份，温热顿服。

功效主治 活血通经，化瘀止痛。适用于冠心病、轻度心绞痛。

冠心酒

原 料 三七粉、栀子各10克，丹参15克，栝楼、豆豉各30克，冰糖200克，60度白酒500毫升。

制用法 将以上5味药碎为粗末，用医用纱布包好，置于容器中，加入60度白酒500毫升和冰糖200克，密封，每日摇晃数次。放置7日后，过滤去渣即可。每次服20毫升，每日服2次；预防时可以每晚睡前服1次。

功效主治 活血化瘀，开胸散结，清热除烦，祛痹止痛。适用于冠心病的预防及治疗。

复方丹参酒

原 料 丹参100克，延胡索50克，韭菜汁30毫升，白酒1升。

制用法 将丹参和延胡索切薄片，置于容器中，加入白酒和韭菜汁，密封，浸泡约1周后，过滤去渣，即可服用。每次服15～30毫升，每日服2～3次。

功效主治 活血化瘀，理气止痛。适用于心绞痛。

栝楼薤白酒

原 料 全栝楼35克，薤白20克，白酒500毫升。

制用法 将栝楼蒸至稍软，压扁，切成小块；薤白去杂洗净，入沸水中煮透，捞出晾干。将栝楼、薤白用干净纱布包好，浸入白酒内，密封贮存，30日后去渣即可。每次取酒15毫升，兑入30毫升的凉开水，口服，每日2次。

功效主治 通阳散结，行气祛痰。适用于心绞痛、冠心病等。

冠心活络酒

原 料 当归、冬虫夏草各18克，人参、红花、川芎、橘络、薤白各15克，白酒1000毫升，白糖150克。

制用法 将以上药研成粗末，装入纱布袋，扎口，白酒浸泡。15日后过滤去渣，滤液中溶入白糖备用。饮服，每日2次。每次20～30毫升。

功效主治 益气活血，通络宣痹。适用于冠心病（气虚血瘀型）以及心胸隐痛、胸闷气短、动则喘息、心悸心慌。

灵脂酒

原　料 五灵脂（炮制后）、没药（炒）、延胡索各30克，白酒500毫升。

制用法 将上述诸药共研细末，装入布袋，置适当的容器中加入白酒，密封，浸泡约半月后过滤去渣，即可服用。每次服15～20毫升，每日2～3次。

功效主治 活血化瘀，通络止痛。适用于心绞痛。

灵芝丹参酒

原　料 灵芝30克，丹参、三七各5克，60度白酒500毫升。

制用法 将以上3味药研为粗末，用医用纱布包好，置于容器中，加入60度白酒500毫升，密封，每日摇晃数下。放置15日后，过滤去渣即可。每次服20毫升，每日服2次。

功效主治 益精神，治虚弱，活血止痛。适用于冠心病、神经衰弱等。

桂姜酒

原　料 肉桂100克，干姜200克，白酒2升。

制用法 将肉桂和干姜2味中药切薄片，置于容器中，加入白酒，密封浸泡约1周左右，过滤去渣，即可服用。每次服15～20毫升，每日服2～3次。

功效主治 温散止痛。适用于心绞痛（寒凝引起者）。

瓜葛红花酒

原　料 栝楼皮、葛根各25克，檀香、红花各15克，桃仁、延胡索各20克，丹参30克，白酒1000毫升。

制用法 将上药切碎研成粗末，装入纱布袋，扎口，白酒浸泡1个月后即可饮用。每日晚上服10毫升。

功效主治 祛痰化瘀，通络止痛。适用于痰瘀闭阻型冠心病及胸闷心痛、体胖痰多、身重困倦等。

大蒜葡萄酒

原料 紫皮大蒜18片，红葡萄酒150毫升。

制用法 前1味捣碎，置容器中，添加葡萄酒，每日振摇1～2次，密封浸泡15日，去渣留液。每日2次，每次口服10～15毫升。

功效主治 通阳散结。治冠心病。

山楂栝楼酒

原料 山楂50克，栝楼30克，米酒1升。

制用法 前2味捣碎，置容器中，添加米酒，每日振摇1～2次，密封浸泡3日，去渣留液。每日3次，每次口服5～10毫升。

功效主治 活血化瘀，祛痰消滞。主治痰阻血滞型冠心病、心前区痞闷胀痛、头晕、纳差、腹胀、心悸。

附记 如不能喝米酒，可将药焙干成末，每次服15克，每日3次，温开水送服。

脑卒中及其后遗症

脑卒中以猝然昏倒、不省人事为主要表现，遗留口眼 ‡斜、舌强言謇、半身不遂等症，多由风痰瘀阻所致，治以祛风化痰、化瘀开窍为主，常用葛根、石菖蒲、黄芪、防风、僵蚕、牛膝、独活、桂枝、黑大豆、乌头、白花蛇等中药。

八仙庆寿酒

原料 制川乌、制草乌、当归、薄荷、淡竹叶、炮姜、陈皮、甘草各30克，食醋500毫升，红砂糖100克，烧酒5升。

制用法 前8味粉碎，置容器中，添加食醋、烧酒，每日振摇1～2次，密封浸泡7日，隔水文火煮2小时，候冷，去渣留液，入红砂糖溶解。每日1～2次，每次口服15毫升。

功效主治 活血祛风，散寒健脾。适用于风寒痹阻、筋骨酸痛、屈伸不利、半身不遂等症。

附 记 乌头大毒，须炮制。本酒不宜多服、久服，孕妇忌服。

补血壮骨酒

原 料 淫羊藿、巴戟天、鸡血藤各50克，白酒1升。

制用法 前3味粗碎，置容器中，添加白酒，每日振摇1～2次，密封浸泡20日，去渣留液。每日2次，每次内服10～15毫升。

功效主治 补肾强筋，活血通络。适用于肾虚腰痛、风湿痹痛、肢体麻木、拘挛、阳痿、脑卒中瘫痪、陈旧性跌打损伤疼痛。

石南防风酒

原 料 石南藤、独活各20克，防风15克，茵陈、制川乌、肉桂各9克，制附子10克，牛膝6克，白酒750毫升。

制用法 前8味捣碎，置容器中，添加白酒，每日振摇1～2次，密封浸泡7日，去渣留液。每日2次，每次口服10～15毫升。

功效主治 祛风除湿，活血通脉，强筋壮骨，散寒止痛。适用于半身不遂、筋脉拘挛、肢体疼痛、腰脊不能俯仰、肚腹冷痛。

附 记 川乌大毒，附子有毒，均须炮制。茵陈有毒。本酒不宜多服、久服，孕妇忌服，阴虚而无风湿实邪者禁用。

白花全蝎酒

原 料 白花蛇25克，全蝎、当归、防风、羌活各4克，独活、白芷、天麻、赤芍、甘草、升麻各18克，米酒1升。

制用法 前11味粗碎，置容器中，添加米酒，文火煮沸，候冷，埋入土中7～10日后取出，去渣留液。不拘时候，随量饮用。

功效主治 祛风活络，解毒止痛。主治脑卒中手足痿弱、口眼㖞斜、语言不利、筋脉挛急、肌肉顽痹、皮肤燥痒、骨节疼痛、恶疮疥癣。

附 记 全蝎有毒。本酒不宜多服、久服，孕妇忌服。忌食鱼、羊、鹅、面等物。白花蛇取龙头虎口，黑质白花，尾有佛指甲，目光不陷者为佳。

敦煌佛赐酒

原料 人参、黄芪、雪莲花、僵蚕、穿山甲、何首乌、红花、乌梢蛇、酸枣仁、当归、牡丹皮、天麻、丹参、海风藤、冬虫夏草、川芎、紫河车各等份，白酒适量。

制用法 前17味粗碎，置容器中，添加白酒，每日振摇1～2次，密封浸泡10～15日，隔水文火煮2小时，候冷，去渣留液。每日2次，每次口服10～15毫升。

功效主治 益肝肾，活血通络。适用于脑卒中偏瘫、风湿痹阻、筋骨疼痛、屈伸不利。

附记 忌用铁器浸酒。孕妇慎服。少数人服用何首乌可出现肝损害、皮肤过敏、眼部色素沉着、腹痛、泄泻等症状，应立即停用。

独活牛膝酒

原料 独活、牛膝、肉桂、防风、制附子各30克，火麻仁、花椒各50克，白酒1.5升。

制用法 前7味捣细，置容器中，添加白酒，每日振摇1～2次，密封浸泡30日，去渣留液。温饮。每日3次，每次10～20毫升。

功效主治 温经活血，除湿止痛。主治脑卒中半身不遂、骨节疼痛。

附记 附子有毒，须炮制。本酒不宜多服、久服，孕妇忌服。

蚕砂芪归酒

原料 蚕砂120克，黄芪200克，当归50克，白酒600毫升。

制用法 前3味粗碎，蚕砂炒至半黄，共置容器中，添加白酒，每日振摇1～2次，密封浸泡14日，去渣留液。口服。每日1次，每次15～20毫升。

功效主治 祛风除湿，活血通脉。主治脑卒中后遗症、半身不遂、口角流涎。

三才五味酒

原料 百草霜6克，活土鳖虫3只，耳屎1克，人乳10毫升，黄酒120毫升。

制用法 前3味粗碎，置容器中，添加黄酒、人乳搅匀。口服。每日1次，每次1剂。

功效主治活血化瘀，温经通络。主治脑卒中不语、瘫痪、半身不遂。

威灵苍术酒

原料威灵仙、苍术、牛膝、桂枝、川木通各60克，黄酒2.5升。

制用法前5味捣碎，置容器中，添加黄酒，每日振摇1～2次，密封浸泡7～9日，去渣留液。空腹温饮。每日2次，每次10～15毫升。

功效主治祛风除湿，活络通经。主治脑卒中后遗症、半身不遂。

皂荚南星酒

原料皂荚、制天南星各50克，白酒500毫升。

制用法前2味捣碎，置容器中，添加白酒，密封，隔水文火煮沸，候冷，每日振摇1～2次，再密封浸泡7日，去渣留液。每日3次，每次口服10～20毫升。

功效主治祛风痰，利湿毒。主治脑卒中口眼㖞斜、头风头痛、咳嗽痰喘、肠风便血、噤口久痢。

附记天南星有毒，须炮制；皂荚有小毒。本酒不宜多服、久服，孕妇及体弱者忌服。

二活川芎酒

原料羌活、独活、川芎各15克，火麻仁、黑大豆各30克，米酒2升。

制用法前4味捣碎，置容器中，添加米酒，每日振摇1～2次，密封浸泡（春夏3日，秋冬7日）。炒黑大豆至烟起，趁热倒入酒中，候冷，去渣留液。每日3次，每次口服15～20毫升。

功效主治祛风，止痉，除湿。主治脑卒中初起、颈项强直、肩背酸痛、肢体拘挛、时有恶风、发热。

黑豆鸡白酒

原料黑豆500克，鸡屎白200克，白酒2000毫升。

制用法将白酒置于容器中，再将以上2味药共炒令烟出，趁热投入酒中，密封，浸泡48小时，过滤去渣，即可取用。徐徐灌服，以效为度。

功效主治活血祛风，温经通

窍。适用于中风口噤。

天仙熄风酒

原料 牛蒡子、天麻各250克，当归90克，枸杞子2000克，牛蒡根500克，天麻子1000克，枳壳、牛膝、秦艽、苍术（米泔水浸、蒸熟）、羌活、防风、桔梗、晚蚕砂各60克，白酒15升。

制用法 将以上14味药共研为粗末，置于容器中，加入白酒，密封，浸泡7日，过滤去渣。每日早、中、晚及午夜各温服30～50毫升。

功效主治 柔肝熄风，宣畅血脉，燥湿健脾，温经通络。适用于半身不遂、手足拘挛。

附记 忌食鱼、面等食物。

火麻仁黑豆酒

原料 火麻仁、黑豆、鸽粪各60克，垂柳枝两把，米酒3000毫升。

制用法 将垂柳枝切成1.5厘米长的段，放入米酒中，煮至2500毫升时，趁热投入火麻仁（炒）、黑豆（炒）、鸽粪（炒）片刻后，去渣，取其清酒，即可饮用。每次20～30毫升，每日1次，空腹温饮。

功效主治 化痰开窍。适用于中风偏瘫、手足活动不利、口面‡斜等症。

牛膝酒

原料 牛膝、秦艽、薏苡仁、独活、制附子、五加皮、肉桂、丹参、杜仲、酸枣仁、淫羊藿各30克，天冬45克，细辛15克，晚蚕砂（微炒）60克，白酒10升。

制用法 将以上14味药细磨，装入布袋，置于容器中，加入白酒，密封，浸泡7日后，过滤去渣即可。不拘时，每次温服10～15毫升，常令酒气相接为佳。

功效主治 祛风湿，补肾阳，舒筋活络。适用于中风偏瘫、半身不遂、顽麻不仁、筋脉拘急、不能运动。

山虎药酒

原料 壁虎60克，西洋参120克，麝香1.2克，白酒1500毫升。

制用法 将以上2味药切碎，麝香研末，置于容器中，加入白酒，密封浸泡15日后，即可取用。每次服20毫升，每日服1~2次。

功效主治 扶正固本，通经活络。适用于重型瘫痪。

濒湖白花蛇酒

原 料 白花蛇1条，羌活、当归身、天麻、秦艽各60克，防风30克，糯米酒1500毫升。

制用法 白花蛇取龙头虎口，黑质白花，尾有佛指甲，目光不陷者为佳。先以白酒洗，润透，去骨刺，取蛇肉120克，余5味药细磨，装入布袋，置于容器中，加入糯米酒（即米酒）密封，放入盛水锅中，隔水煮1日，取出埋阴地下7日，过滤去渣即可。每次服30~60毫升，每日2次。药渣取出晒干研末，酒糊为丸如梧桐子大，每次服50丸，用药酒送服。

功效主治 祛风止痉，活血通络。适用于中风伤湿、半身不遂、肌肉麻痹、骨节疼痛及年久疥癣恶疮、风癞诸症。

附 记 忌食鱼、羊、鹅、面等物，切忌见风犯欲。

复方黑豆酒

原 料 黑豆250克，丹参、桂枝、制川乌各150克，黄酒3000毫升。

制用法 将黑豆炒熟，趁热投入酒中。余3味药粗碎，同黄酒置于容器中。密封，用灰火煨，常令其热，待酒约减半，即去渣取酒，备用。每日早、中、晚及临睡时各温服20~30毫升。

功效主治 活血祛瘀，利湿除痹，温经通络。适用于中风后半身不遂。

健足酒

原 料 当归、炒白芍、生地、牛膝、秦艽、木瓜、黄檗（盐炒）、杜仲（姜炒）、防风、陈皮各50克，川芎、羌活、独活各40克，白芷35克，槟榔25克，肉桂、甘草各10克，油松节25克，白酒1500毫升。久痛加制附子30克，苍术（炒）40克。

制用法 将前18味切碎，入布袋，置容器中，加入白酒，密封，放入盛水锅中，隔水煮1小时，取出，浸泡3日后，过滤去渣即得。每次服

30~50毫升，每日服2次，或随量饮之。

功效主治 祛风除湿，舒筋活络。主治瘫痪腿痛、手足麻痒、不能移动。

换骨酒

原 料 茯苓、蚕砂各90克，虎骨15克（可用狗骨30克代），甘草、槟榔、白附子、益智仁、天麻、山茱萸、肉苁蓉、蛇床子、狗脊、菟丝子各30克，郁杏仁、附子、何首乌、防风、栝楼、牛膝、牛蒡子根、菊花、黄芪、杜仲、石菖蒲、牡蛎、牡丹皮、枸杞子、羌活、鼠粘子、天雄、干姜、苍耳子、紫菀、白术、桔梗、白花蛇各15克，白酒15000毫升。

制用法 将上药捣成粗末，装入纱布袋里，与白酒同置入容器中，密封浸泡。春、夏季浸泡14日，秋、冬季浸泡21日，即可服用。每日3次，每次口服20~40毫升，温服。

功效主治 祛风湿，强筋骨。主治半身不遂、肌肉萎缩及风湿关节疼痛、体质偏弱者。

附 记 本药酒不但治疗上述病症效果好，而且老年人服亦有保健延年的效果。

心 悸

心悸是惊悸和怔忡的合称，是一种自觉心脏悸动的不适感或心慌感，心律失常，心率过快或过慢时都可有心悸感。一般多呈阵发性，每因情绪波动或劳累过度而发作。同时可伴有失眠、健忘、眩晕、耳鸣、心前区痛、发热、晕厥或抽搐、神经紊乱等症状。

定神酒

原 料 龙眼肉250克，60度白酒1500毫升。

制用法 将龙眼肉置于容器中，加入60度白酒1500毫升，密封。放置30日后，过滤去渣，取其滤液备用。每次服15~20毫升，每日早、晚各服1次。

功效主治 益心脾，补气血，安

心神。适用于虚劳羸弱、惊悸、失眠、怔忡健忘、精神恍惚等。

定志酒

原料 人参30克，远志、石菖蒲各40克，茯苓25克，柏子仁20克，朱砂10克，白酒（60度左右）1500毫升。

制用法 将前5味药均研成粗碎末，用医用纱布包袋，置于容器中，加入60度白酒1500毫升，密封。放置10日后，去药袋，加入朱砂（另研细末）搅拌均匀，澄清取汁备用。每次空腹服10～15毫升，每日早、晚各服1次。

功效主治 补益心脾，安神定志，明目。适用于心悸健忘、体倦神疲。

人参北芪酒

原料 人参100克，生晒参45克，东北黄芪250克，60度白酒4500毫升。

制用法 将生晒参切薄片，置于容器中，加入60度白酒4500毫升，密封。放置15日后，过滤取液备用。东北黄芪加水煎1次（每次加水500毫升），合并煎液，滤过后浓缩至500毫升。将生晒参浸渍液与黄芪浓缩液混合，注入容器中，放置7日，然后分装10瓶，每瓶放入洗刷干净的人参1支（约10克），密封待用。每次服20～30毫升，每日服2～3次。

功效主治 补气强身。适用于神疲懒言、动则气短、心悸、健忘、自汗出、畏寒肢冷等。

附记 高血压、发热患者忌服。

龙眼二仁酒

原料 茯苓、柏子仁（去油）、当归身、麦冬各30克，生地黄45克，酸枣仁15克，龙眼肉60克，白酒3000毫升。

制用法 将以上7味药装入纱布袋内，与白酒一起置于容器中，密封浸泡15日以上。密封浸泡期间可加温2～3次，以利于有效成分析出。每日早、晚各服30毫升。

功效主治 养心安神。适用于心悸怔忡、倦怠乏力、面色无华、烦躁、失眠、多梦易醒。

附记 脾胃虚弱，症见腹满肠鸣、泄泻者忌服。

六味养心酒

原料 麦冬30克，生地22克，柏子仁、桂圆肉、当归、白茯苓各15克，白酒1250毫升。

制用法 将上述药共研制成粗末，用纱布包好，浸入白酒内密封贮存，7～10日即可。每次服10～15毫升，每日服2次。

功效主治 滋阴补血，养心安神。适用于心悸失眠、神疲乏力等。

十二红药酒

原料 黄芪、牛膝各25克，地黄、续断各30克，山药、龙眼肉、当归各15克，制首乌、党参、茯苓、大枣、杜仲各20克，红花、甘草各5克，红糖400克，白酒4升。

制用法 将以上诸味中药粉碎成末，选取适当的容器放入，加入白酒2.5升密封，浸泡半月，过滤去渣。残渣再加入白酒1.5升，密封，浸泡半月，过滤去渣，2次滤液混合。加入红糖（糖先用少量白酒加热溶化），搅拌均匀，静置，沉淀后取清液，贮瓶备用。每次服20～30毫升，每日早晨和临睡前各服1次。

功效主治 补气养血，健脾安神。适用于脾肾两亏、气血双虚、心失所养、神不守舍所致的心悸健忘、失眠、多梦易醒、头晕目眩、肢倦神疲、饮食无味、面色无华、舌质淡、苔薄白、脉沉细者。

补心酒

原料 枸杞子、茯苓、当归身、龙眼肉各30克，麦冬60克，生地48克，甜酒5升。

制用法 将上述诸药捣碎，装入布袋，放入适当的容器中，加入甜酒，密封，浸泡约1周后，即可饮用。每次服30～50毫升，每日早、晚各服1次。

功效主治 补血养心，安神定志。适用于心血不足、惊悸怔忡、头晕失眠、健忘等症。

侧金盏酒

原料 侧金盏12～20克，白酒2升。

制用法 将筛选好的侧金盏进行切碎处理，放置于适当的容器中，加入白酒，密封，浸泡约1周后，过滤去渣，即可服用。每次服5～10毫升，每日服2～3次。

功效主治 补气血，安心神。适用于心悸、充血性心力衰竭。

养神酒

原　料 山药、当归身各120克，大熟地180克，枸杞、白茯苓、木香、大茴香各30克，薏苡仁、酸枣仁、续断、麦冬各90克，丁香、莲子肉各12克，桂圆肉500克，白酒2升。

制用法 将白茯苓、山药、薏苡仁、莲子肉研成细末，其余药物制成饮片，一起入布袋置于容器中，加入白酒，密封，隔水加热药材浸透，取出容器，静置约半月后即可取用。每次服25～50毫升，每日服3次，或不拘时。

功效主治 安神定志。适用于心脾两虚、精神不足之神志不安、心悸失眠等症。平素气弱血虚者亦可服用。

补气养血酒

原　料 破故纸、熟地、生地、天冬、麦冬、人参、当归、川芎、白芍、云茯苓、柏子仁、砂仁、石菖蒲、远志各30克，木香15克，白酒2000毫升。

制用法 将前15味捣碎，入布袋，置容器中，注入白酒，放火上煮沸，密封，浸泡5日后，过滤，去渣，收贮备用。不拘时候，每次温饮10～20毫升。

功效主治 补气血，理脾胃，安神定志。主治气血不足、脾胃虚弱、怔忡健忘、头昏眼花。

扶衰五味酒

原　料 丹参、五味子、栀子仁各20克，龙眼肉、党参各30克，白酒1500毫升。

制用法 将前5味加工使碎，入布袋，置容器中，加入白酒，密封，浸泡14日后，过滤去渣，即成。每次口服10～20毫升，每日早、晚各服1次。

功效主治 补气血，滋肺肾，养心安神。主治心悸不安、怔忡健忘、体虚乏力、烦燥失眠等症。

桂圆药酒

原　料 银花、牛膝、杜仲、五加皮各90克，枸杞子、桂圆肉、大生地、当归身各120克，大枣500克，红花、甘草各30克，白糖、蜂蜜各1000克，低度白酒7500毫升。

制用法 将前11味加工使碎，入布袋，置容器中，加入白酒和白糖、蜂蜜，密封，隔水加热后，取出候凉，浸泡数日后即可饮用。每日内服1盅（15～30毫升）。

功效主治 补肝肾，益精血，壮筋骨，定神志。主治肝肾精血不足、腰膝乏力，或筋骨不利、头晕目眩、心悸失眠等症。无明显症状，体质偏于肝肾虚弱者亦可饮服。

葆春康复酒

原　料 黄芪、枸杞子各20克，人参（可用生晒参）、酸枣仁、灵芝各10克，鹿茸、五味子各5克，蜂蜜200克，白酒1000毫升。

制用法 将上药共研为粗末，纱布袋装，扎口，置于容器中，加入白酒浸泡，密封容器。14日后启封，取出药袋，压榨取液。先将压榨所得药液与药酒合并，再加蜂蜜调均匀，过滤后装瓶备用。每次服10～20毫升，每日服3次。

功效主治 补气养血，益精安神。主治健忘多梦、心悸不宁、头晕目眩、形瘦神疲、梦遗滑精、面色少华、舌淡脉弱。

附　记 实热证者忌服。

第六章 外科系统疾病

——解毒除邪疗效快

蛇虫咬伤

本病是被虫类叮咬，接触其毒液或虫体的粉毛而引起的皮炎，故称虫咬皮炎。较为常见的害虫有蚊、蜂、蜈蚣、臭虫等。本病多见于害虫滋生的夏秋季节，且多发于暴露部位，皮疹以丘疹、风团或瘀点为多见，有的可出现水疱。

中医认为，本病系外邪侵袭，邪毒积聚所为，当以清热解毒、祛风止痒、消肿止痛为治，可选用下列中成药药酒治疗方。

小儿清凉止痒酊

原 料 水杨酸、麝香草酚各0.75克，薄荷脑3克，水杨酸甲酯1.25克，樟脑、桉油各1.25克，丁香酚0.25克，香精1克，亮兰溶液0.001克。

制用法 薄荷脑、麝香草酚、樟脑及水杨酸加适量乙醇溶解后，加入水杨酸甲酯、桉油、丁香酚及香精，搅匀，再加入70%的乙醇稀释至规定量，并用亮兰溶液使液体呈浅蓝色，摇匀，滤过，即得。外用适量，涂搽于患处。

功效主治 祛风清热，除湿止痒。适用于小儿风湿热邪引起的皮肤瘙痒及蚊叮虫咬。

蛇咬伤药酒

原 料 入地金牛、鸡骨香、三丫苦各75克，田基黄、半边旗各40克，半边莲适量，40度米酒500毫升。

制用法 上药同米酒（40度）500毫升浸1个月（急用10日也可）。口服。成人40～50克，小儿25克。外用：伤口及周围用药棉蘸蛇药酒湿敷。

功效主治 清热解毒。用于毒蛇咬伤。

附　记 医治200例眼镜蛇咬伤，均获治愈。治疗时间为1～4日。（《新医药通讯》）

万金香气雾剂

原　料 杠板归2250克，木姜子900克，艾纳香油9毫升。

制用法 将以上3味，木姜子粉碎成粗颗粒，水蒸气蒸馏提取挥发油，备用；杠板归用90%的乙醇回流提取3小时，滤过，滤液回收乙醇并浓缩，加乙醇使含乙醇量至70%，冷藏24小时，滤过，滤液回收乙醇并浓缩，加乙醇再冷藏24小时，滤过，滤液加艾纳香油和上述挥发油，加90%的乙醇至规定量，搅匀，滤过，灌装，即得。外用，喷患处，每次适量，每日数次。

功效主治 辟秽解毒，止痒消肿。适用于外感瘟疫时毒，发热头痛及蚊虫叮咬、红肿痒痛。

细密子金酒

原　料 细密梳（山扁豆全草）、瓜子金（全草）、大金不换（全草）、双飞蝴蝶根、洗手果树皮、白乌柏树根皮、六棱菊全草各25克。

制用法 将上述草药洗净晒干切碎，用米双酒0.5升浸1个月，去渣备用。内服。成人口服每次30～50毫升，重症加倍。银环蛇、金环蛇咬伤者，每半小时服1次。吹风蛇、青竹蛇咬伤者，每隔2～3小时服药1次（重症者每半小时1次，症状好转后才改为每2～3小时1次）。

外用：用药酒自上而下涂搽伤口周围肿痛处，每日搽4～5次，小孩及妇女可加温开水与药酒同服。

功效主治 清热解毒，利水消肿。治疗蛇咬伤。

花粉祛痒止痛酊

原　料 天花粉、白芷各45克，雪上一枝蒿34克，冰片4克，樟脑5克，乳香、没药各20克，薄荷油10毫升，桉油5毫升，乙醇适量。

制用法 将以上9味，取天花粉、白芷、雪上一枝蒿、乳香、没药粉碎成粗颗粒，混匀，加80%的乙醇浸润24小时，再用80%的乙醇分3次浸渍，合并3次浸渍液，滤过，滤液备用；另取冰片、樟脑、薄荷油、桉油加80%的乙醇溶解，加入上述滤液中，混匀，静置24小时，取上清液，滤过，即得。外用。取适量涂抹患处，每日3～4次。

功效主治 活血化瘀，消肿止痛，祛风止痒。适用于蚊虫叮咬、跌打损伤、软组织挫伤。

复方山扁豆酒

原 料 山扁豆全草、金牛远志全草、瓜子金全草各25克，卵叶娃儿藤根250克，无患子、乌桕根各25克，六棱菊9克，甘草15克，白酒1500毫升。

制用法 先将前8味洗净，切碎，置容器中，加入白酒密封，浸泡7～15日后，过滤去渣，即成。成人每次服15～20毫升（约2汤匙），每隔1小时服1次。小儿酌减。

功效主治 清热解毒，消肿止痛。主治毒蛇咬伤。

附 记 引自《全国中草药汇编》。

蛇不见酒

原 料 蛇不见、滴水珠各15克，七叶一枝花6克，青木香、异叶茴芹各10克，黄酒30毫升，白酒10毫升。

制用法 上药煎汤，或加白酒10毫升，黄酒30毫升（发热者不加酒）。每次口服10～30毫升，每日服2次，连服7～10日，局部用拔火罐吸出毒液，另将蛇不见25克，滴水珠25克，加食醋20毫升捣烂敷局部，每日换药1次，直至肿消。

功效主治 解毒消肿祛瘀。用于治疗蛇咬伤。

蛇伤治酒

原 料 山扁豆200克，香茶菜、瓜子金、一支箭、两面针果各100克，60度白酒1000～1500毫升。

制用法 将前5味按比例共研细末，置容器中，加入白酒，密封，浸泡15日后，过滤去渣，即成。口服。首次以微醉为度，以后每次服10～15毫升，至病情得到控制为止。改为日服3次。

功效主治 清热解毒，消肿止痛。主治各种毒蛇咬伤。

酒精蜈蚣液

原 料 活蜈蚣10条，95%的

乙醇500毫升。

制用法 取500毫升广口瓶一个，盛满95%的乙醇（酒精），将活蜈蚣10条放入瓶中，盖严，浸泡1个星期后即可使用。浸泡时间越长，药效越佳。治黄蜂蜇伤：用棉签蘸蜈蚣液涂搽伤处，1次即可止痛、消肿。治毛虫或毛虫状物落在身上引起皮肤过敏，搽1次即可除敏止痒。治蜈蚣咬伤，先将伤口处的瘀血挤净，再涂蜈蚣液，或用上液清洗伤口及周围，涂2次可消肿止痛。治蜘蛛及其他毒虫咬伤亦可用此药。

功效主治 熄风，止痉，止痛。用于治瘰疬及毒蛇咬伤、虫蜇咬伤。

狂犬病

狂犬病乃狂犬病毒所致的急性传染病，人兽共患，多见于犬、狼、猫等肉食动物，人多因被病兽咬伤而感染，临床表现为特有的恐水怕风、咽肌痉挛、进行性瘫痪等。因恐水症状比较突出，故本病又名恐水症。

华山矾酒

原　料 华山矾根二层皮25克，米酒60毫升。

制用法 将华山矾根二层皮捣烂浸汁，冲入米酒即成。口服。1次顿服。咬伤第1日服1次，以后每隔10日服1次，连服9次。

功效主治 解表退热，解毒除烦。主治狂犬咬伤。

附　记 引自《民间百病良方》。

草兰根酒

原　料 草兰根60克，黄酒300毫升。

制用法 将草兰根洗净，切碎，置砂锅内，入黄酒煎至150毫升，去渣，备用。口服。每日1剂，分3次服之。

功效主治 解毒利水。用于疯犬咬伤、毒气中人。

烧烫伤

烧烫伤是由于接触火、开水、热油等高热物质而发生的一种急性皮肤损伤。中医称之为“烫火伤”“火烧疮”，轻者可自愈。常见症状，烧烫伤按损伤程度分为三度：Ⅰ度：损伤仅及表皮，局部红斑充血，无水疱出现。Ⅱ度：伤及真皮层，局部出现水疱，基底红润，肿胀，剧痛。Ⅲ度：伤及皮肤全层和肌肉，甚至深达骨组织，局部皮肤焦黑或苍白，干燥，呈皮革状，失去弹性和知觉。

枣黄液

原 料 酸枣仁皮、黄柏各等量。

制用法 上药研粗末，泡在75%的乙醇（酒精）中，使液面高出药层1厘米为宜，1星期后滤去药渣，密封备用。暴露烧烫伤创面，有水疱者，剪除水疱，局部用3%的双氧水及生理盐水冲洗，待创面清洁后，用枣黄液直接喷洒，再用无菌纱布覆盖。每3小时喷洒1次，保持药液湿润。

功效主治 收敛，消炎，镇痛，抗感染。治烧烫伤。

烧伤喷雾剂

原 料 黄连、黄柏、紫草、川芎、白芷、细辛、地榆各5克，榆树皮50克，酸枣树皮10克，大黄、红花各2克，冰片适量。

制用法 将以上12味，除冰片外，其余黄连等11味适当粉碎，过筛，用75%的乙醇适量浸渍2次，每次48小时以上，收集浸渍液滤过，加入冰片（每公斤药液加冰片5克），搅拌均匀，密闭，静置24小时，灌装，即得。外用，每2～3小时喷药1次，1日6～8次。

功效主治 泻火解毒，消肿止痛，祛瘀生新。适用于Ⅰ、Ⅱ度烧伤。

复方儿茶酊

原 料 儿茶、黄芩、黄柏各100克，冰片30～50克，80%的酒精1升。

制用法 将儿茶、黄芩、黄柏研细，与冰片一起置容器中，加入80%的酒精，密封，浸泡3日后，过滤去渣，取汁，贮瓶备用。外用。先用新洁尔灭液清洗创面，并去除水疱、污皮及污物，继用清毒生理盐水冲洗干净，然后以消毒纱布拭干创面，铺垫消毒被单。此时创面外涂以达克罗宁液（总量不超过1克）以减疼痛，2～3分钟后喷洒或涂搽此药酒（液），以制痂。早期，每隔2～4小时喷涂药液1次，并用电吹风吹烤创面，以促进药痂的形成。待成痂牢固后，每日喷涂药液1～2次。

功效主治 清热解毒，收敛止痛。主治烧伤。

注意事项 为避免创面长期受压，在治疗期间应经常翻身，一般2～3小时1次。对痂下有感染或积液者，需随时清创引流，反复涂药定痂。

复方虎杖酒精液

原　料 虎杖1500克，地榆1000克，黄柏500克，95%的乙醇（酒精）8升。

制用法 将上药粉碎成粗粉，用酒精渗漉，取渗漉液6升即可，用盐水瓶分装备用。外用。清除创面异物，以无菌针头刺破水疱，放掉水疱内积液，然后将本品喷雾在患处，首次喷雾时，患者疼痛可给予止痛剂，每隔10～20分钟喷雾1次，数次后自然形成药膜，然后适当减少喷雾次数。

功效主治 消炎杀菌，收敛止痒，保护创面，预防感染。治疗水火烫伤。

大黄槐角酊

原　料 大黄、槐角各等份，80%的乙醇适量。

制用法 将大黄、槐角共研细末，以80%的乙醇（应高出药层2～3厘米）浸泡48小时后，过滤即可取用。外用。创面先以新洁尔灭液消毒，清洗创面（如已涂油质物质，应先以汽油拭除），剪破水疱，排出渗液（浅Ⅱ度创面疱皮可不除，如深Ⅱ度或浅Ⅱ疱皮已移动污染者，则应剪除疱皮），并拭干创面，依具体情况分别选用下列方法：

❶ 暴露疗法：适用于不易包扎部位（如面、颈、会阴等处）的烧伤。将酊剂以无菌棉签抹于（或将酊剂以

80%的乙醇稍加稀释后以喷雾器喷于）创面上。最初1～2日，每日3～4次，1～2日后，改为每日1～2次，如有渗出分泌物，以无菌干棉签拭干再抹（或喷药），不包扎。

②半暴露疗法：适用于深Ⅱ度或已感染的浅Ⅱ度创面。即将单层浸有酊剂的纱布，剪成与创面等大，贴于创面上，并压迫半分钟，让其半暴露。

③包扎疗法：适用于无暴露条件的和门诊患者。

功效主治 收敛消炎，活血生肌。主治烧伤。

当紫芷酒

原料 全当归22克，西紫草19克，生白芷18克，95%的乙醇（酒精）200毫升。

制用法 将以上药物装入大口瓶中，然后倒入乙醇，盖住瓶口浸泡24小时即可使用。用棉棒蘸药液，涂于患处，每日4～6次。

功效主治 生肌活血，消炎止痛。主治烧伤。

疔疮

疔疮是好发于颜面和手足部的外科疾患。本病开始有粟米样小脓头，发病迅速，根深坚硬如钉为特征。因发病部位和形状不同，而有“人中疔”“虎口疔”“红丝疔”等名称。现代医学的“疖”属本病范畴。疔疮初起切忌挤压、挑刺，患部不宜针刺，红肿发硬时忌手术切开，以免引起感染扩散。疔疮走黄症情凶险，须及时抢救，疔疮如已成脓，应施行外科处理。

外用拔毒酊

原料 大黄、黄连各15克，陈皮、甘草各12克，白酒（饮用酒）1000毫升。

制用法 将前4味捣碎，置容器中，加入白酒，密封，浸泡1周后即可取用。外用。用时取药棉少许，蘸“外用拔毒酊”少许，自红丝尖端顺离心方向搽之疔疮部，同时将蘸有“外用拔毒酊”的药棉敷于疔疮上，每日搽敷4～6次。

功效主治 清热解毒。主治急性淋巴管炎（疔疮）。

附　记 引自《千家妙方》。临床应用本药酊治疗急性淋巴管炎时，若配合内服“内疏黄连汤”则更为理想。内疏黄连汤方为：栀子、薄荷、黄芩各9克，连翘、赤芍、僵蚕各12克，黄连、大黄（后下）各6克，当归、丹皮各10克，紫花地丁15克，甘草3克。水煎服，每日1剂。验之临床，内外并治，疗效尤佳。

槐花酒

原　料 槐花。

制用法 用槐花洗净，微炒黄，趁热入好酒二盅，煎十余沸。适量饮服。

功效主治 治发背及一切疔疮肿毒，不问已成未成，但焮痛毒并治之，乳痈尤佳。

五圣酒

原　料 大黄、甘草各50克，生姜、皂角刺、金银花各100克，栝楼1枚。

制用法 用好酒2升，煎八分。不拘时，适量内服。

功效主治 主治疔疮。

复方藤黄酒

原　料 藤黄100克，大黄40克，黄连、雄黄、赤芍各30克，白酒500毫升。

制用法 将前5味共研细末，置容器中，加入白酒，密封，浸泡7日后即可取用。外用：用时取药棉或纱布浸于药酒中，取出敷于患部（或先擦后敷）。每日擦敷数次。

功效主治 泻火解毒，消肿散结。疔疮及一切痈疽阳证均可用之。

附　记 经验方，效佳。若病情严重者，应配合内服对症汤剂为佳。内服方剂可详见《名老中医秘方验方精选》一书。

疖肿

疖是一种生于皮肤浅表的急性化脓性疾患，主要表现为局部红肿热痛、肿势局限在3厘米，脓出即愈，多因暑湿热毒蕴结所致，治以利湿解毒为主，辨证给予清热解毒、益气养阴、养血祛风等治法，常用马齿苋、蒲公英、败酱草、苦参、石榴、天花粉、紫花地丁、金银花等中药。

刺针草酒

原 料 刺针草100克，白酒500毫升。

制用法 前1味切碎，置容器中，添加白酒，每日振摇1～2次，密封浸泡3日，去渣留液。外用。每日2～3次，每次用消毒棉球蘸本酒外搽患处。

功效主治 清热解毒，祛风活血。主治疖肿。

藤黄酒

原 料 藤黄15克，75%的医用酒精100毫升。

制用法 将藤黄15克打碎后置入酒精中浸泡，1星期后使用。外用。每日2～3次。

功效主治 清热解毒。用于多发性疖病。

酸甜石榴酒

原 料 酸石榴、甜石榴各10枚，党参、苦参、牡丹皮、白芍、知母、天花粉各40克，白酒1.8升。

制用法 前8味粗碎，置容器中，添加白酒，每日振摇1～2次，密封浸泡（春7日，冬15日），去渣留液。空腹口服，每日3次，每次20～30毫升。

功效主治 养阴清热，凉血解毒。主治热壅肉腐引起的疖肿。

冰片大黄酊

原 料 冰片、生大黄各10克，75%的医用酒精100毫升。

制用法 将前2味分别捣碎，置容器中，加入酒精，浸泡2小时后即可使用。外用。先用肥皂液洗净患处，再用温水洗净肥皂液，然后用消毒棉签蘸药液外搽患处，每日搽1~2次。

功效主治 清热解毒，散结止痛。用于暑疖。

痈疽

痈指发生在皮肉之间的急性化脓性疾病，以局部光软无头、红肿疼痛（少数初起皮色不变）、起病迅速、易肿、易脓、易溃、易敛为主要特征，多因痰毒瘀阻所致，治以清热解毒、祛瘀化痰为主，常用藤黄、金银花、野菊花、皂角刺、赤芍等中药。

车螯灯芯酒

原料 车螯壳（泥固济火煅过为细末）1~2个，灯芯30茎，蜜1大匙，栝楼1个。

制用法 上药切碎，剥栝楼，用酒1升，煎后3味微熟，调车螯末10克。适量饮服，勿令醉。

功效主治 治发背痈疽。

牛蒡地黄酒

原料 牛蒡子、生地黄、枸杞子各100克，牛膝20克，白酒1.5升。

制用法 前4味捣末，置容器中，添加白酒，每日振摇1~2次，密封浸泡（春夏7日，秋冬14日），去渣留液。晚饭后温饮。每日1次，每次10~20毫升。

功效主治 清热解毒，养阴凉血，补益肝肾。主治风毒疮痈不瘥、吐血、鼻出血、齿痛、口舌生疮；四肢缓弱、腰膝酸困、咳嗽咳痰、阴虚发热。

附记 脾虚便溏者不宜。

大黄栀子酒

原料 大黄、栀子各30克，红花100克，75%的乙醇1000毫升。

制用法 上药（大黄碎为豆粒大，栀子捣碎）入乙醇中浸泡1星期后（冬季半月），滤渣装瓶备用。用大黄栀子酒100毫升，浸泡患指，1日不少于10小时。

功效主治 清热解毒，凉血活血。用于甲沟炎未溃或甲下有少量脓液者。

立效酒

原　料 皂角刺 30 克，甘草 5 克，制乳香、制没药各 3 克，栝楼 9 克，黄酒适量，白酒 250 毫升。

制用法 前 5 味捣末，置容器中，添加黄酒、白酒，文火煎沸，去渣留液。温饮。每日 1 次，每次 1 剂。

功效主治 解毒止痛。主治痈疽、瘰疬。

仙方活命饮

原　料 白芷、贝母、防风、赤芍、当归尾、甘草节、皂角刺（炒）、穿山甲（炙）、天花粉、乳香、没药各 3 克，金银花、陈皮各 9 克，白酒 200 毫升。

制用法 上药切片，用酒煎煮沸腾 25 分钟。口服。每次 50 毫升，每日 3 次。

功效主治 止痛消毒。用于治一切疮疡，未成者即散，已成者即溃。

附　记 本方以金银花清热解毒；归尾、赤芍、乳香、没药活血散瘀以止痛；防风、白芷疏风散结以消肿；陈皮理气行滞；贝母、天花粉清热排脓以散结；穿山甲、皂角刺解毒透络，消肿溃坚；甘草清热解毒，调和诸药，加酒活血，共奏清热解毒、消肿散结、活血止痛之效。脓未成者，服之可消散，脓已成者，服之可使之外溃。

金银花酒

原　料 金银花 250 克，甘草 50 克。

制用法 上药加水 2 碗，煎 1 碗，再倒入酒 1 碗略煎。初起者，1 昼夜内分 3 次服尽，病重者 1 日 2 剂，服至大小肠通利，则药力到，外以生药捣烂，酒调敷疮毒四周。

功效主治 一切痈疽恶疮，不论发生在何处，或肺痈、肠痈，初起便服奇效。

藤花酒

原　料 鹭鸶藤（茎叶花附），黄芪、甘草（生）、栝楼根各 25 克。

制用法 上药为粗末，每服 25 克，酒 2 盏，煎至 1 盏，过滤后，去渣即成。温服，1日3次。

功效主治 补虚托毒，理气活血。治痈疽疮毒、内附筋骨。

两皮酒

原 料 海桐皮、五加皮、独活、炒玉米、防风、干蝎（炒）、杜仲、牛膝各30克，生地90克，白酒1250毫升。

制用法 将前9味捣碎或切成薄片，入布袋，置容器中，加入白酒，密封浸泡5～7日后，过滤去渣，即成。口服。每次食前温服10～20毫升，每日服2～3次，甚者不拘时候饮之，常令酒气相接为妙。

功效主治 清热凉血，祛风除湿，消肿止痛。用于热毒风结成疡、肿痛不得安。

附 记 《圣济总录》中之海桐皮浸泡方，即本方加薏苡仁30克，白酒用1500毫升，余同上。治热毒风结成疽、肿痛行履不得。效佳。

桂归香芷酒

原 料 辣桂（去粗皮）25克，当归20克，木香、白芷各10克，乳香末2.5克。

制用法 前4味药锉细，每次服17.5克，用醇酒1碗，慢火煎七分，加入乳香末2.5克。不饥不饱时温服，以排脓内补散，加味金不换正气散为佐，以米铺猪蹄膂肉为养，荞麦面结发起，可煮食。如再不发起，用局方姜附汤加当归、木香、炙甘草煎服。

功效主治 治痈疽阴证、疮头平向内、色沉黯不疼、浑身患处不热。

甘草麝香酒

原 料 炙甘草、升麻、沉香各20克，麝香6克，淡豆豉35克，白酒200毫升。

制用法 前5味研末，置容器中，添加白酒，文火煮沸，每日振摇1～2次，密封浸泡3日，去渣留液。空腹口服，每日2次，每次10～15毫升。

功效主治 消肿止痛。主治头上肿毒，痈疽疮毒，刺痛难忍；脾胃虚弱，中气不足，气短乏力，食少便溏，胃寒呕吐，呃逆，咳喘，脘腹或四肢拘挛作痛。

附 记 阴虚阳亢、湿盛之胸腹胀满者及孕妇忌服。

神效酒

原　料　人参、没药（另研）、当归尾各30克，甘草15克，全栝楼（半生半炒）1枚，黄酒500毫升。

制用法　上药用黄酒煎至300毫升，去渣，分作4份。口服。每日服1份，细细饮之。

功效主治　益气活血，消肿解毒。主治疮痈。

附　记　引自《景岳全书》。用于正虚邪实之痈疮，效佳。

海桐皮干蝎酒

原　料　海桐皮（锉）、五加皮（锉）、独活（去芦头）、防风（去叉）、干蝎（炒）、杜仲（去粗皮，切）、牛膝（去苗，酒浸，切，焙）、薏苡仁（炒）各50克，生干地黄（焙）150克。

制用法　上9味药，粗捣筛，生绢囊贮，用好酒1斗5升，浸于瓷瓶中密封，秋夏浸3日、春冬浸7日开取。不拘时服，每次温服3合，可加至4～5合，病重者常使酒气相续。

功效主治　治热毒风结成疽，肿痛行走不得。

蒲藤酒

原　料　金银藤180克，蒲公英150克，白酒500毫升。

制用法　将前2味洗净，切碎，置容器中，加入白酒和水各500毫升，煎至减半，过滤去渣，即成。口服。不拘时，随时频频温服。外以药渣敷疮上，每日换药1次。

功效主治　清热解毒。用于发背疮，日久不愈。

附　记　验之临床，凡证属阳证之痈疽，用之皆有良效。凡溃后应配以外治，拔脓生肌，方可始收全功。

远志酒

原　料　远志（米泔浸洗，去土去心）150克，白酒500毫升。

制用法　将远志研成细末，置容器中，加入白酒，密封，浸泡7日后，过滤去渣，即成。口服。每次服20毫升，每日服1次，外以药渣敷患处，每日换药1次。

功效主治　安神益智，消肿止痛。主治一切痈疽，发背，疖毒，恶候侵入有死血。阴毒在中则不痛，敷之则痛。有忧怒等气积而内攻则痛不可忍，敷之即不痛。或蕴热在内，热迫入手不可近，敷之清凉。或气虚血冷，溃而不敛，敷之即敛。若七情内郁，不问虚、实、寒、热，治之必愈。

附　记引自《类编朱氏集验医方》。

柳树皮酒

原　料柳树皮 100 克，白酒 200 毫升。

制用法前 1 味切碎，置容器中，添加白酒，隔水文火煮沸，密封浸泡 1 ~ 3 日，去渣留液。外用。不拘时候，每次用酒热熨肿毒处。

功效主治清热解毒，消肿止痛。主治皮肤体表之无名肿毒、疮疡痈疽。

鹭鸶藤酒

原　料鹭鸶藤（嫩苗叶）150 克，生甘草 30 克，黄酒 300 毫升。

制用法将鹭鸶藤用木槌棰碎（不得犯铁器），甘草切碎，同置砂锅内，加水 500 毫升，用文武火缓缓煎至减半，再加入黄酒，煎十数沸。过滤去渣，即成。口服。分 3 服，微温连进，1 日 1 夜噬尽。病势重者，1 日连进数剂。既可作补药，必然无虑伤脾，服至大小肠畅通为度。

功效主治逐毒，消肿，止痛。主治痈疽初起。

附　记引自《备急灸法》。

栝楼甘草酒

原　料栝楼 1 枚，甘草 2 克，白酒少许。

制用法前 2 味研粉，置容器中，添加白酒、清水，文火煎 3 ~ 5 沸，去渣留液。睡前温饮。每日 1 次，每次 10 ~ 15 毫升。

功效主治消肿化瘀。主治痈疔多日不消、咳嗽多痰或咳痰不爽；脾胃虚寒、脘腹挛急作痛、四肢拘挛作痛，或脚挛不伸；冠心病。

瘰疬

瘰疬相当于颈部淋巴结结核，主要表现为颈部、耳后结核如豆，逐渐增大、串生，溃后流脓清稀并夹败絮样物质，多因痰湿蕴结所致，治以祛痰利湿为主，辨证给予疏肝、滋阴、益气、养血等，常用柴胡、陈皮、仙人掌、白头翁、海藻、鳖甲、制半夏、木香、浙贝母等中药。

鳖甲酒

原料 炙鳖甲120克，烧酒250毫升。

制用法 前1味研末，置容器中，添加烧酒，每日振摇1～2次，密封浸泡7日，去渣留液。口服。每日2次，每次10～15毫升。

功效主治 滋阴补肾，软坚散结。主治瘰疬、瘘疮、风顽疥癣、白带过多。

内消酒

原料 鲜仙人掌（洗净）250克，羌活、杏仁（去皮尖）各30克，白酒1000毫升。

制用法 将前3味捣碎，置容器中，加入白酒，密封，浸泡7日后，过滤去渣，即成。口服。每日空腹温服10毫升，临睡再服10毫升，以消为度。

功效主治 清热解毒，消肿散结。主治风热毒气、结成瘰疬。

附记 引自《普济方》。

桑葚醪

原料 鲜桑葚1000克，糯米500克，酒曲适量。

制用法 将桑葚洗净，捣烂，以纱布绞汁，将汁与糯米按常法煮成干饭，待凉，加入酒曲（压碎），拌匀，发酵成酒酿，即成。口服。每日随量佐餐服用。

功效主治 滋补肝肾，舒筋活络，聪耳明目。用于瘰疬、关节不利、消渴、耳鸣、目暗、便秘等症，兼治各种痈疽肿毒。

瘰疬药酒方

原 料 鹤风草250克，忍冬藤180克，野蓬蒿、野菊花各120克，五爪龙90克，马鞭草45克，老酒7500毫升。

制用法 将前6味切碎，入布袋，置容器中，加入老酒，密封，隔水煮3炷香为度，取出投入水中，浸泡10日，收起，过滤去渣，即成。口服。初服尽醉（微醉）出汗为度。以后随便应之，其酒一料，尽之可也。

功效主治 清热化痰，活血散结。主治年久瘰疬结核、串生满项、顽硬不穿破者，病愈不发。

附 记 引自《外科正宗》。

刀豆鸭蛋酒

原 料 鲜刀豆壳30克，鸭蛋1个，白酒100毫升。

制用法 前1味粗碎，置容器中，添加鸭蛋、白酒、清水，煮至蛋熟。口服。每日1次，每次1剂，吃蛋喝汤。

功效主治 和中下气，散瘀活血。主治颈淋巴结核。

海藻酒

原 料 海藻500克，黄酒1500毫升。

制用法 将海藻用清水漂去盐味，置容器中，加入黄酒，密封，浸泡7日后即可取用。口服。每次饭后服30毫升，每日服3次。酒尽将海藻晒干，捣为末，每用黄酒调服3克。以愈为度。

功效主治 消痰结，散瘿瘤。主治瘿瘤、瘰疬、疝气，如淋巴结核、甲状腺肿大、甲状腺瘤、睾丸结核等。

附 记 引自《本草纲目》。

蜘蛛浸酒

原 料 大肚蜘蛛20只，白酒500毫升。

制用法 前1味粗碎，置容器中，添加白酒，每日振摇1～2次，密封浸泡50日，去渣留液。睡前温饮。每日1次，每次5～10毫升。

功效主治 祛风，消肿，解毒。主治颌下结核不消。

附记 蜘蛛有毒，不宜多服、久服，孕妇忌服。

梓木草酒

原料 梓木草30克，40度白酒450毫升。

制用法 取梓木草干品和白酒加在500毫升盐水瓶中，密封减压，置于锅中蒸煮至瓶内药酒沸腾出气，改用文火再煮1小时即可。口服。每次30～40毫升，每日2次，老人、妇女及儿童，用量酌减，以饭后服为宜，连服2个月为1个疗程，一般需1～2个疗程。

功效主治 温中健胃，消肿止痛。用于胃痛、吐血、跌打损伤、骨折、淋巴结核。

附记 梓木草，在南京地区俗称“疬子颈草”，说明民间用其治淋巴结核的传统。

玄参酒

原料 玄参、磁石（烧令赤、醋淬七遍研细水飞）各150克，白酒1000毫升。

制用法 将玄参切碎，与磁石一同入布袋，置容器中，加入白酒，密封，浸泡7日后，过滤去渣，即成。口服。临卧空腹温服10毫升。

功效主治 滋阴，泻火，潜阳。主治瘰疬寒热，先从颈腋诸处起者。

附记 引自《圣济总录》。

立效酒

原料 皂角刺（炒赤）250克，粉草、乳香、没药（研末）各100克，黄栝楼（连皮研碎）250克。

制用法 上药以好酒煎。每次服50克。

功效主治 治痈疽瘰疬。

老蛇盘酒

原料 老蛇盘60克，白酒500毫升。

制用法 前1味捣碎，置容器中，添加白酒，每日振摇1～2次，密封浸泡5～7日，去渣留液。口服。每日2次，每次10～15毫升。

功效主治 祛风散瘀，通络散结。主治淋巴结结核、甲状腺肿大。

白头翁酒

原料 白头翁根150克，白酒

1000毫升。

制用法 先将白头翁根用水洗去泥土，趁潮润剪成寸段，置坛内，加入白酒，外用厚布和线绳严封坛口，隔水煮数沸，取出，放地上阴凉处，出火毒2~3日后，过滤去渣，贮瓶备用。口服。每次食后1小时服10~20毫升。每日早、晚各服1次。连续服用至愈。

功效主治 解毒散瘀，排脓敛疮。主治瘰疬日久成疮，溃后脓水清稀，久不收口者。

附记 引自《江苏中医》。服药期间，忌一切生冷、油腻及辛辣刺激性食物。用此药酒，治疗腮腺混合瘤，效果亦佳。

疝气

中医认为疝气发病多与肝经有关，大凡寒凝肝脉、肝郁气滞等皆可致疝。亦有先天脏气薄弱、不能收摄者，此以小儿为多见。劳累、愤怒、剧烈用气力、嚎哭等可以诱发疝气。

栗树根酒

原料 栗树根30~60克，白酒500毫升。

制用法 将上药洗净，切碎，置容器中，加入白酒，密封，浸泡10日后，过滤去渣，即成。口服。每次服15毫升，每日服2次。

功效主治 清热，降气。用于疝气、血痹等。

橘核药酒

原料 橘核、荔枝核、葫芦巴、青皮、川楝子（盐炒）各9克，小茴香、牡蛎粉各15克，肉桂末6克，高粱酒500毫升。

制用法 将前8味共研细末，置容器中，加入高粱酒，密封，浸泡3~4个月，过滤去渣，即成。口服。每次服5~30毫升（或随量服之），每日服2次。小儿禁用。

功效主治 补肾温阳，理气止痛。主治肝肾阴寒、疝气偏坠、阴囊肿大、起消无常、痛引脐腹、因劳累或受冷即发等症。

附记 引自《中医验方汇选》。

三香酒

原 料 木香、小茴香、八角茴香、川楝子各10克，米酒适量。

制用法 将上药同入砂锅炒，加葱白5根，水1碗，淬锅中，文火煎至半碗，去渣，加米酒半碗，和匀，入炒青盐1小匙，即成。以上为1剂量，趁热空腹服下。

功效主治 暖肝理气。适用于疝气偏坠。

吴萸生姜酒

原 料 吴茱萸30克，生姜40克，淡豆豉12克，米酒500克。

制用法 将上药入锅，倒入米酒，以文火煎煮至250克左右，滤去药渣，分为2份，备用。每日早、晚各1次，每次1份，温服。

功效主治 散寒理气。适用于寒疝往来、每发绞痛。

葫芦巴酒

原 料 葫芦巴、补骨脂各60克，小茴香20克，白酒1000毫升。

制用法 将前3味捣碎，入布袋，置容器中，加入白酒，密封，每日摇动数下，浸泡7日后，过滤去渣，备用。口服。每次服10~20毫升，每日服2次。

功效主治 补肾温阳。主治寒疝、阳痿、腰腿痛、行走无力等。

附 记 引自《药酒汇编》。一方减补骨脂。

茴香小雀酒

原 料 舶上茴香9克，胡椒3克，缩砂仁、辣桂各6克，生雀3只，白酒适量。

制用法 将前4味研为末，再将生雀去毛去肠，拭洗净，入药于其腹中，麻绳系定，裹煨香熟，备用。口服。空腹嚼食，温酒送下。

功效主治 温肾散寒，理气止痛。主治肾冷疝气、偏坠急痛。

附 记 引自《普济方》。

桂姜萸酒

原 料 桂心100克，生姜60克，吴茱萸30克，黄酒200毫升。

制用法 将前3味捣碎，用酒煎至减半，去渣，待用。口服。每日1

剂，分3次温服。

功效主治 温中散寒止痛。用于腹股沟疝之腹痛。

注意事项 服药期间，忌食生姜。

褥疮

褥疮又称压力性溃疡、压疮，是由于局部组织长期受压，发生持续缺血、缺氧、营养不良而致组织溃烂坏死。皮肤褥疮在康复治疗、护理中是一个普通性的问题。据有关文献报道，每年约有6万人死于褥疮合并症。

复方红花酒

原料 红花50克，黄芪30克，白蔹20克，75%的乙醇（酒精）500毫升。

制用法 上药浸泡酒内7昼夜，去渣装瓶。外搽或用纱布蘸药水罨包。

功效主治 用于褥疮、扭伤血肿、皮肤灼伤等。

芎参花酒

原料 川芎、丹参、红花各10克，50%的乙醇（酒精）500毫升。

制用法 上药切片，置酒精中密闭浸泡1个月以上，滤出液备用。外用。预防褥疮组：在骨骼隆起受压处，每2～4小时翻身涂搽药液1次，3～5分钟后用滑石粉外敷。治疗褥疮组：早期（即瘀血红润期）每日涂搽药液4～6次。水疱或局部皮肤已溃烂（即褥疮期）者，在其周围每日涂搽药液6～8次，保持疮面清洁，同时用棉圈保护疮面，防止局部再次受压。

功效主治 祛瘀活血，行气通络。用于褥疮。

十一方酒

原料 田七、乳香、琥珀、制马钱子、没药、七叶一枝花各20克，生大黄、土鳖虫、桃仁、红花、归尾各30克，川断、骨碎补、杜仲、血竭、泽兰、苏木、秦艽、自然铜、无名异各50克，米三花酒7500毫升。

制用法 上药切片，放入米三花酒7500毫升，浸泡3~6个月后备用。外用。用药酒纱布堵塞伤口，每日滴药酒1次。也可内服。当发现皮肤潮红时，将十一方酒10毫升倒入手中用手掌按摩患处，每日2~3次，局部有水疱形成者，用无菌注射器抽吸水疱内液后再涂搽十一方酒，每日2~3次。如皮肤有溃疡、渗液，应立即用十一方酒纱布湿敷，每日3~4次。

功效主治 活血化瘀，消肿止痛，收敛，防腐生肌。用于褥疮。

附记 皮肤潮红一般3~4日可以恢复正常颜色，水疱4~5日可干燥结痂，溃疡面需1~2周愈合，治疗92例，无一例发生Ⅲ度疱，原有皮损无一例继续加深发展。

红花消结酒

原料 干红花30克，70%的乙醇（酒精）100毫升。

制用法 每100毫升70%的乙醇（酒精）中，放入干红花30克，浸泡密封1星期，滤去药渣，即可使用。用纱布或脱脂棉蘸30%的红花消结酒，局部涂搽患部，每日2~3次，每次5分钟。

功效主治 活血化瘀，消结止痛。主治：①因注射而致局部硬结肿块；②外伤肿痛；③褥疮形成。

头虱

头虱是一种灰色无翅的小昆虫，雌虱于交尾后1~2日，即开始产卵，每日约3~9粒，一生可生产50~150粒。卵呈黄白色，黏在头发上，经过5~10日，孵化为幼虫，长成幼虫数小时后，即能吸血。幼虫共脱皮3次，变成虱，2周后可产卵，繁殖甚快。头虱最常发生在儿童身上，尤其是女生，在学校可能会造成流行，所以不可忽视。

百部酒

原　料 生百部50克，白酒250毫升。

制用法 百部切成薄片，放入白酒中，瓶装密封置3昼夜。临睡前，取浸泡之白酒擦患者头发，至全部揉湿匀适，再用布巾包裹束紧。

功效主治 杀虫。用于治头虱。

附　记 治疗的同时，须将患者的卧具、衣具及梳子等煮沸暴晒1次，疗效更佳。

脱疽（血栓闭塞性脉管炎）

血栓闭塞性脉管炎主要表现为足趾怕冷、苍白、麻木及间歇性跛行，继则疼痛加剧，趾端变黑坏死脱落，多因寒湿瘀阻所致，治以温经散寒化瘀为主，常用制附子、细辛、川芎、乌头、红花、皂角刺等中药。

祛寒通络酒

原　料 制附子45克，细辛15克，红花、丹参各60克，苍术、川芎各30克，大枣20枚，白酒1.5升。

制用法 前7味捣碎，置容器中，添加白酒，每日振摇1～2次，密封浸泡7日，去渣留液。口服。每日2次，每次20～30毫升。

功效主治 温经散寒，活血化瘀。主治寒湿血瘀型脉管炎，患肢疼痛、苍白或紫暗，触之发凉、受寒加剧，未发生溃疡。

附　记 附子有毒，须炮制；细辛有小毒。本酒不宜多服、久服，孕妇忌服。

阳和解凝酒

原　料 马钱子、木鳖子、白芥子、五灵脂、穿山甲、川乌、草乌、南星、牙皂各30克，生狼毒120克，大戟、甘遂、肉桂、干姜、麻黄各15克，白酒1000毫升。

制用法 将前15味捣碎，置容器中，加入白酒，密封，浸泡1周后即可取用。外用。未溃阴疽，将此药酒调其药敷患处；已溃阴疽，将此药酒浸纱布条入疮口内。每日换药1次。

功效主治 解毒，祛寒，除湿，通经。主治因寒湿、痰凝、阴毒所致的阴疽证，如脉管炎等。

附 记 引自《上海中医药杂志》。验之临床，确有良效。

爬山猴酒

原 料 爬山猴 350 克，白酒 1 升。

制用法 前 1 味粗碎，置容器中，添加白酒，每日振摇 1 ~ 2 次，密封浸泡 7 日，去渣留液。口服。每日 3 次，每次 10 ~ 15 毫升。

功效主治 通经，舒筋，活血。主治虚寒型脉管炎，跌打损伤。

白花丹参酒

原 料 白花丹参、55 度白酒各适量。

制用法 将白花丹参研成粗末，置容器中，加入白酒，密封，浸泡 15 日后，制成 5% ~10% 的药酒。口服。每次服 20 ~30 毫升，每日服 3 次。

功效主治 化瘀，通络，止痛。主治血栓闭塞性脉管炎（气滞血瘀型）。

附 记 引自《山东中医学院学报》。

黄马酒

原 料 黄连 60 克，生马钱子（碎）120 克，白酒 5 升。

制用法 上药切成薄片，用 75% 的乙醇（酒精）或白酒浸泡，1 星期后使用。用适量黄马酒浸湿纱布外敷在局部创面上（以 1 昼夜纱布转干为度），每日换药 1 次，必要时夜间可局部浸湿 1 次以镇痛。

功效主治 清热燥湿，泻火解毒，活血消肿，解毒镇痛。用于脱疽。

通血脉药酒

原 料 走马胎、七叶一枝花、当归尾、桑寄生、威灵仙各 30 克，牛膝、桂枝、红花、桃仁、皂角刺、黄芪、党参各 15 克，制乳香、制没药各 9 克，桂林三花酒 2500 毫升。

制用法 将前 14 味捣碎或切成薄片，置容器中，加入三花酒，密封，浸泡 3 周后，过滤去渣，即成。口服。每次服 20 ~ 100 毫升，以不醉为度，每日服4～6次，1个月为1个疗程，每疗程后停药3～5日。

功效主治 温经活络，活血通脉。用于血栓闭塞性脉管炎。此药酒主要适用于寒湿凝滞型（寒凝血脉、阳气不达肢端，继之患肢麻木疼痛、皮色苍白、触之冰凉、遇冷加重）和瘀血阻闭型偏寒者（瘀血阻滞、络脉闭塞、患肢紫红或青紫、足背动脉搏动消失）。

附　记 药渣亦可外敷患处。有心脏病患者忌服药酒，可用本方，水煎服，每日1剂，效果亦佳。

脱　肛

脱肛，医学上又称为肛管直肠脱垂，是指肛管、直肠黏膜、直肠全层和部分乙状结肠向下移位的一种疾病。各种年龄的人均可发病，但多见于儿童、经产妇和老年体弱者。脱肛的主要症状是有脱出物。

中医治疗的基本原则以升提固托、攻补兼施为主。但应根据具体情况，灵活运用中药内服、外敷熏洗等方法，若病程较长者，应配合药物注射或手术治疗。

苦参酒

原　料 苦参、龙胆草各30克，黄酒150毫升。

制用法 上药用水300毫升，煎至减半，入黄酒同煎至沸，过滤去渣，即成。每次服100毫升，每日服3次。忌食生冷、辛辣食物。

功效主治 清热利湿。适用于脱肛之湿热下注型，如肛门红肿坠痛，有较多黏液分泌者。

黄芪酒

原　料 黄芪60克，党参、升麻各15克，米酒500毫升。

制用法 将前3味切碎，置容器中，加入米酒，密封，浸泡7日后，过滤去渣，即成。口服。每次服20～30毫升，每日服2～3次。

功效主治 益气升提。主治气虚脱肛。

附　记 笔者经验方。效佳。

石榴茜根酒

原 料 石榴皮、茜根各1握。

制用法 上药切碎，用好酒1大盏，煎至七分，去渣。分2次温服。

功效主治 治脱肛不缩。

痔疮

痔是人体直肠末端黏膜下和肛管及肛缘皮下静脉丛瘀血曲张、扩张形成柔软的血管瘤样病变，俗称“痔疮”。痔的发病率很高，民间有“十人九痔”之说，是成年人的常见病、多发病。痔疮一般以齿状线为界，可分为内痔、外痔、混合痔。

内痔的早期症状是出血，Ⅱ、Ⅲ期内痔可有痔核脱出；外痔的主要症状是局部坠胀、疼痛；混合痔或内痔嵌顿时，可引起剧烈疼痛，甚至局部水肿、感染、坏死。

槐酒

原 料 槐东南枝、槐白皮、槐子仁各1000克，槐东南根、糯米各2000克，酒曲200克。

制用法 将前4味细锉，加水16升煎至5000毫升；过滤去渣，取汁浓缩至1600毫升；糯米浸泡，令干，蒸饭，待温，入药汁、酒曲（压碎），拌和，如常法酿酒，候酒熟即得。此方源自《外台秘要》，有凉血清热、消肿止血之功。口服。每次随性温服之，每日服3～4次，常令似醉为妙。

功效主治 可治五痔经久不愈者。

大茄子酒

原 料 大茄子1枚，黄酒750毫升。

制用法 将大茄子用锡纸包裹，灰火煨熟，置容器中，添加黄酒，每日振摇1～2次，密封浸泡3日，去渣留液。空腹温饮。每日3次，随量饮用。

功效主治 清热解毒，活血化瘀，祛风通络。主治久痔便血。

注意事项 脾虚泄泻、中焦虚寒

者不宜多服。

地瓜藤酒

原料 地瓜藤250克，白酒500毫升。

制用法 将地瓜藤洗净，切碎，置容器中，加入白酒，密封，浸泡7日后，过滤去渣，即成。口服。每次服30毫升，每日服2~3次。

功效主治 清热除湿，行气活血。用于痔疮、腹泻、消化不良、黄疸、白带过多等症。

槐枝酒

原料 槐枝叶300克，槐子仁20克，苍耳茎叶150克，酒曲250克，糯米3.3千克。

制用法 将前3味药切碎，加水1000毫升煎至减半，去渣澄清，待冷；糯米蒸令熟，待温，入药汁、酒曲（压碎），拌和入瓮，如法覆盖，如常法酿酒，酒熟即成。适量温服，常令似醉为妙。

功效主治 清热凉血，祛风止痛。适用于痔疮经年不愈者。

花蝴蝶升麻酒

原料 花蝴蝶根30克，升麻20克，糯米甜酒100毫升。

制用法 前2味切碎，置容器中，添加糯米甜酒，文火煮沸，候温。口服。每日2次，每次1/2剂。

功效主治 清热解毒，活血舒筋。主治痔疮出血。

附记 孕妇忌服。

苋根酒

原料 苋根60克，白酒500毫升。

制用法 将苋根洗净，切碎，置容器中，加入白酒，密封，浸泡10日后，过滤去渣，即成。口服。每次服10~15毫升，每日服2次。

功效主治 舒筋活络，活血止血。用于跌打损伤、阴囊肿痛、痔疮、牙痛等症。

第七章　儿科疾病

——儿童健康成长的好伙伴

小儿感冒

小儿感冒是由于小儿抵抗力下降或感受风寒所导致的头痛发热、流鼻涕等病症，常用生姜、葱白、香薷、菊花、防风、前胡、薄荷、夏枯草等中药。

葱姜酒

原　料 生姜、葱白各30克，精盐6克，白酒15克。

制用法 以上前3味药共捣如糊状，再将白酒调入，用纱布包好。外用，涂搽前胸、后背、手心、脚心、腋下、肘窝，涂搽一遍后让小儿静卧。

功效主治 疏散风寒。适用于小儿风寒感冒。

荸荠酒

原　料 鲜荸荠10个，米酒（酒酿）100毫升。

制用法 先将荸荠洗净、去皮、切片，与酒酿一同入锅，加水适量，煮熟即可食用。顿服，每日服1~2剂。亦可连渣食用。

功效主治 清热解毒。适用于小儿风热感冒、水痘、麻疹等。

明矾酒

原　料 明矾12克，面粉少许，烧酒适量。

制用法 先将明矾用烧酒浸透，然后与面粉搅拌均匀，制成饼状。敷于患者脚心处，每日换药1~2次，连用2~3日。

功效主治 燥湿祛痰，杀虫解毒。适用于小儿风痰壅塞（感冒）。

星黄酒

原　料 生南星、雄黄各15克，

米酒适量。

制用法 将以上2味药共研细末，入米酒调和均匀，制成2个药酒饼。用时，取药酒饼敷患儿两足心（涌泉穴），外用纱布包扎固定。一般24小时内有退热作用。

功效主治 退热解毒。适用于小儿风热感冒及流行性感冒。

吴茱萸酒

原 料 吴茱萸、明矾各15克，白酒适量。

制用法 将以上2味药共研细末，入白酒调和成泥膏状，制成药酒饼2个，备用。外用：取药酒饼敷患儿两足心或手心，外用纱布包扎固定。

功效主治 散寒，消炎，退热。适用于小儿各型感冒。

小儿低热

小儿低热，一般是指体温在37～38℃，热程持续在2周以上。临床实验室检查阳性率低，可伴有手足心热，自汗或盗汗，饮食减少，形体较瘦或虚肿、精神不振或烦躁哭闹不安，面色少华，或便溏、稍咳等症状。

三味葱白酒

原 料 吴茱萸15克，桂枝10克，葱白（连须）14个，白酒适量。

制用法 将以上2味药共研细末，葱白捣烂，混合，入白酒调和成泥状，制成药酒饼2个，备用。取药酒饼敷患儿两足心，外用纱布包扎、固定。6小时取下，不应，隔4小时再敷。

功效主治 温经，通阳，退热。适用于小儿低热（气虚或阳虚型）。

红枣羊脂酒

原 料 红枣250克，羊脂25克，黄酒250克。

制用法 先将红枣煮软后倒去水，加入羊脂和黄酒，煮沸后倒入罐中密闭贮存7日即可。每次食枣3～5枚，每日服2次，连用7～8日。

功效主治 补中益气，养血安神，清热解毒。适用于气血两虚型小儿低热。

百日咳

百日咳是小儿常见的急性呼吸道传染病，其特征为阵发性痉挛性咳嗽，咳嗽末伴有特殊的吸气吼声，病程较长，可达数周甚至3个月左右，故称“百日咳”。百日咳杆菌是本病的致病菌。

牛膝兰草酒

原 料 土牛膝根、鹅不食草、马兰、白糖各50克，黄酒300毫升。

制用法 将以上3味药共置入容器内，加入黄酒，煎煮至150毫升时，去渣，加入白糖50克，溶化后，候温备用。每日1剂，分2次服完。

功效主治 清热解毒，利尿。适用于百日咳。

人参五味子酒

原 料 人参、茯苓、白术、地骨皮、炙百部、炙枇杷叶、百合各10克，五味子5克，大枣15克，甘草3克，50度白酒350毫升。

制用法 将以上10味药加工成粗末，用纱布包，置于容器中，加入50度白酒350毫升，密封放置21日后，过滤取汁，即可取用。每次服5~10毫升，每日服1~2次。

功效主治 润肺止咳，健脾益气。适用于百日咳。

葱肠酒

原 料 洋葱头50克，猪小肠100克，黄酒300毫升。

制用法 将猪小肠洗净，切细，与葱头炒香后，加入黄酒300毫升、淘米水（米泔）100毫升，煮熟取汁备用。每日1剂，吃肠喝汤，分数次服完。

功效主治 补虚润燥，化痰祛痰。适用于百日咳日久不愈、遗尿气喘。

小儿呕吐

小儿呕吐指小儿胃内容物经口而出，治以和胃降逆为主，其中食入即吐宜清热和胃，呕吐酸腐宜和胃导滞，食后方吐宜温中散寒，嗳气泛酸而吐宜疏肝理气，哭闹面色忽青忽白而吐宜镇惊止呕。常用吴茱萸、干姜、生姜、赭石等中药治疗。

二姜酒

原 料 干姜、生姜各 15 克，40 度白酒 50 毫升，红糖 20 克。

制用法 将以上 2 味药切小片，置于容器中，加入 40 度白酒 50 毫升，密封。放置 7 日后，去渣即可。或加适量红糖矫味。口服。每次服 5～10 毫升，每日服 2～3 次。不能饮酒者（幼儿等）可取此药酒适量，用医用脱脂棉蘸药外搽神阙穴（即肚脐）、中脘穴（即脐上 4 寸处），每日搽数次。

功效主治 温中止呕。适用于呕吐。无论年龄大小均可用之。

姜醋酒

原 料 生姜 10 克，面粉 30 克，陈醋 30 毫升，白酒 20 毫升。

制用法 将生姜捣烂后，入面粉、醋和酒，调和成稠糊状，做成药饼 2 个。用时，取药饼敷患儿两足心，外用纱布包扎固定。每日换药 1 次。

功效主治 温中止呕。适用于呕吐、腹部喜暖畏寒者。

丁萸理中酒

原 料 丁香、干姜、炙甘草、砂仁、陈皮、半夏各 5 克，吴茱萸、党参、白术各 10 克，50 度白酒 300 毫升。

制用法 将以上 9 味药加工成粗末，用纱布包，置于容器中，加入 50 度白酒 300 毫升，密封放置 7 日后，过滤去渣，贮瓶备用。浸泡期间每日摇晃数次。口服。每次温服 5 毫升，每日服 3 次。

功效主治 温中散寒，降逆止

呕。适用于胃寒呕吐，症见呕吐时发时止，或呕吐清稀痰涎且无臭味、倦怠乏力、四肢欠温、腹痛隐隐、喜按喜暖、大便溏泻。

小儿惊风

惊风，又称“惊厥”，俗称“抽风”，是小儿时期常见急症之一，以抽搐或伴神昏为特征。其来势凶猛，变化迅速，如不及时救治，经常会威胁小儿生命。临床主要表现为意识丧失，眼球上翻，凝视或斜视，面肌抽动，四肢抽搐或强直拘挛。抽搐发作时间由数秒至数分钟，常反复发作，甚至呈持续状态。任何季节，小儿的多种疾病都可发生惊厥，年龄越小发病率越高，1～5岁多见。

清肝熄风酒

原 料 天竺黄15克，栀子10克，蝉衣6克，羚羊角粉0.9克，米酒150毫升。

制用法 将前3味药置于容器中，加水300毫升，煎煮至100毫升时，加入米酒150毫升，再煎1～2沸，去渣，候温，贮瓶备用。口服。每次取羚羊角粉0.1～0.14克，用热黄酒药汁30～40毫升送服，每日服2～3次。

功效主治 清热化痰，熄风止痉。适用于急惊风。

二仁酒

原 料 杏仁、桃仁各7粒，栀子7枚，面粉15克，烧酒适量。

制用法 将以上3味药共捣烂如泥，入面粉和烧酒调和成糊状，备用。每次取药酒膏适量，涂搽患儿两足心、手心。每日涂搽数次。或外用纱布包扎。

功效主治 清心泻火，下气行瘀，安神熄风。适用于急、慢惊风。

附 记 治疗40例（其中慢惊风15例），10例配用内治汤剂，连用数日，均获痊愈。

朱砂安神酒

原 料 党参、当归、炒枣仁、茯神、龙齿各10克，白术6克，远志1.5克，五味子3克，朱砂1克，米酒500毫升。

制用法 将前8味药置于容器中，加入米酒500毫升，煎煮至200毫升时，去渣沥出，候温备用。朱砂研细末，备用。每次取朱砂0.3克，用适量热药酒送服，每日服3次。

功效主治 益气养心，镇惊安神。适用于小儿急惊风。

小儿麻疹

小儿麻疹是由麻疹病毒引起的一种经呼吸道传染的急性发斑性疾病。临床以发热、咳嗽、鼻塞流涕、泪水汪汪、周身布满红色丘疹为主要特征。一年四季都可发生，多发于冬春两季。此病传染性大，易感性强，特别是6个月以上、5岁以下的婴幼儿最容易感染。患过麻疹1次后，一般都会对麻疹有免疫力，终生不再发病。

麻疹糯米酒

原　料 糯米酒100克。

制用法 以上1味药隔水炖温。

功效主治 透疹。适用于小儿麻疹初起等。

地龙酒

原　料 生地龙（去泥、洗净）5条，乌芋（即荸荠）20克，米酒150毫升。

制用法 将以上2味药拌和，绞取汁液约20毫升，置一容器中，加入米酒150毫升，隔水蒸煮至小沸，持续5～10分钟，离火去渣，候温备用。1次顿服。每日服1剂。

功效主治 凉血解毒，透疹。适用于麻疹疹出后血热毒盛、黑陷不起。

柑树叶酒

原　料 柑树叶30克，米酒适量。

制用法 将柑树叶炒焦，研末，用米酒调和如泥状，备用。取药酒泥敷患儿肚脐上，外用纱布、胶布固定。每日换药1次。

功效主治 平喘。适用于麻疹后气喘。

牛蒡蝉蜕酒

原料 牛蒡根500克，蝉蜕30克，黄酒1500毫升。

制用法 将牛蒡根切片，与蝉蜕同置容器中，加入黄酒1500毫升，密封，隔水蒸煮2小时。取出放置3日后，过滤去渣，贮瓶备用。每次温服20～50毫升，每日服2～3次。

功效主治 散风宣肺，清热解毒，利咽散结，透麻疹。适用于麻疹、咽喉肿痛、咳嗽、喉痒、吐痰不利、疮疖肿痛等。

附记 凡脾胃寒湿腹泻者（症见腹胀满，饮食不好，口渴而不多饮，或口不渴，喜饮热食，体虚乏力，大便溏泻等）忌服。

芫荽酒

原料 芫荽120克，50度白酒250毫升。

制用法 将芫荽置一容器中，加入50度白酒250毫升，煎煮5～6沸后，倒入盆内，备用。药盆上盖竹席或薄板，并固定药盆，趁热熏洗患处（先熏后洗）。熏洗时室内必须保持适宜温度。患儿头面露出外，周身用被子包严（包括用的脸盆），不使外溢。熏至10分钟后，另换热汤熏洗，熏洗后速用热毛巾将患儿全身擦干。

功效主治 透发麻疹。适用于麻疹见形后收没太快。

附记 应保暖，避风寒。

痄腮

中医称流行性腮腺炎为“痄腮”，俗称“虾膜瘟”“搭腮肿”，是由腮腺炎病毒引起的一种急性全身性传染病。以发热、耳下腮部漫肿疼痛为主要特征。好发于冬春两季，主要发病对象为儿童，亦偶见成年人。本病往往因缺乏行之有效的治疗，使病程延长，有的还会并发舌下腺、颌下腺发炎肿大，以及脑膜炎、睾丸炎、卵巢炎等疾病，后两种疾病很有可能影响生育能力。临床经验证明，配合下列药酒方外治具有显效快、疗效高、痛苦小、患者易于接受、不良反应少等优点。

解毒酒

原　料 金银花、板蓝根各30克，连翘15克，柴胡12克，夏枯草、黄连、薄荷、僵蚕、生栀子各10克，黄芩、龙胆草各9克，50度白酒500毫升。

制用法 将上11味药加工成粗末，用纱布包，置于容器中，加入50度白酒500毫升，密封放置14日后，过滤去渣，贮瓶备用。浸泡期间每日摇晃数次。每次服5～10毫升，每日服2～3次。亦可取适量药酒，用医用脱脂棉蘸其外搽患处，每日搽4～6次。

功效主治 清热解毒，消肿散结。适用于流行性腮腺炎。

附　记 忌食辛辣之物。

外搽药酒

原　料 七叶一枝花（药用根茎）、白酒、食醋各适量。

制用法 将上药研成细末，用白酒、食醋各半调和成软膏状，备用。每次取适量药酒膏涂搽患处，每日涂搽数次。

功效主治 清热解毒，消肿散结，止痛。适用于流行性腮腺炎。

第八章　男科疾病

——找回男性阳刚之气

阳　痿

阳痿指阴茎不能正常勃起，或勃起而不坚硬，或坚硬而不持久，妨碍性交，甚至不能完成性交，多与肾虚、惊恐、湿热、肝郁等有关，治以补肾理气为主，宜辨证给予补肾壮阳、疏肝解郁、清热利湿、活血化瘀等，常用鹿茸、海马、九香虫、淫羊藿、肉苁蓉、蚂蚁等中药。

海马补肾酒

原　料 海马1对，白酒500毫升。

制用法 将海马洗净，放入净瓶中，倾入白酒，密封浸泡15日即成。每服1小杯，每日3次。

功效主治 补肾助阳。适用于阳痿不举、腰膝酸软等。

鹿茸山药酒

原　料 鹿茸15克，山药60克，白酒1000毫升。

制用法 将鹿茸、山药、白酒共置于容器中，密封浸泡7日即可饮用。每服15~20毫升，每日3次。

功效主治 补肾壮阳。用于肾阳虚弱所致的性欲减退、阳痿、遗精、早泄、遗尿、久泻等。再生障碍性贫血及其他贫血症亦宜服用。

附　记 阴虚火旺者忌服。

板栗猪肾酒

原　料 板栗90克，猪肾1具，白酒1000毫升。

制用法 将猪肾洗净，用花椒盐水洗去腥味，再洗净，切成小块，将板栗洗净，拍碎，共同放入白酒中，密封，浸泡7日后去渣，即可饮用。每次10～20毫升，每日服2次。

功效主治 补肾助阳，益脾养胃。适用于阳痿遗精、精神不振、饮食不香、体倦乏力等症。

二子酒

原料 覆盆子、韭菜子各90克，黄酒1500毫升。

制用法 将上2味药炒熟，研细，混匀，浸入黄酒中7日即可。每次60毫升，每日服2次。

功效主治 益肾助阳。适用于阳痿、精冷、精少。

香虫雄蚕蛾酒

原料 雄蚕蛾、九香虫各20克，白酒适量。

制用法 将雄蚕蛾、九香虫在瓦上焙干，研成细末。每日服2次，每次取3克药末，空腹用白酒冲饮。

功效主治 兴阳助性，益精。适用于肾虚阳痿、早泄滑精、不育等症。

九香巴戟淫羊酒

原料 巴戟天、淫羊藿各250克，九香虫30克，白酒1500毫升。

制用法 将上2味药切碎，与九香虫、白酒共置于容器中，密封浸泡7日后，便可服用。每日早、晚各服20毫升。

功效主治 壮阳祛风。适用于神经衰弱、性欲减退、阳痿早泄等症。

红参海马酒

原料 红参、淫羊藿、菟丝子、肉苁蓉各30克，海马15克，鹿茸9克，海狗肾（炙）1对，韭菜子60克，60度白酒1000毫升。

制用法 将以上8味药加工成粗末，用纱布包，置于容器中，加入60度白酒1000毫升，密封。放置14日后，过滤去渣，贮瓶备用。每晚临睡前服30毫升。

功效主治 补肾壮阳。适用于阳痿不举、腰膝酸软、精神倦怠等。

复方栀茶酒

原料 山栀根皮、果仁各50克，蛇床子、淫羊藿各30克，红花3克，干地龙10克，冰糖90～120克，米酒1500毫升。

制用法 将以上6味药切碎，置于容器中，加入米酒和冰糖，密封，浸泡7日后，过滤去渣，即可。每日早、晚各服20～25毫升。

功效主治 清热祛风，补肾助阳。适用于阳痿。

巴戟天酒

原料 巴戟天150克，牛膝75克，枸杞根70克，麦冬、生地黄各100克，防风45克，白酒1000毫升。

制用法 将药入酒浸2周后供饮用。每日温服，常令酒气相接，勿至过量。慎生冷、猪、鱼、油、蒜。

功效主治 强肝益肾，振奋兴阳。适用于虚羸阳痿不举、五劳七伤、诸般百病。

羊睾鹿茸酒

原料 羊睾丸1对，鹿茸3克，白酒500毫升。

制用法 将羊睾丸洗净，加上鹿茸，共同放入白酒中，密封，浸泡20日后，去渣，即可饮用。每次10毫升，每日服2次。

功效主治 温肾补阳，填精益髓。适用于肾阳虚损之不育、阳痿遗精等症。

羊肾酒

原料 生羊肾1对，沙苑子（隔纸微炒）、龙眼肉、淫羊藿、仙茅、薏苡仁各60克，60度白酒5000毫升。

制用法 将羊肾洗净切碎，将后5味药加工成粗末用纱布包，同置于容器中，加入60度白酒5000毫升，密封。放置10日后，过滤去渣，贮瓶备用。每次服10～15毫升，每日服2次，或随时随量饮之，勿醉为度。

功效主治 补肾壮阳。适用于阳虚体弱、筋骨不健、阳痿、宫冷不孕、腰膝酸冷、婚后无嗣等。

三草酒

原料 老虎须草240克，香花草60克，木贼草、过江龙各45克，白酒1.5升。

制用法 将以上诸药洗净，切碎，置于容器中，加入白酒，密封，浸泡约1周后，过滤去渣，即可取用。每次服30～50毫升，每日服2次。

功效主治 清利湿热。适用于阳

痿日久、完全不举者尤宜。

附 记 随制随用，不宜久置。如临卧前加服1次至微醉，效果尤佳。

刺猬皮酒

原 料 刺猬皮40克，白酒500毫升，白砂糖30克。

制用法 将刺猬皮焙干研末，置容器中，添加白酒和白砂糖，混匀，密封浸泡5日，去渣留液。口服。每日服3次，每次20～30毫升。

功效主治 固本壮阳。主治阳痿。

狗肾枸杞酒

原 料 黄狗肾1具，枸杞子30克，蛇床子20克，蜈蚣3条，白酒（或黄酒）1升。

制用法 前4味粗碎，置容器中，添加白酒（黄酒），每日振摇1～2次，密封浸泡10日，去渣留液。温饮。每日服1次，每次30～40毫升。

功效主治 补肾壮阳。主治肾阳虚损型阳痿。

附 记 蜈蚣有毒。本酒不宜多服、久服，孕妇忌服。

葫芦巴酒

原 料 葫芦巴、补骨脂各60克，小茴香20克，白酒1升。

制用法 前3味粗碎，置容器中，加白酒，每日振摇1～2次，密封浸泡7日，去渣留液。口服。每日服2次，每次10～20毫升。

功效主治 补肾壮阳，强筋壮骨。主治肾阳虚损，腰腿疼痛，行走乏力，阳痿，寒疝。

早泄

早泄指阴茎勃起不久即射精，甚至阴茎刚接触阴道即射精，使正常女性在50%以上的性交中得不到性满足，与肾失封藏、肝失疏泄、心脾两虚、心肾不交等有关，宜予健脾疏肝、补肾固精、交通心肾等，常用韭菜子、巴戟天、蚕蛾、肉苁蓉、熟地黄、枸杞子、狗鞭等中药。

三鞭双地酒

原　料 狗鞭、海狗鞭、黄牛鞭各60克，生熟地各30克，白酒1500毫升。

制用法 将上药共制粗末，浸入白酒内，密封贮存，每日摇荡1次，30日后即成。每晚饮服30毫升。

功效主治 壮阳补肾。适用于肾阳虚衰所致的阳痿、早泄、遗精、畏寒肢冷等症。

温肾固精酒

原　料 肉苁蓉、锁阳各60克，桑螵蛸40克，龙骨30克，茯苓20克，白酒2500毫升。

制用法 将上药共制粗末，用纱布包好，浸入白酒内，密封贮存，每日摇荡1次，15日后即成。每服10～20毫升，每日2次。

功效主治 温阳补肾，固精。用于肾阳虚衰所致的阳痿、早泄、便溏、腰酸等。

兔耳仙茅酒

原　料 兔耳草15克，仙茅、淫羊藿各9克，高粱酒500毫升。

制用法 将上药用冷开水快速洗净，晾干，用纱布包好，浸入酒内，密封贮存，每日摇荡1次，30日后即成。每服10～15毫升，每日早、晚各1次。

功效主治 壮阳补肾，固精止遗。主治肾阳不足所致的阳痿早泄、遗精滑精、腰膝酸软、冷痛等症。

蛤蚧狗鞭酒

原　料 蛤蚧1对，狗鞭1具，沉香4克，巴戟天、肉苁蓉、枸杞子各30克，山茱萸120克，60度白酒2500毫升，蜂蜜100克。

制用法 蛤蚧去掉头足，碎为粗末。狗鞭酥炙，碎为粗末。余5味研为粗末，与研好的蛤蚧、狗鞭一同用医用纱布包好，置于容器中，加入60度白酒2500毫升，密封，每日摇晃数下，放置21日后，过滤去渣。加入蜂蜜100克混匀即可。

功效主治 补肾壮阳。适用于腰膝酸软、四肢不温、小腹发凉、行走无力、早泄、阳痿、精神萎靡等。

雄蚕娥酒

原　料 雄蚕娥（制）30只，

白酒适量。

制用法 取雄蚕蛾，在热锅上焙干，研细末，备用。每次服药末3克，空腹时用白酒20毫升冲服，每日服2~3次。连服半月以上。

功效主治 益阳助性，益精液，活精虫。适用于早泄、肾虚阳痿、滑精、不育症、精液量少、精虫活者少。

生精灵药酒

原 料 红参、鹿茸各15克，蛤蚧1对，韭菜子、淫羊藿、巴戟天各25克，黄芪50克，肉桂10克，60度白酒400毫升。

制用法 将上药与白酒一起置于容器中，密封，浸泡15日后即可服用。每次服10~20毫升，每日服2~3次。

功效主治 补肾壮阳，益气健脾。适用于阳痿、早泄、无精子。

男宝药酒

原 料 狗肾1具，驴肾1具，海马1只，人参、仙茅各20克，鹿茸5克，白酒1000毫升。

制用法 狗肾、驴肾用酒浸透后切片，其余药粉碎成粗粉，均装入纱布袋里，扎口，白酒浸泡。14日后取出药袋，压榨取液，并将药液与药酒混合，静置，过滤后即可。每次20毫升，每日服1~2次。

功效主治 壮阳补肾。适用于肾阳不足、阳痿、早泄。

附 记 阴虚火旺者忌服。

二子内金酒

原 料 菟丝子、韭菜子各100克，鸡内金、益智仁各50克，白酒750毫升。

制用法 将以上4味药捣碎，置于容器中，加入白酒，密封，浸泡7日后，过滤去渣，即可。每次服15~30毫升，每日服3次。

功效主治 补肾壮阳，固精。适用于早泄不育症。

男子不育

男子不育症是指婚后夫妇同居2年以上，未采用避孕措施而未受孕，经检查女方正常，其原因属于男方者。不育症的病因比较复杂，但多数是因生殖器官发育不全或畸形，以及全身性疾病或局部病变所致。

中医学认为，肾主藏精，为生殖之源，命门火衰，化生无能，则精寒稀少，阳衰无子。

生精酒

原 料 鹿茸10克，鹿鞭15克，海狗肾1对，熟地黄60克，韭菜子、巴戟天、淫羊藿、五味子各30克，白酒2.5升。

制用法 前8味切碎，置容器中，添加白酒，每日振摇1～2次，密封浸泡10日，去渣留液。每日口服3次，每次10～15毫升。

功效主治 补肾壮阳，养血填精。主治不育症（肾精亏虚型）。

附 记 阴虚火旺、大便溏泻者忌服。

还春酒

原 料 人参15克，鹿茸5克，淫羊藿、三七、枸杞子各12克，低度白酒1升。

制用法 前5味捣碎，置容器中，添加白酒，每日振摇1～2次，密封浸泡20日，去渣留液。口服。每日服2次，每次10～15毫升。

功效主治 益气生津，壮阳活血。主治肾虚型不育症、性功能减退。

附 记 忌食萝卜、莱菔子、生葱、大蒜、藜芦等。

鸡睾酒

原 料 鲜鸡睾丸40克，淫羊藿、夜交藤、仙茅、路路通、龙眼肉各20克，白酒500毫升。

制用法 前6味粗碎，置容器中，添加白酒，每日振摇1～2次，密封浸泡30日，去渣留液。空腹口服。每日服3次，每次30~40毫升。

功效主治 补肾强精。主治不育症。

附记 仙茅有毒。本酒不宜多服、久服，孕妇忌服。

胡桃四花酒

原料 玫瑰花、蔷薇花、梅花、韭菜花、沉香各15克，胡桃仁250克，米酒、白酒各1.25升。

制用法 前6味粗碎，置容器中，添加白酒、米酒，每日振摇1~2次，密封浸泡30日，去渣留液。不拘时候，随量饮用。

功效主治 补肾壮阳。主治肾阳不足、阳痿不举、小便淋沥、男子阳弱不育、女子阴虚不孕等症。

附记 痰水积热及阴虚火旺者忌服。

归神枸杞酒

原料 全当归、茯神、枸杞子、葡萄干、核桃肉、桂圆肉、杜仲、川牛膝各30克，白酒2500毫升。

制用法 将上药共制粗末，用纱布包好，浸入白酒内，密封贮存，每日摇荡1次，10日后即成。每服10~15毫升，每日2次。

功效主治 补肾填精，养心安神，调经种子。适用于肝肾亏虚、精血不足所致的男子不育、女子不孕、神疲乏力、腰膝酸软、失眠健忘以及月经不调等。

加味海狗肾酒

原料 海狗肾1副，山药30克，生晒参15克，白酒1000毫升。

制用法 将上药共制粗末，用纱布包好，浸入白酒内，密封贮存，每日摇荡1次，10日后即成。每服20毫升，每日2次。

功效主治 补肾助阳，益气强身。适用于肾虚阳痿、男子不育、滑精、精冷、腰膝冷痛等。

参杞地黄酒

原料 人参24克，枸杞子、熟地黄各15克，远志、母丁香、沙苑蒺藜、淫羊藿各9克，荔枝肉7枚，沉香3克，白酒1000毫升。

制用法 将上药共制粗末，用纱布包好，浸入白酒内，密封贮存，每日摇荡1次，30日即成。每服30毫升，徐徐咽下，每日1～2次。

功效主治 养血生精，益气宁神，乌须明目，广嗣延年。适用于肝肾不足及气血虚弱所致的阳痿、男子不育、疲乏无力等。

遗精

遗精指没有性活动精液自出，常由湿热内蕴、心脾不足、肾气亏虚或瘀血败精阻滞引起，治以健脾益肾固精为主，辨证给予清热利湿、健脾养心、补肾益气、活血化瘀等，常用杜仲、肉桂、鸡内金、巴戟天、枸杞子等中药。

兴阳补肾酒

原料 阳起石、淫羊藿各50克，米酒1000毫升。

制用法 将阳起石、淫羊藿浸入米酒内，密封贮存，每日摇荡1次，30日即成。每晚睡前服40毫升。

功效主治 壮阳补肾。适用于肾阳虚所致的阳痿、遗精、早泄等。

补肾填精酒

原料 菟丝子90克，茯苓、莲子各50克，熟地黄45克，白酒500毫升。

制用法 前4味粗碎，置容器中，添加白酒，每日振摇1～2次，密封浸泡30日，去渣留液。晨起口服。每日服1次，每次5～10毫升。

功效主治 补肾壮阳，固精止泄。主治肾阳虚损、遗精早泄、神疲乏力、腰酸耳鸣、肢软乏力等。

六神酒

原料 人参、白茯苓、麦冬各60克，生地、枸杞子各150克，杏仁80克，白酒1500毫升。

制用法 将人参、白茯苓压为细面。麦冬、杏仁、生地、枸杞子粗碎，置砂锅中，加水2500毫升。煎至1000毫升，连同白酒置瓷锅中煮至2000毫升，倒入瓶中，再将上述人参、白茯苓粉倒入瓶中，密封，浸泡7日后，即可取用。每次空腹服15～25毫升，每日早、晚各1次。

功效主治 补精髓，益气血，悦

颜色，健脾胃，延年益寿。适用于遗精、腰膝软弱、头昏神倦、大便秘结、肌肤不泽、面容憔悴。

首乌地黄酒

原　料 何首乌24克，生地黄16克，芝麻、当归各12克，白酒500毫升。

制用法 将何首乌、生地黄、芝麻、当归共捣碎，用纱布袋包好，放入锅内，加入白酒，隔水炖沸1～2分钟，候冷，装入酒坛内密封贮存，7～10日即成。每次服20毫升，每日服2次。

功效主治 补肝肾，养精血，清热生津，乌发。适用于阴虚血枯、腰膝酸痛、遗精带下、须发早白等。

参术七味酒

原　料 人参、怀山药各40克，山萸肉、山楂、五味子各30克，白术50克，生姜20克，白酒2500毫升。

制用法 将前7味捣碎，入布袋，置容器中，加入白酒，隔水以文火煮沸，取出待冷，密封，浸泡3日后开封，悬起药袋沥尽，再过滤去渣，贮瓶备用。亦可用白酒浸泡21日后去渣即成。每次饭后服15～20毫升，每日早、晚各服1次。

功效主治 补脾益肾，益气力，和血脉。适用于脾胃虚弱、食欲缺乏、肾虚遗精、泄泻肢冷、劳嗽气喘等症。

附　记 如肾虚遗精明显者，方中山茱萸肉、五味子的用量可加倍使用。

地黄枸杞酒

原　料 熟地黄125克，枸杞子60克，高粱酒1.8升。

制用法 前2味粗碎，置容器中，添加高粱酒，每日振摇1～2次，密封浸泡10日，去渣留液。睡前口服。每日服1次，每次20～30毫升。

功效主治 补肾壮腰，乌发明目。适用于肾虚遗精、腰膝酸软、须发早白、牙齿动摇等。

第九章 妇科疾病

——喝出青春好年华

月经不调

月经连续2个周期以上出现周期、经期、经量异常，伴有经色、经质改变者，称为月经不调。以周期改变为主的有月经先期、月经后期、月经先后无定期；以经量改变为主的有月经过多和月经过少。

月经不调可分为月经先期、月经后期、月经先后无定期、月经过多和月经过少五方面，可适当选取以下药酒疗养。

十全大补酒

原 料 当归、熟地黄各120克，党参、白术、茯苓、白芍、黄芪各80克，甘草、川芎各40克，肉桂20克，白酒1.72升，蔗糖172克。

制用法 前10味粗碎，置容器中，添加白酒，每日振摇1～2次，密封浸泡2日，以每分钟1～3毫升的速度渗漉，加糖搅匀，去渣留液。每日服2次，每次饮服15～30毫升。

功效主治 益气养血，温肾散寒。主治阳虚有寒、气血亏虚、月经量多、痛经、崩漏、产后恶露不绝。

附 记 外感风寒、风热及阴虚阳亢者不宜。

地榆酒

原 料 生地榆62克，糯米甜酒适量。

制用法 前1味研末，置容器中，添加糯米甜酒，文火煎沸，去渣留液。每日服2次，每次饮服10～30毫升。

功效主治 清热凉血。主治月经量多或过期不止、经色深红、质稠有块、腰腹胀痛、心烦口渴。

黑豆淡菜酒

原料 黑大豆200克，淡菜250克，白芍50克，艾叶10克，米酒400毫升。

制用法 白芍、艾叶粗碎，黑大豆、淡菜下锅炒香，同置容器中，添加清水2升及米酒，文火煎沸，去渣留液。每日服3次，每次饮服20～25毫升。

功效主治 温经止血。主治月经量多。

小茅香酒

原料 小茅香90克，白酒500毫升。

制用法 前1味切片，置容器中，添加白酒，每日振摇1～2次，密封浸泡10日，去渣留液。口服。每日服2次，每次10毫升。

功效主治 祛风散寒，活血舒筋，清热解毒。主治月经先后无定期、风寒感冒、咳嗽、哮喘、风湿麻痹等。

佛手砂仁酒

原料 砂仁、佛手、山楂各30克，黄酒500毫升。

制用法 前3味粗碎，置容器中，添加黄酒，每日振摇1～2次，密封浸泡7日，去渣留液。口服。每日服2次，每次15～30毫升。

功效主治 理气活血。主治月经后期、量少、色暗有块，小腹及胸胁、乳房胀闷不舒，精神抑郁等。

附记 不善饮酒者，可用食醋代替酒，服时加适量冰糖以减酸。

当归加皮酒

原料 当归5克，五加皮12克，白芍4克，甘草2.4克，川芎2克，胡桃仁、大枣各6克，糯米甜酒1升。

制用法 前7味切碎，置容器中，添加糯米甜酒，密封，隔水文火煮1小时，候冷。埋入土中5日后取出，再每日振摇1～2次，密封浸泡21日，去渣留液。温服。每日服2次，每次15毫升。

功效主治 益气养血，活血化瘀。主治月经先后无定期、食少乏力、面黄肌瘦、劳累倦怠、头眩气短、腰膝酸软。

附记 痰火积热及阴虚火旺者忌服。

花蝴蝶酒

原料 花蝴蝶根30克，白酒500毫升。

制用法 将花蝴蝶根切碎，置容器中，添加白酒，每日振摇1～2次，密封浸泡7日，去渣留液。口服。每日服2次，每次10～15毫升。

功效主治 清热解毒。主治月经先后无定期、腰痛、跌打损伤等。

补气调经酒

原料 西洋参、红花各3克，白芍、鸡血藤各20克，白术、黄芩、三七各5克，当归、熟地黄各15克，鹿茸2克，川芎、香附各8克，枸杞子30克，白酒1升。

制用法 前13味粗碎，置容器中，添加白酒，每日振摇1～2次，密封浸泡30日，去渣留液。口服。每日服2次，每次10～20毫升。

功效主治 益气养血，舒郁调经。主治气血亏损、脾肾虚寒、白带过多稀薄、月经量少、先后无定期等。

香附红花酒

原料 香附、红花、小茴香各12克，当归、茜草、鸡血藤各18克，月季花、益母草各36克，米酒1.5升。

制用法 前8味捣末，置容器中，添加米酒，每日振摇1～2次，密封浸泡10日，去渣留液。口服。每日服3次，每次20～30毫升。

功效主治 活血调经，理气消胀。主治气滞血瘀、经前乳胀、月经不调、痛经等。

大驳骨酒

原料 大驳骨30克，白酒500毫升。

制用法 将大驳骨洗净、切碎、入布袋，置容器中，加入白酒，密封，浸泡15日后，过滤去渣，即成。口服，每次服10毫升，每日服2次。

功效主治 通经活血，祛瘀生新。主治月经不调、风湿痹痛、跌打损伤、血瘀肿痛等。

宁杞杜仲酒

原料 宁夏枸杞、杜仲各60克，白酒500毫升。

制用法 将前2味捣碎，置容器

中，加入白酒，密封，浸泡5日后，过滤去渣，即成。口服，每次服15～30毫升，每日服2次。

功效主治 补肾调经。主治月经忽前忽后、量少色淡、清稀、面色晦暗、头晕目眩耳鸣、腰膝酸软、小腹空痛、夜则尿多、大便不实、舌淡、脉沉而迟。

大巢菜酒

原　料 大巢菜种子、小血藤各15克，白酒500毫升。

制用法 将前2味捣碎，置容器中，加入白酒，密封，浸泡20日后，过滤去渣，即成。口服，每次服10毫升，每日服2次。

功效主治 清热利湿，活血祛瘀。主治月经不调。

月季花酒

原　料 月季花12朵，黄酒适量。

制用法 将月季花烧灰存性，备用。口服，上剂1次用黄酒送服。

功效主治 活血调经，消肿解毒。主治经来量少、紫黑有块、小腹胀痛、拒按、血瘀排除后疼痛减轻、舌边可见紫暗瘀点、脉沉涩。

芍药黄芪酒

原　料 白芍药、黄芪、生地黄各100克，炒艾叶30克，白酒1000毫升。

制用法 将前4味捣为粗末，入布袋，置容器中，加入白酒，密封，浸泡3～7日后，过滤去渣，即成。每于食前适量温饮，每日服3次。

功效主治 益气温经，滋阴凉血。主治妇女月经过多，兼赤白带下。

茅莓酒

原　料 茅莓根500克，红泽兰、刘寄奴根各120克，白酒1000毫升。

制用法 将前3味切碎，入布袋，置容器中，加入白酒，密封，浸泡15日后，过滤去渣，即成。每次服10毫升，每日服2次。

功效主治 清热解毒，活血调经。主治月经不调。

茴香桂枝酒

原　料 小茴香60克，桂枝30

克，白酒600毫升。

制用法 将上述2味药浸入白酒内，密封，每日摇动1次，7日后即可。每次服15～20毫升，每日服2次。

功效主治 温经散寒。适用于月经后期，经色暗红、量少、小腹冷痛得热稍减等。

核桃仁月季花酒

原　料 核桃仁100克，鲜月季花60克（干品30克），红糖160克，甜酒240毫升。

制用法 将核桃仁捣碎，月季花洗净，共入砂锅内，水煎2次，取汁混匀，再将药液放入砂锅内，加入红糖搅拌均匀，煮至红糖溶化，离火，兑入甜酒即可。每日1剂，2次分服，于月经来潮前连服3日。

功效主治 补肝肾，调经血。适用于肝肾不足所致的月经先后不定期。症见经血量少色淡、头眩耳鸣、腰背酸痛、舌质淡、脉沉缓。

月季花蒲黄酒

原　料 月季花30克（鲜品60克），蒲黄12克，米酒300毫升。

制用法 将月季花、蒲黄、米酒放入砂锅内，加入250毫升水，文火煎沸30分钟，滤取药液，即可。每日1剂，2次分服，于月经来潮前连服3日。

功效主治 疏肝解郁，芳香醒脾，调经。适用于肝郁，或肝气犯脾，以致脾运失常所致的月经先后不定期。

痛　经

痛经系指经期或月经前后发生的下腹疼痛、腰痛者，甚至剧痛难忍的一种自觉症状。疼痛多在月经来潮后数小时，也可见于经前1～2日开始，经期加重。临床表现为下腹坠胀痛，或下腹冷痛、绞痛，可放射至腰骶、肛门、会阴部。疼痛可持续数小时或2～3日，其程度因人而异。严重者面色苍白、四肢发冷，甚至晕厥，还可伴有恶心、呕吐、腹泻、尿频、头晕、心慌等症状。若为膜样痛经，在排出大块子宫内膜前疼痛加重，排出后疼痛减轻。

本症多见于初潮后不久的青春期少女和未生育的年轻女性。

中医学将痛经分为五种类型，针对不同病因辨证施治。

❶气滞血瘀，偏于气滞：经前乳胀，胸胁胀痛，呃逆，小腹胀痛，烦躁易怒，经色紫黑量少，舌质暗，少苔，脉弦。治宜疏肝理气，佐以活血。

❷气滞血瘀，偏于血瘀：经量少，腹痛，经期痛重于胀，痛如刀割，拒按，服止痛片不能止痛，下血块则痛减，血块色紫黑，舌质暗有瘀斑，脉沉迟。治宜行气活血，化瘀止痛。

❸寒湿凝滞：经前或经期小腹发冷，按之痛重，经量少，色黑有块，四肢发凉，便溏，舌边紫，苔白腻，脉沉紧。治宜温经化湿，理气化瘀。

❹血热瘀结（多见于炎症引起的痛经）：经前或经期腹痛下坠，腹部刺痛，痛比胀为重，身热或腹部发热，尿黄，经色紫红，质稠有臭味，舌质红，苔白腻，脉滑数。治宜清热凉血。

❺气血虚弱：经期或经后，小腹隐痛，按之则痛减，面色苍白，语音低微，身倦乏力，心跳气短，食欲减退，月经量少，色淡质稀，舌淡，苔薄白，脉细弱。治宜补气养血调经。

月月红酒

原　料 月月红30克，当归、丹参各20克，黄酒1000毫升。

制用法 将上述药碾碎，与酒共置瓶中，密封浸泡7日，经常摇动。每日服2次，每次服20～30毫升，温服。

功效主治 活血通经。适用于妇女痛经、闭经。

附　记 月月红即月季花，有活血调经、消肿解毒的作用，常用于治疗经行腹痛、闭经、瘰疬肿痛等。

山楂止痛酒

原　料 山楂（切片晒干去核）100克，60度白酒300毫升。

制用法 将山楂片置于容器中，加入60度白酒300毫升，密封。放置7日后，即可取用。每次服5～10毫升，每日服2～3次。

功效主治 健脾活血，消除疲劳。适用于妇人痛经、身体疼痛等。

红花山楂酒

原 料 红花15克，山楂30克，白酒250毫升。

制用法 将上述药入酒中浸泡1周。每日服2次，每次服15～30克。

功效主治 活血化瘀。适用于经来量少、紫黑有块、小腹胀痛、拒按、血块排出后疼痛减轻。

归芎郁金酒

原 料 当归、川芎、熟地、白芍各9克，木香、郁金、延胡索各6克，黄酒500毫升。

制用法 将上述各药粗加工至碎，置于砂锅中，倒入黄酒，文火煎至300毫升左右，待凉，过滤，去渣，贮瓶备用。每日服2次，每次服30～50毫升。

功效主治 活血行气，化瘀止痛。适用于妇女月经将来时脐腹疼痛。

当归延胡索酒

原 料 当归、延胡索、制没药、红花各15克，50度白酒1000毫升。

制用法 将以上4味药加工成粗末，用医用纱布包成小包，置于容器中，加入50度白酒1000毫升，密封。放置7日后，过滤，去渣，贮瓶备用。每次空腹服10～15毫升，每日服2～3次。

功效主治 活血行瘀，调经止痛。适用于痛经（属经前型，即月经来之前腹痛者）。

山楂活血酒

原 料 干山楂片500克，当归30克，白酒500毫升。

制用法 将干山楂片洗净，去核，当归用纱布袋装，一同放入酒瓶中，倒入60度左右白酒至满瓶，密封浸泡，每日摇动1次，7日后可以服用。每日服2次，每次服10～20毫升。酒服完，山楂可以拌白糖食用。

功效主治 活血，舒筋，消食。适用于劳力过度、身痛疲倦、妇女痛经，以及冠心病、心绞痛。亦可助消化、降血脂。

归芪酒

原 料 当归、黄芪各150克，

50度白酒500毫升。

制用法 将以上2味药加工成粗末，用纱布包，置于容器中，加入50度白酒500毫升，密封。放置7日后，过滤，去渣，即可取用。于行经前5日开始服用，每次服10毫升，每日服2~3次，7日为1个疗程。

功效主治 补中益气，补血和血，调经止痛。适用于痛经、月经不调、崩漏等。

附 记 阴虚阳盛者忌服（即易上虚火的人、血压偏高的人均应忌服）。

当归酒

原 料 当归250克，白酒1000毫升。

制用法 将当归切薄片，浸于白酒中，3~5日即可。每日服3次，每次饮服10~20毫升。

功效主治 补血调经，活血止痛，润肠通便。适用于痛经、腰痛、便秘、产后瘀血阻滞小腹疼痛等症。

三草双花酒

原 料 金钱草、益母草、月季花、红花、紫苏梗、水菖蒲各24克，茜草12克，白酒2000毫升。

制用法 将上药制为粗末，用纱布包好，浸入白酒内，密封，每日摇荡1次，30日后即成。每次服10~15毫升，每日服2次。于月经来潮前5~7日开始服用，一直服至本次月经结束。连服3个月经周期。

功效主治 活血调经，止痛。适用于气血瘀滞所致的痛经、月经不调等。

鸭蛋姜片酒

原 料 青壳鸭蛋3个，生姜25克，黄酒250毫升，白糖30克。

制用法 将生姜洗净切片，放入锅内，加黄酒煮沸，打入鸭蛋搅匀，加入白糖即成。每日1剂，2次分服。

功效主治 温中散寒，调经止痛。主治经期胃痛、小腹疼痛、腰酸、不思饮食等。

地血香酒

原 料 香附10克，佩兰15克，胡椒3克，白酒500毫升。

制用法 将上药共洗净，晒干，捣碎，用纱布包好，浸入白酒内，密封，每日摇荡1次，7日后即成。每服10毫升，每日3次。

功效主治 行气活血，散瘀止痛。主治痛经。

人参白芍酒

原料 生晒参、白芍各30克，参须20克，白酒1升。

制用法 前3味粗碎，置容器中，添加白酒，每日振摇1~2次，密封浸泡14日。口服。每日服3次，每次10~15毫升。

功效主治 益气养血。主治痛经。

艾芎鸡蛋酒

原料 艾叶6克，川芎5克，鸡蛋2个，黄酒适量。

制用法 前2味粗碎，加水煮鸡蛋至熟，取壳，置容器中，添加黄酒，文火煮3~5分钟，去渣留液。温饮。经前3日开始，每日服2次，每次1/2剂。

功效主治 活血化瘀。主治痛经、月经量少、下血不畅、小腹作痛。

凤仙黑豆酒

原料 白凤仙花120克，黑大豆60克，白酒500毫升。

制用法 前2味粗碎，置容器中，添加白酒，每日振摇1~2次，密封浸泡7日，去渣留液。口服。每日服2次，每次20毫升，经前7日开始服用。

功效主治 活血调经。主治痛经、月经先后无定期。

红花苏木酒

原料 红花5~10克，苏木、桂枝各10克，川芎5克，当归8克，黄酒150毫升。

制用法 前5味粗碎，置容器中，添加黄酒及150毫升清水，文火煎20~30分钟，去渣留液。温饮。每日服2次，每次1/2剂。

功效主治 活血通经止痛。主治月经不调、痛经。

山楂玫瑰酒

原料 山楂30克，玫瑰花15克，黄酒500毫升，红砂糖20克，冰糖10克。

制用法 前2味粗碎，置容器中，添加黄酒，每日振摇1~2次，密封浸泡7日，去渣留液，入红砂糖、冰糖溶解。睡前口服。月经前3日开始，每日服1次，每次服15～20毫升。

功效主治 行气活血，化瘀止痛。主治气滞血瘀型痛经。

益母丹参酒

原 料 益母草100克，丹参30克，延胡索、小茴香各50克，白酒700毫升。

制用法 前4味研末，置容器中，添加白酒，每日振摇1～2次，密封浸泡7～14日，去渣留液。口服。每日2次，每次15～30毫升，经前5日开始服用。

功效主治 活血化瘀，行气止痛。主治各类痛经。

附 记 寒凝痛经倍用小茴香，气血虚损倍用丹参并加黄芪30～50克。

闭 经

闭经指女子年满18周岁仍无月经来潮或月经来潮后又中断6个月以上，多由冲任气血失调所致，治以调养冲任气血为主，辨证给予补肾滋肾、健脾益气、补血养阴、行气活血、温经通脉、化瘀除湿的中药或中药方剂，常用丹参、川芎、当归、香附、苏木、红花、牛膝等中药。

益母当归酒

原 料 益母草200克，当归100克，白酒1000毫升。

制用法 将前2味切碎，置容器中，加入白酒，密封，浸泡7日后，过滤去渣，即成。口服，每次20毫升，每日服1～2次。

功效主治 养血调经。主治血虚闭经。

二藤酒

原 料 大血藤12克，小血藤9克，水伤药15克，月季花根6克，白酒600毫升。

制用法 将前4味洗净，切碎，入布袋，置容器中，加入白酒，密封，浸泡7～10日后，过滤去渣，即成。口服，每次服10～15毫升，每日服2次。

功效主治 行气破血，消肿解毒。主治闭经。

附记 血枯经闭者忌服。如缺水伤药，可加青皮、川红花各9克，效果甚佳。

当归干漆酒

原料 当归30克，干漆、川芎各15克，蜂蜜、黄酒各适量。

制用法 前3味粗碎，研末，炼蜜和丸，如梧桐子大。温饮。每日2次，每次用黄酒冲服20丸。

功效主治 补血活血，消积散结。主治室女闭经。

牛膝红花酒

原料 川牛膝50克，红花20克，米酒1000毫升。

制用法 将前2味切碎，置容器中，加入米酒，密封，浸泡7日后，过滤去渣，即成。每次服15～30毫升，每日服2次。

功效主治 活血化瘀。主治血瘀之闭经、痛经、胞衣不下，兼治腰膝关节疼痛等症。

牡丹月季酒

原料 牡丹花、月季花各30克，白酒250毫升。

制用法 前2味切碎，置容器中，添加白酒，每日振摇1～2次，密封浸泡7日，去渣留液。口服。每日服2次，每次5～10毫升。

功效主治 活血通经。主治闭经、痛经。

紫河车酒

原料 紫河车1个，黄酒适量。

制用法 将紫河车以炭火烘干，研末。每日2次，每次用黄酒冲服药末3～6克。

功效主治 益气养血，补肾调经。主治精血亏损、闭经。

桑葚红花酒

原料 桑葚15克，红花3克，鸡血藤12克，黄酒适量。

制用法 前3味粗碎，置容器中，加等量清水、黄酒，文火煎至减半，去渣留液。温饮。每日服2次，每次1剂。

功效主治 补肾养血，活血通经。主治肾虚血亏兼瘀、闭经。

蒲黄双豆酒

原　料 蒲黄、赤小豆、黑大豆各100克，白酒1升。

制用法 前3味粗碎，置容器中，添加白酒，密封，文火煮沸，去渣留液。口服。每日服2次，每次15～20毫升。

功效主治 凉血活血，利水除湿，消肿解毒。主治闭经腹痛、水肿、脚气。

附　记 孕妇忌服。

参茸补血露

原　料 丹参30克，鹿茸6克，枸杞子、五味子、白豆蔻各9克，当归、焦白术、莲子肉、远志、石菖蒲、生地黄各15克，川芎、甘草、茯神、首乌各12克，白酒2500毫升，白糖适量。

制用法 将上药盛入绢袋，与白酒、白糖同置罐中，密封，放锅中隔水煮3小时，取出晾冷，埋土中3日出火毒，5日后即可过滤取酒液服用。每次饮服15～30毫升，每日服3次。

功效主治 益肾养血。主治肾阳虚、精血不足、瘀血停滞所致的经闭、月经过多、带下诸症，阳虚精血不足而致的不孕、不育症。

当归桃仁酒

原　料 当归、桃仁各100克，黄酒1000毫升。

制用法 将前2味捣碎，置容器中，加入黄酒，密封，浸泡7日后，过滤去渣，即成。每次服30毫升，每日服2次。

功效主治 破血行瘀，润燥滑肠。适用于闭经、瘀血作痛、血燥便秘等症。

带下病

身体健康的女性阴道内有少量白色无臭味的分泌物，以润滑阴道壁黏膜，月经前后、排卵期及妊娠期量较多，而并无其他不适症状者，为生理性白带。但如果分泌物异常增多，或杂有其他色泽者，或黏稠如胶液，或稀薄如水状、秽臭，并伴有瘙痒、灼热痛等局部刺激症状，以及腰酸腿软、小腹胀痛时，即可确诊为带下病。白带异常是生殖器官疾病的一种信号，如患有滴虫性阴道炎、霉菌性阴道炎、子宫颈的炎症、息肉或癌变、子宫内膜炎、淋病等疾病时，白带可出现异常现象。

中医学认为，本病的发生多与脾虚、肾虚、肝郁及湿毒等因素相关。

四叶细辛酒

原料 四叶细辛60克，白酒500毫升。

制用法 将四叶细辛洗净，切碎，置容器中。加入白酒，密封，浸泡7日后，过滤去渣，即成。每次服10～15毫升，每日服2次。

功效主治 理气活血，祛湿散寒，祛瘀解毒。主治带下、劳伤、腰腿痛等。

木槿皮酒

原料 木槿皮60克，白酒750毫升。

制用法 将木槿皮洗净，切碎，置容器中，加入白酒，盖好，用火煮取250毫升。或用白酒浸泡7日后，过滤去渣，即成。每次服15～30毫升，每日服2次。

功效主治 清热，利湿，止带。主治妇女赤白带下。

水陆二仙酒

原料 金樱子（去子、洗净、捣碎）、芡实肉（研）各120克，米酒1000毫升。

制用法 前2味药，若用鲜果，洗净研末，干者锉细。与米酒共入净瓶内，密封，浸泡，时加振摇，待5～7日后，加盐花少许（碾细末食盐

0.1克）搅匀，隔水（重汤）蒸煮，取出收贮备用。每日2次，每次饭前饮服50毫升。

功效主治 益气补元。适用于妇女脾肾两虚、白浊带下。

鳖甲酒

原 料 鳖甲、白酒各适量。

制用法 鳖甲焙黄后研末备用。每次9克，每日1次，以酒送服。

功效主治 补肾养阴。适用于肾虚带下，如早婚或分娩次数过多而损伤肾气、带下量多、淋沥不断、腰酸胀者。

刺梨根酒

原 料 刺梨根250克，金毛狗脊120克，白酒500毫升。

制用法 将前2味洗净，切碎，置容器中，加入白酒，密封，浸泡7日后，过滤去渣，即成。每次服15～30毫升，每日服2次。

功效主治 健脾，固涩，止带。用于赤白崩带，验之临床多效。

扶桑花酒

原 料 扶桑花100克，白酒500毫升。

制用法 做米饭时，将扶桑花放在饭上蒸熟，取出晒干，放入白酒中密闭浸泡，7日后即成。每服10毫升，每日2次，温开水调服。

功效主治 清肺化痰，凉血解毒。主治赤白带下。

冬瓜子酒

原 料 冬瓜子200克，黄酒500毫升。

制用法 将冬瓜子炒黄，压碎，置容器中，加入黄酒，密封，浸泡10日后，过滤去渣，即成。每次服15～30毫升，每日服2次。

功效主治 祛湿利尿，解毒消炎，滋阴补肾。主治带下病、肾虚尿浊等。

星宿菜酒

原 料 星宿菜根30克，甜酒100毫升。

制用法 将星宿菜根洗净，切

碎，加水煎取浓汁，兑入甜酒，调匀，即成。每日1剂，分次温服。

功效主治 止带，利尿。主治带下病、月经不调、小便不利等。

松罗酒

原　料 松罗120克，甜酒50～100毫升。

制用法 将松罗烧灰，研末，置茶杯中；另取甜酒煮沸，冲入茶杯中，调匀，即成。趁热1次顿服。每日服1次。

功效主治 清热，调经，止带。主治妇女带下病。

南木香酒

原　料 南木香30克，白酒500毫升。

制用法 将上药切碎，置容器中。加入白酒，密封，浸泡7日后，过滤去渣，即成。每次服15～30毫升。每日服2～3次。

功效主治 解毒杀虫。主治带下病（阴道炎、阴道滴虫等）。

马鬃散酒

原　料 白马鬃60克，龟甲120克，鳖甲22克，牡蛎52克，黄酒适量。

制用法 将前4味共研细末，备用。每次取1～1.5克，放入酒杯中，冲入黄酒（20～30毫升），调匀，空腹服之，每日服3次。

功效主治 调经，补肾，止带。主治带下病。

乳腺炎

乳腺炎以乳房部结块、肿胀疼痛并伴发热等为主要特征，多因肝郁气滞、胃热壅滞所致，治以疏肝清胃、清热解毒、益气和营为主，常用栝楼、牛蒡子、菊花、蒲公英、金银花、漏芦、川楝子、玫瑰花、川木通等中药。

蒲公英酒

原　料 蒲公英40～50克，50度白酒500毫升。

制用法 将蒲公英洗净，切碎，置容器中，加入白酒，密封，浸泡7日后，过滤去渣，即成。每次服20～30毫升，每日服3次。

功效主治 清热解毒，消痈散结。主治急性乳腺炎、乳房肿痛等。

栝楼酒

原　料 全栝楼30克，黄酒100毫升。

制用法 将全栝楼捣烂，放入瓷杯中，冲入黄酒，再将瓷杯放在有水的蒸锅中，以小火蒸炖20分钟，去渣即成。每次温服20毫升，每日服2次。

功效主治 清热化痰，消肿止痛。主治乳腺炎初起、红肿痛热者宜用之。

菊英酒

原　料 菊花、鲜蒲公英各30克，橘核15克，白酒适量。

制用法 将上药捣烂，用白酒少量调成糊状，备用。取此药酒涂在纱布上，敷于患部，每日早晨换药1次。

功效主治 清热解毒，消痈散结。主治急、慢性乳腺炎。

蒲楼酒

原　料 全栝楼、蒲公英、夏枯草各30克，黄酒250毫升。

制用法 将前3味切碎，置砂锅内，冲入黄酒和水250毫升，置火上煎至减半，去渣备用。每次服80～100毫升，每日服3次。并以药渣外敷患处，每日换药1次。

功效主治 清热解毒，消肿散结。主治急性乳腺炎。

元宝草酒

原　料 元宝草50克，白酒50毫升。

制用法 将元宝草粗碎，置容器中，添加清水、白酒各50毫升，文火煎沸，去渣留液。口服。每日服2次，每次1/2剂。

功效主治 活血，止血，解毒。主治乳痈、跌打扭伤肿痛。

附　记 无瘀滞者忌服。孕妇慎服。

银花大黄酒

原 料 金银花 120 克，大黄 30 克，黄酒适量。

制用法 前 2 味晒干，研末。每日 3 次，每次用黄酒冲服 10 克。

功效主治 清热解毒，活血消肿。主治热毒内结型急性乳腺炎。

蛇蜕酒

原 料 蛇蜕、鹿角霜、露蜂房各 9 克，黄酒适量。

制用法 前 3 味烧灰存性，研末。口服。每日 2 次，每次用黄酒冲服 3 克。

功效主治 清热解毒，祛风除湿。主治乳房肿胀、疼痛。

附 记 露蜂房有毒。本酒不宜多服、久服，孕妇忌服。

紫花地丁酒

原 料 紫花地丁 50 克，黄酒 15 毫升。

制用法 将紫花地丁晒干，研末。口服。每日 3 次，每次用黄酒冲服药末 15 克。

功效主治 清热解毒，消肿排脓。主治热毒内结型急性乳腺炎。

苦地胆根酒

原 料 苦地胆根 9 ~ 15 克，黄酒 50 ~ 100 毫升。

制用法 将苦地胆根切碎，煎取浓汁，去渣留液。口服。每日 2 次，每次取适量黄酒冲服汁。

功效主治 清热解毒，消炎。主治急性乳腺炎。

产后腹痛

产后腹痛指分娩后至产褥期小腹疼痛，多因恶露排出困难、子宫频繁收缩所致，治以活血化瘀为主，辨证给予益气养血、温经活血、清热逐瘀等，常用当归、红花、泽兰、白芍、刘寄奴、鬼箭羽等中药。

坤草酒

原 料 坤草60克，黄酒200毫升。

制用法 将坤草切碎，置容器中，加入黄酒，煮成100毫升，去渣，备用。每日1剂，分2次服之。

功效主治 调经，活血，止痛。主治产后腹痛，兼治痛经。

当归茱地酒

原 料 当归、肉桂、川续断、干姜、川芎、黄芪、麦冬各40克，吴茱萸、干地黄各100克，芍药60克，白芷、甘草各30克，红枣20克，白酒2000毫升。

制用法 将前13味捣碎，入布袋，置容器中，密封，浸泡24小时后加水1000毫升，煎取1500毫升，过滤去渣，即成。每次食前温服15～20毫升，每日服3次。

功效主治 补虚损，止腹痛。主治产后虚损、小腹疼痛。

当归芍药酒

原 料 当归90克，白芍药120克，白茯苓、泽兰各30克，川芎、炙甘草各60克，白酒1000毫升。

制用法 将前6味捣碎，入布袋，置容器中，加入白酒，隔水煮45分钟，去渣，备用。口服。每次空腹服30毫升，每日服2次。

功效主治 活血止痛。主治产后腹痛及孕妇腹中绞痛、心下急痛等。

翅卫茅酒

原 料 翅卫茅15～30克，白酒500毫升。

制用法 将翅卫茅切碎，置容器中，加入白酒，密封，浸泡7日后，过滤去渣，即成。每次服10毫升，每日服2次。

功效主治 活血散瘀，调经镇痛。主治产后腹痛、崩中下血、风湿疼痛等。

羌活酒

原 料 羌活15克，白酒70毫升。

制用法 将羌活切碎，置容器中，添加白酒，文火煮成35毫升。温饮。每日1次，每次1剂。

功效主治 解痉止痛。主治产后中风腹痛。

鱼腥草酒

原　料 鱼腥草20克，黄酒100毫升。

制用法 将鱼腥草切碎，置容器中，添加黄酒，文火炖沸5分钟，去渣留液。每日1次，每次1剂。

功效主治 活血祛瘀，清热解毒。主治产后血瘀、小腹刺痛、按之则恶露极少、面色紫暗。

生牛膝酒

原　料 生牛膝156克，黄酒2500毫升。

制用法 将生牛膝放入黄酒中，煮取1000毫升，去渣，即可饮用。若用干牛膝根，则先用黄酒浸泡1夜，然后再煮，亦成。每次服15~20毫升，每日服1~2次。

功效主治 活血化瘀，壮筋骨，补虚损，除久疟，消肿结。适用于产后腹中苦痛、久疟、腹中有物坚痛、小儿口疮等症。

肉桂酒

原　料 肉桂94克，黄酒1500毫升。

制用法 将肉桂放入黄酒中，煮取1000毫升，去渣，即可饮用。每日服1剂，分3次饮尽。

功效主治 发汗解肌，温通经脉，活血化瘀，助阳化气，平冲降气。适用于产后腹痛、心绞痛和胃痉挛性疼痛等症。

蟹壳酒

原　料 生蟹壳、白酒各适量。

制用法 将生蟹壳烧存性，研成细末，每次服6克，以热白酒30毫升冲服，每日服2次。

功效主治 散血结，消积聚。适用于产后败血不散、结聚成块、产后子宫复旧不全、血崩腹痛、乳中生硬块等。

产后缺乳

一般情况下，分娩后2～3天产妇即有乳汁分泌，此时量少为正常现象。但如果2～3天后乳房虽胀，而乳汁却很少或乳房不胀，而乳汁点滴皆无，出现这种症状即为产后缺乳。产后缺乳可因精神抑郁、睡眠不足、营养不良、哺乳方法不当等所致。

中医学认为，产后缺乳可分为虚实两种，虚者气血虚弱，或脾胃虚弱，或分娩时失血过多，致使气血不足，影响乳汁分泌；实者肝郁气滞，气机不畅，脉道阻滞，致使乳汁运行受阻。

大枣糯米甜酒

原　料 大枣500克，糯米甜酒800毫升。

制用法 将大枣切碎，置容器中，添加糯米甜酒，每日振摇1～2次，密封浸泡1日，去渣留液。口服。每日服2～3次，每次40～50毫升。

功效主治 益气养血，通经增乳。主治气血虚弱型产后缺乳。

米酒煮虾米

原　料 米酒25～30毫升，虾米100克。

制用法 虾米入锅，加清水煮沸，入米酒，稍煮，去渣留液。口服。每日服1次，每次1剂。

功效主治 补肾，壮阳，通乳。主治产后缺乳。

鱼灰酒

原　料 鲤鱼头（瓦上烧灰）5枚，黄酒500毫升。

制用法 将鲤鱼头研末，置容器中，添加黄酒，文火煎5～7沸，去渣留液。温饮。每日服3次，每次15～20毫升。

功效主治 通乳。主治产后缺乳。

涌泉酒

原　料 王不留行、天花粉、甘

草各10克，当归7克，穿山甲5克，麦冬8克，黄酒适量。

制用法 前6味粗碎，研末。温饮。每日2次，每次取药末7克，用黄酒30毫升煎成10毫升，然后服用。

功效主治 活血通经。主治产后乳汁不下、乳痈。

猪蹄通草酒

原　料 猪蹄2个，通草30克，米酒500毫升。

制用法 前2味粗碎，置容器中，添加米酒，文火煮沸，再密封浸泡2日，去渣留液。每日1剂，慢慢饮服。

功效主治 催乳。主治产后乳汁全无或乳汁过少。

红糖花生酒

原　料 红砂糖30克，花生60克，黄酒30毫升。

制用法 花生洗净，置容器中，添加清水，文火煮至水色发白，入红砂糖、黄酒煮1分钟。口服。每日服2次，每次服1/2剂。

功效主治 益气通乳。主治产后缺乳。

奶浆参酒

原　料 奶浆参100克，白酒1000毫升。

制用法 将奶浆参洗净，切片，置于容器中，加入白酒，密封，每日摇晃3次，浸泡15日后，过滤去渣，即可。每次服10～15毫升，每日服2次。

功效主治 益脾增乳，补肝益肾。适用于产后缺乳及跌打损伤等。

猪七星酒

原　料 猪七星7个，黑芝麻30克，黄酒500毫升。

制用法 将猪七星洗净，用黄酒煎至300毫升，去渣，加入黑芝麻（先炒香、捣细），搅拌均匀，即可。每次服30～50毫升，每日服2次。

功效主治 滋养生乳。适用于产后乳汁不下。

海虾酒

原　料 海虾米、菟丝子各6克，核桃仁、棉子仁、杜仲、巴戟天、朱砂、骨碎补、枸杞子、川续断、牛膝各3克，白酒500毫升。

制用法 朱砂研细末，余为粗末，装入布袋，置于容器中，加入白酒，密封，浸泡15日后，过滤去渣，即可。每次服10～15毫升，每日服2次。

功效主治 补肾壮阳。适用于产后缺乳及阳痿、腰酸等。

通草钟乳酒

原料 通草30克，石钟乳60克，米酒400毫升。

制用法 将以上2味药加工成粗末，用纱布包，置于容器中，加入米酒400毫升，密封，隔水煮1个小时。取出，放置24小时后，过滤去渣，贮瓶备用。每次服30毫升，夏季冷服，冬季温服，每日服2次。

功效主治 通乳。适用于产后乳汁不下等。

产后体虚

产后体虚乃由于妇女平素体虚，或孕后营养不良、产时出血过多、产后过早操劳以及哺乳等因素所致。本症患者除注意合理饮食、增加营养之外，尚应保持情志舒畅，避免过度刺激。中医学认为，本症的治疗原则以调理机体、补益为主。本症有气虚、血虚、阴虚、阳虚及脾胃虚弱、肝肾不足之别，应根据病症的不同辨证施治。

乌鸡酒

原料 雄乌骨鸡1只，米酒1500毫升。

制用法 将乌骨鸡宰杀，去毛及内脏，洗净，切成小块，上锅加调料炒熟；将炒熟的鸡肉放入酒坛内，倒进米酒，加盖密封浸泡，经常摇动酒坛，5～7日即可。服用时取上清酒液，鸡肉可食用。每日服3次，每次不拘量，随意饮。鸡肉佐餐食用。

功效主治 养阴补虚。适用于妇女产后虚劳羸瘦、脾虚滑泻等。

糯米甜酒

原料 糯米4000克，冰糖500克，黄酒2000毫升，酒曲适量。

制用法 将糯米淘洗干净，蒸成米饭，取出摊开降温，待温度降至40～50℃时，撒入酒曲粉，装入酒坛，密封口，置于温暖处，5日后加入黄酒及冰糖，搅拌均匀，再封口，3日后即可。每次服50～200毫升，每日服1次。

功效主治 温中益气，补气养颜。适用于产后虚弱、面色无华、自汗，或平素体质虚弱、头目眩晕、面色萎黄、少气乏力及中虚胃病、便溏等。

泽兰酒

原 料 泽兰30克，米酒300毫升。

制用法 将泽兰与米酒以文火同煎煮，至七成，去药渣，过滤备用。不拘时，随酒量饮服。

功效主治 活血通瘀。适用于妇女产后腹痛、恶露量少滞涩、有紫黑瘀块。

母鸡黄芪酒

原 料 老母鸡1只，人参、黄芪、白术、茯苓、麻黄根、煅龙骨、煅牡蛎各30克，黄酒5000毫升。

制用法 将母鸡宰杀，去毛及内脏，洗净，切成小块；其余各药物加工成粗颗粒，装纱布袋中，扎紧袋口。将母鸡肉和药袋共同放入砂锅内，倒入黄酒，以文火煎煮，约剩酒3000毫升，去药袋和鸡肉，酒液过滤，贮瓶备用。每日服3次，每次适量温饮。鸡肉亦可随意服食。

功效主治 补益气血，强身止汗。适用于妇女产后虚弱、汗出不止。

风鸡当归酒

原 料 风干毛鸡1只，当归150克，炮姜、羌活各75克，益母草100克，红花、防风各25克，钩藤60克，白糖200克，白酒5000毫升。

制用法 将风鸡去毛及内脏，洗净，切成小块，加调料烹饪至熟，倒入酒坛；上述各药切碎，盛纱布袋内，扎紧袋口，与鸡肉同置酒坛内；倒进白酒，加盖密封，经常摇动；21日后可以启封，去药袋、鸡肉，过滤，贮存备用。每日服2次，每次饮酒20～30毫升。鸡肉加热食用。

功效主治 活血祛风，祛瘀生

新。适用于产后体虚、手足麻痹。

大补当归酒

原 料 当归、续断、麦冬、川芎各40克，白芍、吴茱萸各60克，生地100克，肉桂、甘草、白芷各30克，黄芪50克，干姜、红枣各20枚，黄酒2000毫升。

制用法 将上述药物共研碎，用纱布包，置于酒中浸泡1日；加水1000毫升，上文火煎煮，煮取1500毫升，过滤，去渣，贮瓶备用。每日服3次，每次饭前温服20毫升。

功效主治 温补气血。适用于产后气血虚弱、小腹疼痛、肢体麻木、头痛等。

杜仲肉桂酒

原 料 杜仲60克，肉桂、丹参、当归、川芎、牛膝、桑寄生、制附子、熟地黄各30克，花椒15克，白酒1.5升。

制用法 前10味捣碎，置容器中，添加白酒，每日振摇1～2次，密封浸泡7日，去渣留液。空腹温饮。每日服2～3次，每次10～15毫升。

功效主治 益肾壮腰，活血通络。主治产后脏虚、腰部疼痛、肢节不利。

附 记 附子有毒，须炮制。本酒不宜多服、久服，孕妇忌服。

灵芝龙眼酒

原 料 灵芝、黄精、何首乌各100克，龙眼肉、党参、枸杞子、黄芪、当归、熟地黄各50克，山药、茯苓、陈皮、大枣各25克，白酒7升，冰糖700克。

制用法 前13味研粉，用白酒作为溶剂进行渗漉，收集渗漉液，加冰糖溶解，再添加白酒至7升，去渣留液。口服。每日2次，每次15～25毫升。

功效主治 益气养血，健脾益肺。主治产后虚弱、身体虚弱、贫血、须发早白。

附 记 感冒发热、喉痛、眼赤、阴虚火旺者忌服。邪实体壮者慎用。忌用铁器浸酒。

忍冬酒

原 料 忍冬藤适量，木槌子60

克，甘草30克，白酒250毫升。

制用法 先将忍冬藤（生取1把）以叶入砂盆中研烂，入酒少许，调和得所，涂布肚脐四周，中心留一口。又取木槌子捣碎（不犯铁器），生甘草切碎，共入砂锅内，加水500毫升，以文武火煎至减半，再入白酒，煎十数沸，过滤去渣，即成。

功效主治 清热解毒，益气通络。主治病后及产后体虚、气短乏力，老年人用之皆宜。

山莲藕酒

原　料 山莲藕60～100克，白酒500～1000毫升。

制用法 将山莲藕切碎，入布袋，置容器中，加入白酒，密封，浸泡10日后，过滤去渣，即成。每次服10毫升，每日服2次。

功效主治 润肺滋肾，舒筋活络。主治妇女产后血虚及跌打损伤、腰腿痛。

子宫脱垂

子宫脱垂指宫颈外口达坐骨棘水平以下，子宫脱出阴道口外或阴道前后壁膨出阴道口外，多因脾虚肾亏、任带二脉固摄无权所致，治以补虚升提为主，辨证给予益气、升提、补肾、健脾、清热、利湿的中药或中药方剂，常用柴胡、升麻、八月札、金樱子、月季花、黄芪等中药。

月季花红酒

原　料 月季花30克，红酒500毫升。

制用法 将月季花放入红酒中，隔水炖沸，候温，贮瓶备用。每次服30～50毫升，每日服2次，空腹服用。

功效主治 活血调经，消肿解毒。适用于产后子宫脱垂。

大补元酒

原　料 当归、熟地、芡实、补骨脂、枸杞子各30克，杜仲、甘草、金樱子各20克，山茱萸、肉桂各15克，山药60克，50度白酒1500毫升。

制用法 将以上11味药加工成

粗末，用纱布包，置于容器中，加入50度白酒1500毫升，密封放置21日后，过滤去渣，贮瓶备用。浸泡期间每日摇晃数次。每次温服10~15毫升，每日服2~3次。

功效主治 补肾固脱。适用于子宫脱垂。

归芪升麻酒

原 料 当归10克，黄芪50克，升麻6克，白酒300毫升。

制用法 前3味切碎，置容器中，添加白酒，每日振摇1~2次，密封浸泡7~10日，去渣留液。口服。每日2次，每次15~30毫升。

功效主治 益气活血，升提固脱。主治子宫脱垂。

八月札酒

原 料 八月札50克，白酒500毫升。

制用法 将八月札洗净，切碎，稍浸，闷润至透，装入布袋，置于容器中，加入白酒，密封，浸泡20日后，即可。每次服10毫升，每日服2次。

功效主治 疏肝理气，健脾和胃，活血止痛，除烦利尿。适用于妇女子宫下坠、脱垂、痛经、肝胃气痛、腰痛、胁痛等症。

小金樱酒

原 料 小金樱100克，50度白酒500毫升。

制用法 将小金樱捣碎，用纱布包，置于容器中，加入50度白酒500毫升，密封放置7~10日后，过滤取汁，即可取用。每次服10毫升，每日服2~3次。

功效主治 散瘀活血。适用于子宫脱垂、月经不调、妇女血虚等。

第十章　骨科疾病

——强筋健骨壮体魄

跌打损伤

跌打损伤指由于外力直接打击或碰撞，导致局部气机不畅，血行阻滞，留而成瘀，甚至化热腐肉成脓化水，常见局部红肿、疼痛甚至发热。治以化瘀利水为主，辨证给予行气活血、化瘀止痛、清热解毒、利水消肿的中药或中药方剂，常用苏木、红花、桃仁、薏苡仁、牛膝、三七、凤仙花等中药。

消肿止血酒

原　料 延胡索、刘寄奴、骨碎补各 80 克，白酒 1350 毫升。

制用法 将上药共制粗末，浸入白酒内，密封，每日摇荡 1 次，15 日即成。每次服 15 毫升，每日服 2 次。

功效主治 消肿定痛，止血续筋。适用于跌打损伤、瘀血肿痛。

续筋接骨酒

原　料 透骨草、大黄、当归、白芍、土狗、红花各 10 克，丹皮 5 克，生地 15 克，土虱 30 克，自然铜末 3 克，好酒 350 毫升。

制用法 将土狗槌碎；再将上药中除自然铜末外，共制为粗末，以好酒 350 毫升煎至 175 毫升，取汁，候温备用。将药酒分成 3 份，每日用 1 份药酒，送服铜末 1 克。

功效主治 接骨续筋，止痛。适用于跌伤。

附　记 孕妇忌服。

山茶花酒

原　料 山茶花 15 克，黄酒 50 毫升。

制用法 将山茶花、黄酒共置钵内，加水适量，隔水炖沸，候温饮用。每日1～2剂。

功效主治 凉血止血，散瘀消肿。适用于跌打损伤、瘀血肿痛。

三七红花酒

原　料 参三七、红花、川芎、乌药、乳香、防风、干姜、肉桂、姜黄、生地黄、当归身、落得打、五加皮、川牛膝、牡丹皮、延胡索、海桐皮各15克，好白酒2500毫升。

制用法 将上药制为粗末，用纱布袋包好，放入酒坛内，加入白酒，隔水煮沸1小时，候冷，密封贮存，5日后即可饮用。每服20～30毫升，每日2次。

功效主治 行气活血，消肿止痛。适用于跌打损伤、气滞血瘀、筋骨疼痛等。

紫金标酒

原　料 紫金标50克，白酒500毫升。

制用法 将紫金标制为粗末，浸入白酒内，密封，5～7日即成。每服10毫升，每日2次。

功效主治 通经活络，祛风湿，止痛。主治跌打损伤、慢性腰腿痛、风湿性关节炎、月经不调等。

金雀花酒

原　料 金雀花10克，黄酒100毫升。

制用法 将金雀花放入黄酒内，隔水炖沸，候温饮服。每日1剂，早、晚分服。

功效主治 滋阴和血，祛风健脾。主治跌打损伤、劳热咳嗽、带下等。

二花白矾酒

原　料 红花、凤仙花各50克，白矾少许，白酒100毫升。

制用法 前3味粗碎，置容器中，添加白酒，密封浸泡1～2日，去渣留液。外用。隔日1次或每日1次，每次用纱布浸酒敷肿胀处，保持纱布湿润。

功效主治 消肿止痛。主治跌打损伤。

三皮郁金酒

原　料 紫荆皮、牡丹皮、五加

皮、郁金、乌药、川芎、延胡索各30克，桂枝、木香、制乳香、闹羊花、羌活各15克，白酒500毫升。

制用法 前12味切碎，置容器中，添加白酒，文火煮约1小时，候冷，去渣留液。口服，不拘时候，随量饮用。

功效主治 活血止痛。主治跌打损伤、疼痛不止。

附　记 闹羊花有毒。本酒不宜多服、久服，孕妇及体虚者忌服。

内伤白酒

原　料 红花、桃仁、秦艽、续断、木香、砂仁、威灵仙各15克，当归、五加皮、牛膝各45克，骨碎补、胡桃仁、杜仲各30克，白酒5升。

制用法 前13味切碎，置容器中，添加白酒2.5升，密封，隔水文火煮4小时，候冷，再置容器中，添加白酒2.5升，每日振摇1~2次，密封浸泡3日，去渣留液。每日服2次，每次15~30毫升。

功效主治 行气，活血化瘀。主治跌打损伤及劳太过，症见四肢筋骨疼痛、步履乏力等。

附　记 桃仁有小毒。本酒不宜多服、久服，痰火积热、阴虚火旺者及孕妇忌服。

风伤擦剂

原　料 制川乌、制草乌、制天南星、制半夏、红花、川芎、当归、泽兰各15克，桃仁、白芍、木瓜、制乳香、制没药、威灵仙各20克，花椒12克，肉桂10克，樟脑粉20克，冬青油适量，75%的乙醇1500毫升。

制用法 前16味研末，置容器中，添加乙醇，密封浸泡30日，去渣留液，入樟脑粉、冬青油搅拌溶解。外用。每日3~4次，每次取酒涂擦患处。

功效主治 活血化瘀，消肿止痛。主治跌打损伤、筋肉肿痛。

附　记 乌头有大毒，天南星、半夏有毒，均须炮制。樟脑有毒，桃仁有小毒。本酒不宜内服、多用、久用，孕妇忌用。

没药鸡子酒

原　料 制没药15克，生鸡子

黄3枚，白酒1升。

制用法 前1味粗碎，与生鸡子黄共置容器中，添加白酒，文火煮沸，去渣留液。温饮，不拘时候，随量饮用。

功效主治 散血祛瘀，消肿止痛。主治跌打损伤、金疮、筋骨疼痛。

散血破瘀酒

原 料 防风、羌活、桂枝各3克，连翘、当归、柴胡各6克，苏木5克，水蛭9克，麝香0.1克，白酒1升。

制用法 前8味切碎，置容器中，添加清水200毫升，文火煎至减半，去渣留液，入白酒、麝香搅匀。空腹口服。每日服2次，每次15～30毫升。

功效主治 破血散瘀，理气止痛。主治跌打损伤、瘀血肿痛、不能饮食。

附 记 水蛭有小毒。本酒不宜多服、久服，孕妇忌服。

见血飞酒

原 料 见血飞30克，青风藤、大血藤、小血藤各15克，白酒500毫升。

制用法 前4味粗碎，置容器中，添加白酒，每日振摇1～2次，密封浸泡10日，去渣留液。每日2次，每次饮服10～15毫升。

功效主治 祛风散寒，活血舒筋。主治跌打损伤、风湿麻木。

附 记 孕妇不宜多服。

大黄杏仁酒

原 料 酒大黄30克，杏仁20粒，黄酒1碗。

制用法 将杏仁去皮、尖，与酒大黄共同加工成细末；加入黄酒，用文火煎至六成，去渣，备用。每日1次，顿服。

功效主治 活血化瘀，解毒。适用于从高处坠落，或木石压伤，致瘀血凝滞、气绝欲死、肿胀疼痛、呼叫不得以及骨折等。

茴香补骨脂酒

原 料 小茴香、补骨脂、肉桂各30克，黄酒适量。

制用法 将上述3味药共研细末，备用。每日2次，每次取药末6克，以黄酒适量调服。

功效主治 活血理气，益肾。适用于跌打坠堕、腰部疼痛等。

芎七酒

原　料 川芎、三七各20克，牛膝、生地、薏苡仁、羌活、海桐皮、五加皮、地骨皮各15克，白酒2000毫升。

制用法 将上述药拣净，置于白酒中，密封浸泡，每隔5～7日搅拌或摇动1次，30日后滤取上清液饮服。每日2次，每次15毫升，温服。

功效主治 活血化瘀，通络止痛。适用于各种关节疼痛、跌打损伤、瘀血肿痛等。

附　记 软组织损伤、瘀血肿痛者，亦可用此酒轻轻外擦或敷治。

一味三七酒

原　料 三七10～30克，白酒500毫升。

制用法 将三七粉碎为粗粉，置于白酒中浸泡7日后，取汁服用。每日服2～3次，每次5～10毫升。

功效主治 活血止血，消肿止痛。适用于跌打损伤、瘀阻疼痛。

通络酒

原　料 柴胡、五灵脂、穿山甲各15克，制香附、松子各12克，当归18克，赤芍、白芍各6克，甘草9克，白酒1000毫升。

制用法 将上述药物碾碎，浸于酒中，密封，经常摇动，20日后过滤去渣，即可。每日服2次，每次30毫升。

功效主治 散瘀活血。适用于新旧跌打损伤、胸胁瘀肿疼痛。

五华跌打药酒

原　料 生南星、生半夏、生草乌、生川乌各250克，五加皮、川芎各120克，杨梅树皮、三椏苦、毛冬青、蘗葱根、土大黄各500克，白酒15升。

制用法 将诸药捣碎放入干净容器中，加入白酒，密封浸泡7日以上即成。用药酒湿敷或外擦患处，每日涂擦3～5次。

功效主治 活血化瘀，消肿止痛。治跌打肿痛、无名肿毒。也可用于治疗流行性腮腺炎等病症。

附　记 只供外用，切忌内服。

苏木行瘀酒

原料 苏木70克，酒500毫升。

制用法 将苏木捣细碎，加水、酒各500毫升，煎取500毫升。每日1剂，分早、午、晚及临睡空腹各饮1次。

功效主治 活血祛瘀，止痛消肿。适用于跌打损伤及肿痛。

附记 孕妇忌服。

骨折脱位

骨折一般是由外伤所致，有闭合性骨折和开放性骨折两种类型。现场急救处理以局部固定为主，如有伤口，应以消毒纱布或干净布覆盖并加压包扎。治疗原则有复位、固定和功能锻炼三个方面。本病患者可同时选用下述酒剂，以利于病体的康复。

脱臼指关节骨端脱离正常位置，多由外力所致，常见局部疼痛、肿胀及活动障碍、关节畸形等，治以活血舒筋为主，辨证给予行气活血、化瘀止痛、和营生新、续筋接骨、益气养血、补益肝肾的中药或中药方剂，常用三七、木瓜、延胡索、当归、何首乌、羌活、黄芪、熟地黄等中药。

接骨至神酒

原料 羊踯躅（炒黄）、红花、大黄、当归、赤芍各9克，牡丹皮6克，生地15克，地鳖虫（捣碎连汁）10个，土虱（捣烂）30个，自然铜末（后下）3克，黄酒300毫升。

制用法 将前9味捣烂，入黄酒同煎，然后入自然铜末调服之。

功效主治 续筋接骨。主治跌打损伤、手足断折。

整骨麻药酒

原料 制草乌10克，当归、白芷各7.5克，白酒适量。

制用法 将前3味共研细末，备用。每取药末2克，用白酒50毫升，共入瓷杯中，煮沸，候温服之。

功效主治 麻醉止痛，活血消肿。主治跌打损伤、骨折、脱臼、红肿疼痛、整骨复位疼痛难忍。

少林五香酒

原　料　丁香、木香、乳香、檀香、小茴香各6克，当归30克，川芎、苏木、牛膝各24克，红花15克，白酒500毫升。

制用法　将上药切碎，与白酒同置入容器中，密封浸泡10日后再深埋入地下1个月即成。用药酒少许外搽患处。

功效主治　活血祛瘀，通络止痛。适用于外伤后红肿、骨折脱位、闪腰岔气。

附　记　孕妇忌服。

茴香樟脑酒

原　料　小茴香、樟脑各15克，丁香、红花各10克，白酒300毫升。

制用法　前4味粗碎，置容器中，添加白酒，每日振摇1～2次，密封浸泡10日，去渣留液。外用。每日2～3次，每次用消毒棉球蘸本酒涂擦患处。

功效主治　行气活血止痛。治骨折后局部肿胀。

附　记　樟脑有毒。本酒不宜内服、多用、久用，孕妇忌用。

二乌透骨酒

原　料　制川乌、制草乌、透骨草、伸筋草、艾叶、山柰各20克，红花、桃仁、冰片、细辛、桂枝各10克，制乳香40克，95%的乙醇2.5升。

制用法　前12味研末，置容器中，添加乙醇，每日振摇1～2次，密封浸泡15～30日，去渣留液。

功效主治　活血化瘀，消肿止痛。适用于骨折延期愈合，踝、跟骨骨质增生，关节损伤后遗症，腱膜炎，关节肿痛。外用。每日2次，每次取药酒或用毛巾浸透热敷患处。

附　记　乌头有大毒，须炮制；桃仁、细辛有小毒。本酒不宜内服、多用、久用，孕妇禁用，阴虚血亏及胃有郁火者忌用。

红花饮

原　料　红花、苏木、当归各10克，白酒50毫升，红糖适量。

制用法　先煎红花、苏木20分

钟，再加入当归、白酒，煎 20 分钟，去渣取汁，兑入红糖搅拌均匀，分为 3 份。每日 3 次，每次 1 份，饭前温服，连服 3～4 周。

功效主治 活血化瘀，通络止痛。适用于骨折血肿疼痛，也可治妇女痛经。

丹参川芎鱼骨酒

原 料 川芎、丹参各 50 克，红花 15 克，鱼骨 20 克，白酒 250 克。

制用法 先将鱼骨用菜油煎至黄色酥脆，与其余各药共研末，装入纱布袋，放酒中密封浸泡 7 日，去药袋即可。每日服 2 次，每次 25 毫升。连服 15 日。

功效主治 活血化瘀，消肿止痛。适用于骨折肿胀疼痛。

骨碎补酒

原 料 骨碎补、川断各 15 克，枸杞子、杜仲各 10 克，白酒 500 毫升。

制用法 将上述药放入酒中浸泡 15 日，取酒饮服。每日服 2 次，每次 20 毫升。

功效主治 补肝肾，壮筋骨。适用于老年人及体质虚弱者骨折。

新伤药酒

原 料 黄芩 50 克，生大黄、血通各 40 克，三棱、莪术各 25 克，黄檗、白芷、羌活、独活、川芎、红花各 20 克，延胡索 10 克，45% 的乙醇适量。

制用法 将诸药研成粗粉，分装入若干个纱布袋内，放入酒坛内，每 50 克药粉加 45% 的乙醇 500 毫升，密封浸泡，每周翻动药袋 1 次，30 日后即可。将药水浸于棉花或纱布上敷患处，每日换药数次。

功效主治 散瘀退热，消肿止痛。适用于各种闭合性骨折、脱位和软组织损伤初期有肿痛瘀血者。

壮筋补血酒

原 料 当归、枸杞子各 45 克，三七、杜仲、熟地黄、木瓜、五加皮各 30 克，续断 23 克，沉香 7.5 克，黄芪 22 克，人参、何首乌、羌活、独活各 15 克，红花 4.5 克，冰糖 250 克，高粱酒 2.5 升。

制用法 前 15 味捣碎，置容器中，添加高粱酒，每日振摇 1～2 次，密封浸泡 15 日，去渣留液，入冰糖溶解。每日2次，每次口服30毫升。

功效主治 养血舒筋，益肾壮骨，祛风除湿。主治骨折、脱位、整复后筋骨虚弱乏力。

附记 孕妇忌服。忌食萝卜、莱菔子、生葱、大蒜、藜芦等。忌用铁器浸酒。少数人服用何首乌可出现肝损害、皮肤过敏、眼部色素沉着、腹痛、泄泻等症状，应立即停用。

扭闪挫伤

扭闪挫伤指外力间接迫使肢体和关节周围的筋膜、肌肉、韧带过度扭曲、牵拉，引起局部气血涩滞不行，兼感风寒湿邪，常见局部疼痛、肿胀、酸楚、活动受限等症状，治以舒筋活络为主。辨证给予行气活血化瘀、祛风散寒除湿等，常用土鳖虫、红花、大黄、肉桂、泽兰等中药。

闪挫止痛酒

原料 当归6克，川芎3克，红花1.8克，茜草、威灵仙各1.5克，白酒50毫升。

制用法 将前5味捣碎，置容器中，加入白酒，密封，浸泡7日后，过滤去渣，即成。随时随量饮之，不醉为度。取药渣外敷伤处。

功效主治 祛瘀消肿。主治扭闪挫伤，包括皮下组织、肌肉、肌腱、筋膜、关节囊、韧带（腱鞘、滑液囊、椎间盘纤维环、关节软骨盘）、血管、周围神经等组织受伤后发生肿胀疼痛，功能活动障碍等症状。

附记 有明显出血现象者不宜服用本药酒。

地鳖红花酒

原料 地鳖虫、红花各10克，白酒200毫升。

制用法 上药入白酒，以文火煎约30分钟，过滤去渣，备用。上剂分3份，每日1次，每次服1份。

功效主治 活血通络，祛瘀止痛，续筋骨。主治急性腰扭伤。

参胡杜仲酒

原料 党参、延胡索、木香、

肉桂、杜仲、丑牛、小茴香各60克，白酒和75%的乙醇各适量。

制用法 将前7味共研细末，备用。口服：每次取药末1克，用白酒适量送服，每日服3次。外用：每取药末1克，用75%的乙醇50毫升调匀，揉擦患处半小时，每日揉擦2次。

功效主治 益气温经，理气止痛。主治挫、扭伤筋不能屈伸。

大黄红花酒

原　料 生大黄、红花、延胡索各30克，白酒500毫升。

制用法 前3味研末，置容器中，添加白酒，每日振摇1～2次，密封浸泡14日，去渣留液。每日2次，每次饮服30～50毫升。同时将药渣炒热，外敷患处。

功效主治 活血化瘀，理气止痛。主治软组织损伤、扭闪挫伤、跌打损伤。

伤痛灵擦剂

原　料 三七、三棱、当归各70克，红花、樟脑各120克，制川乌、制草乌、五加皮、木瓜、牛膝各50克，六轴子20克，70%的乙醇6升。

制用法 前11味捣末，置容器中，添加乙醇，每日振摇1～2次，密封浸泡7日，去渣留液。外用。每日2～3次，每次用消毒棉球蘸本酒涂擦伤处。

功效主治 祛风除湿，活血化瘀，理气止痛。主治急性软组织损伤、慢性损伤急性发作。

附　记 乌头有大毒，须炮制；樟脑、六轴子有毒。本酒不宜内服、多用、久用，孕妇忌用。

桂枝当归酒

原　料 桂枝15克，当归、川芎、红花各10克，透骨草30克，75%的乙醇300毫升。

制用法 前5味粗碎，置容器中，添加乙醇，密封浸泡1日，去渣留液。外用。每日4～6次，每次用酒搓洗伤处。

功效主治 活血通络，舒筋止痛。主治跌打损伤或运动时膝、踝关节扭挫伤，肩部肿胀疼痛，皮下出血或瘀斑青紫，不能站立。

附　记 孕妇忌用。

三棱跌打酒

原料 赤芍13克，当归10克，生地黄、莪术、三棱、刘寄奴、泽兰、泽泻、川芎、桃仁各8克，红花、苏木各6克，土鳖虫4克，三七1克，白酒1升。

制用法 前14味粗碎，置容器中，添加白酒，每日振摇1～2次，密封浸泡45日，去渣留液。每日2次，每次服10～15毫升。

功效主治 消积化瘀止痛。主治闪挫腰痛、扭伤、关节痛、跌打损伤、积瘀肿痛。

附记 桃仁、土鳖虫有小毒。本酒不宜多服、久服，孕妇忌服。

骨质增生

骨质增生指增生、肥大的骨质压迫周围组织和韧带，导致局部酸胀样疼痛，触则痛甚，活动受限，多由风寒湿邪瘀阻所致。治以祛风除湿、温经散寒、活血化瘀为主，常用木瓜、辣椒、制乳香、威灵仙、淫羊藿、制乌头、川芎、桑寄生、细辛、蜈蚣、伸筋草等中药。

二乌骨刺酒

原料 制川乌、制草乌、制附子、桂枝、川芎、白芍、木瓜各50克，当归、红花、透骨草、炮穿山甲各30克，延胡索70克，蜈蚣10条，土鳖虫20克，甘草10克，55度白酒2.5升。

制用法 前15味粗碎，置容器中，添加白酒，每日振摇1～2次，密封浸泡15日，去渣留液。每日2次，每次5～15毫升。病在下部食前服，病在上部食后服。同时加外用，先取本酒、食醋各50毫升，冲入开水2～2.5升，趁热先熏后洗再浸泡患处，每次30分钟，每日1～2次，洗后再用此酒揉擦患部15分钟。

功效主治 温经化湿，理气活血，搜风通络，缓急止痛。治各部位骨质增生。

附记 乌头有大毒，附子有毒，均须炮制。全蝎有毒，土鳖虫有小毒。本酒不宜多服、久服，孕妇忌服。

辣椒酒

原料 尖辣椒50克，白酒250毫升。

制用法 将尖辣椒切碎，浸入白酒内，密封，7日后即成。每取药酒适量，涂擦患处，每日2~3次。

功效主治 温中散寒，祛湿通络。治骨质增生、风湿痛、冻疮、斑秃等。

苁蓉骨刺酒

原料 肉苁蓉20克，秦艽、淫羊藿、狗脊、骨碎补、熟地黄各15克，桑寄生、三七、威灵仙、制附子各10克，白酒1升。

制用法 前10味粗碎，置容器中，添加白酒，每日振摇1~2次，密封浸泡14日，去渣留液。每日2次，每次服10~20毫升。

功效主治 补益肝肾，强筋壮骨，祛风除湿。适用于骨质增生症、局部关节疼痛、转侧不利。

附记 附子有毒，须炮制。本酒不宜多服、久服，孕妇及体虚胃溃疡者忌服。

复方当归酒

原料 红花、制何首乌各55克，当归、鸡血藤各80克，白酒1升。

制用法 前4味洗净，置容器中，添加白酒，每日振摇1~2次，密封浸泡10日，去渣留液。每日2次，每次服10~20毫升。

功效主治 活血化瘀止痛。主治骨质增生疼痛。

附记 忌用铁器浸酒。少数人服用何首乌可出现肝损害、皮肤过敏、眼部色素沉着、腹痛、泄泻等症状，应立即停用。

强骨灵酒

原料 熟地黄、骨碎补各30克，淫羊藿、肉苁蓉、鹿衔草、鸡血藤、莱菔子、延胡索各20克，白酒2升，白砂糖100克。

制用法 前8味粗碎，置容器中，添加白酒，每日搅拌1~2次，密封浸泡7日，去渣留液，入白砂糖溶解，再密封浸泡14日，每日振摇1～2次。每日2次，每次服10～20毫升。

功效主治 通经活血，益肾补骨，理气止痛。主治增生性膝关节痛。

骨质增生酒

原　料 威灵仙、透骨草、杜仲、牛膝、穿山甲、丹参、白芥子各30克，白酒2升。

制用法 前7味研末，置容器中，添加白酒，每日振摇1～2次，密封浸泡20日，去渣留液。每日3次，每次服15～20毫升。

功效主治 补益肝肾，通经脉，行气血，濡筋骨。治骨质增生。

消赘药酒

原　料 当归、川椒、红花各10克，续断、防风、乳香、没药、生草乌各15克，海桐皮、荆芥各20克，透骨草30克，樟树根50克，白酒2500毫升。

制用法 将上述药共研为粗粉，纱布袋装，扎口，白酒浸泡。14日后取出药袋，压榨取液，将榨取液与药酒混合，静置，过滤，即可。每次用双层纱布浸渍药酒后湿敷患处，每日或隔日1次，并外加红外线照射，每次40分钟。10次为1个疗程。

功效主治 祛风除湿，消赘止痛。适用于骨刺及局部关节疼痛、转侧不利等。

附　记 不能内服，只能外用。

益肾补骨酒

原　料 骨碎补、熟地黄、何首乌、党参各25克，当归、川续断各20克，自然铜（煅）15克，白酒1000毫升。

制用法 将上述药共研为粗粉，纱布袋装，扎口，置于容器中，白酒浸泡。7日后取出药袋，压榨取液。将榨取液与药酒混合，静置，过滤后即可服用。每次服10～15毫升，每日服3次。

功效主治 补肝肾，益气血，壮筋骨。适用于腰椎退行性变、腰肌劳损、骨折中后期。也可用于颈椎病、软组织损伤，慢性风湿性关节炎等。

关节炎

风湿性关节炎是一种常见疾病，以关节疼痛（以双膝关节和双肘关节为主）、酸楚、麻木、重着、活动障碍等为主要临床症状，常因气候变化、寒冷刺激、劳累过度等为诱因而发作。发作时患部疼痛剧烈，有灼热感或自觉烧灼而扪之不热。本病迁延日久，可致关节变形甚至弯腰驼背，渐至足不能行，手不能抬，日常生活不能自理，严重者危及心脏，可引起风湿性心脏瓣膜病，应引起高度重视。本病的发病原因尚未明确，但一般认为，可能与甲型溶血性链球菌感染后引起机体的变态反应有关。

中医学认为，风湿性关节炎是由于机体内在正气虚，阳气不足，卫气不能固表，以及外在风、寒、湿三邪相杂作用于人体，侵犯关节所致。临床症状为肢体关节、肌肉、筋骨发生疼痛、肢麻沉重、屈伸不利，受凉及阴雨天加重，甚至关节红肿、发热等。

雪莲花蜈蚣酒

原料 雪莲花1株，蜈蚣4条，白酒500毫升。

制用法 将雪莲花、蜈蚣浸入白酒内，密封贮存，经常摇荡，7日后即成。每服10～30毫升，每日1次，炖热温服。

功效主治 祛风散寒，活血调经。主治风湿性关节炎。

当归松叶酒

原料 新鲜松叶50克，当归75克，白酒1.5升。

制用法 前2味捣碎，置容器中，添加白酒，每日振摇1～2次，密封浸泡7日，去渣留液。口服，不拘时候，随量饮用。

功效主治 祛风散寒，补血活血。适用于感受风寒、关节疼痛、肢体不遂。

防风茜草酒

原料 防风、茜草、苍术、老鹳草各25克，白酒1升。

制用法 前4味切碎，置容器中，添加白酒，每日振摇1～2次，密封浸泡7日，去渣留液。每日服3次，每次饮服15毫升。

功效主治 祛风除湿。主治风湿性关节炎。

抗风湿酒

原 料 五加皮、麻黄、制川乌、制草乌、甘草、木瓜、红花、乌梅各20克，白酒1升。

制用法 诸药捣碎，置容器中，添加白酒，每日振摇1～2次，密封浸泡10日，去渣留液。每日3次，每次饮服10毫升。

功效主治 舒筋活血，祛风除湿。主治风湿性关节炎。

附 记 乌头有大毒，须炮制。本酒不宜多服、久服，孕妇忌服。

独活南藤酒

原 料 独活、石南藤各30克，防风20克，制附子、制川乌15克，米酒1升。

制用法 前5味洗净，加米酒，每日振摇1～2次，密封浸泡7日，去渣留液。每日2次，每次饮服5毫升。

功效主治 祛风散寒，除湿止痛。治风寒湿痹、关节疼痛、屈伸不利。

附 记 川乌有大毒，附子有毒，均须炮制。本酒不宜多服、久服，孕妇忌服，阴虚火旺者慎服。

胡蜂酒

原 料 鲜胡蜂100克，白酒1升。

制用法 前1味粗碎，置容器中，添加白酒，每日振摇1～2次，密封浸泡21日，去渣留液。每日服2次，每次10～15毫升。

功效主治 祛风除湿。治急性风湿痛、风湿性关节炎。

茵芋萆薢酒

原 料 茵芋、萆薢、花椒、狗脊、肉桂、制附子各30克，牛膝、石斛、生姜各45克，白酒2升。

制用法 前9味捣碎，置容器中，添加白酒，每日振摇1～2次，密封浸泡5～7日，去渣留液。空腹温饮。每日服2次，每次10～15毫升。

功效主治 祛风除湿，强筋壮骨，散寒止痛。主治风寒湿痹、肌肤麻木不仁、筋骨疼痛等。

附　记 附子有毒，须炮制；茵芋有毒。本酒不宜多服、久服，孕妇忌服，阴虚而无风湿实邪者禁服。

草乌威灵酒

原　料 制草乌 50 克，威灵仙 100 克，穿山龙 150 克，40 度白酒 1.5 升。

制用法 前 3 味捣碎，置容器中，添加白酒，每日振摇 1～2 次，密封浸泡 7～10 日，去渣留液。每日 2 次，每次服 20～30 毫升。

功效主治 祛风除湿，舒筋活络。主治风湿性关节炎。

附　记 草乌有大毒，须炮制。本酒不宜多服、久服，孕妇忌服。

海风藤酒

原　料 海风藤、地枫皮各 50 克，白酒 1 升。

制用法 前 2 味捣碎，置容器中，添加白酒，每日振摇 1～2 次，密封浸泡 14 日，去渣留液。每日 2 次，每次服 10～15 毫升。

功效主治 祛风除湿，通经络，止痹痛。主治风湿性关节炎、沉重麻痹、筋骨疼痛、支气管哮喘、支气管炎等。

附　记 地枫皮有小毒。本酒不宜多服、久服，孕妇忌服。

生地黄酒

原　料 生地黄、生牛蒡根各 500 克，大豆 5000 克，白酒 1500 毫升。

制用法 将大豆炒香，生地黄、牛蒡根洗净切片，共装入干净纱布袋中，浸入白酒内，密封贮存，7 日后即成。每服 20～30 毫升，每日 2 次。同时可取适量药酒外擦关节肿痛处。

功效主治 凉血活血，祛风止痛。主治历节风、关节红肿、肢节拘挛疼痛等症。

附　记 风湿热初起者不宜服用。

五加当归酒

原　料 五加皮 150 克，当归 100 克，地榆 30 克，川牛膝 60 克，曲200克，糯米5500克。

制用法 将五加皮煎汁，和曲、米如常法酿成酒，再把当归、川牛膝、地榆浸酒中煮数百沸，去渣，贮存。每日服3次，每次服5～20毫升。

功效主治 祛风化湿，强筋通络。适用于小便不利、下肢痿弱、脚气水肿、腰膝酸痛、骨节拘挛、阳痿精寒、皮下肿满等症。

附　记 阴虚火旺者禁用。

关节炎酒

原　料 枸杞子、杜仲、乌蛇、牛膝各9克，芡实、红花、火焰子、当归、木瓜、党参各6克，白酒500毫升。

制用法 将前10味药放入60度白酒中，密封，浸泡7日后即可饮用。每次服10毫升，每日服2次。

功效主治 活血祛风，强壮筋骨。适用于风湿性关节炎等症。

三花酒

原　料 当归25克，台参、桑寄生、白芍、木瓜、茯苓、钩藤、桂圆肉、红枣各30克，防风、川芎、桂尖、秦艽、炙甘草各15克，川牛膝、焦白术、苍术各18克，熟地黄60克，三花酒1500毫升。

制用法 将以上18味药捣碎，置于容器中，加入三花酒，密封，浸泡30日后，去渣即可。每日早、晚各服1次，每次服30～60毫升。

功效主治 调和气血，祛风除湿，舒筋通络。适用于风湿筋骨痛及半身不遂。

黑芝麻生姜酒

原　料 黑芝麻（炒）50克，薏苡仁（炒）25克，生姜、地黄各3克，白酒1000毫升。

制用法 将前4味药加工粉碎，搅拌均匀，装入纱布袋，扎好，放入白酒中，密封。春夏季浸泡5日，秋冬季浸泡7日，即可饮用。每次服20毫升，每日服1次，临睡前空腹温饮。

功效主治 祛风除湿。适用于风湿痹痛、脚膝乏力、筋挛急痛等症。

大蚂蚁酒

原　料 大蚂蚁60克，白酒500毫升。

制用法 将大蚂蚁放入白酒中，密封，浸泡半月后即可饮用。每次服15～30毫升，每日服2次。

功效主治 祛风止痛，通经活络，强筋壮骨。适用于风湿痹痛、手足麻木、全身窜痛、末梢神经炎、周围神经炎等症。

枳壳秦艽酒

原 料 炒枳壳、丹参、续断、秦艽（去苗）、独活、肉苁蓉各15克，松叶50克，白酒1250毫升。

制用法 将前7味药加工粉碎，装入纱布袋，扎好，放入白酒中，密封，浸泡7日后即可饮用。不拘时，每次温饮10毫升。

功效主治 理气宽中，行滞消胀。适用于治疗吹风瘙痒、皮中如虫行之状。

愈风酒

原 料 海蛰360克，黑大豆、嫩桑枝各120克，新鲜松针200克，陈年黄酒3500毫升。

制用法 将上述各药切碎，用布袋盛，扎紧袋口，置于容器中，倒入黄酒，密封后放锅中隔水煮1～2小时，取出候凉，再浸泡5日即可服用。每日服2～3次，每次服20～30毫升，或随量饮服。

功效主治 祛风湿，通气血，化痰瘀，利小便。适用于风湿痰瘀滞、关节筋骨疼痛等。

杜仲萆薢酒

原 料 萆薢、杜仲各20克，枸杞根皮25克，白酒500毫升。

制用法 将萆薢、杜仲（去粗皮，炙）、枸杞根皮（洗净）加工粉碎，放入白酒中，密封，隔水文火煮2小时许，稍冷后即可饮用。不拘时，温热饮，常至微醉即可。

功效主治 补肾除湿。适用于风湿腰痛、久湿痹不散等症。

腰腿疼痛

腰腿疼痛主要表现为腰腿部疼痛不适，与感受风寒湿邪、劳力扭伤、久病体虚、房事过度有关，常用祛风除湿、温经通络、缓急止痛、滋补肝肾等法治疗。常用生地黄、肉桂、制附子、牛膝、茵芋、羌活、防风、丹参、川芎、杜仲、黄芪、肉苁蓉等中药。

凤仙花枸杞酒

原 料 凤仙花15克，枸杞子50克，白酒500毫升。

制用法 将凤仙花、枸杞子浸入白酒内，密闭贮存，经常晃动，15日后即成。每服20～50毫升，每日1～2次，炖热温服。

功效主治 养肝补肾，祛风消肿，活血止痛。适用于风湿腰痛、肾虚腰痛。

当归牛膝酒

原 料 当归、牛膝各15克，羌活、巴戟、石斛、生姜各10克，川椒2.5克，白酒750毫升。

制用法 将上药共制粗末，用纱布包好，浸入白酒内，密封贮存，每日摇荡1次，7～10日即成。每服10毫升，每日3次，饭前温服。

功效主治 补肾壮腰，祛风除湿。适用于风湿腰痛、行立不利等。

千年健酒

原 料 千年健100克，白酒1升。

制用法 将千年健粗碎，置容器中。添加白酒，每日振摇1～2次，密封浸泡7～10日，去渣留液。每日2次，每次服15～20毫升。

功效主治 祛风除湿，强筋壮骨，祛痹止痛。主治风湿痹痛、腰膝冷痛、筋骨乏力、下肢拘挛麻木。

川乌杜仲酒

原 料 杜仲、羌活、制附子、萆薢、五加皮、续断、防风各40克，制川乌、地骨皮、肉桂、川芎、秦艽、石斛、桔梗各30克，炮姜、炙甘草、栝楼根各20克，花椒15克，细辛25克，白酒2升。

制用法 前19味捣碎，置容器中，添加白酒，每日振摇1～2次，密封浸泡5～7日，去渣留液。空腹温饮。每日服3次，每次10～15毫升。

功效主治 补肾壮阳，强腰止痛，祛风除湿。治肾虚腰痛、风寒腰痛、久坐湿地所致的腰痛、坠伤腰痛。

附　记 川乌有大毒，附子有毒，均须炮制。细辛有小毒。本酒不宜多服、久服，孕妇忌服。

加味地黄酒

原　料 熟地黄250克，人参50克，黄芪100克，当归、地龙各30克，穿山甲片、三七各20克，白酒2升。

制用法 前7味研末，置容器中，添加白酒，每日振摇1～2次，密封浸泡15日，去渣留液。每日服2次，每次服15～20毫升。

功效主治 益气养血，疏通经络。治腰痛、坐骨神经痛。

附　记 忌食萝卜、莱菔子、生葱、大蒜、藜芦等。

车前葱枣酒

原　料 车前草7棵，葱白7棵，大枣7枚，白酒500毫升。

制用法 前3味切碎，置容器中，添加白酒，密封，隔水文火煮至250毫升，去渣留液。每日服3次，每次饮服25～30毫升。

功效主治 利水清热，通阳解毒。治湿气腰痛。

白石英酒

原　料 白石英、薏苡仁、牛膝各150克，石斛100克，续断、茵芋、防风、制附子、肉桂、羌活、枸杞子、菝葜各60克，山茱萸30克，生地黄250克，白酒3升。

制用法 前14味捣碎，置容器中，添加白酒，每日振摇1～2次，密封浸泡5日，去渣留液。每日服3次，每次服20～30毫升。

功效主治 补虚祛风，散寒止痛。适用于风寒湿痹，筋脉拘挛、疼痛，脚弱不能行走。

附记 附子有毒，须炮制；茵芋有毒。本酒不宜多服、久服，孕妇忌服，阴虚而无风湿实邪者禁服。

补肾酒

原料 黑大豆120克，熟地黄60克，杜仲、枸杞子各40克，石斛、羌活、防风、肉桂、川芎各20克，牛膝、淫羊藿、当归、制附子、茵陈、茯苓、花椒、白术、五加皮、酸枣仁各30克，白酒2升。

制用法 前19味捣碎，置容器中，添加白酒，每日振摇1～2次，密封浸泡10日，去渣留液。空腹温饮。每日服3次，每次10～15毫升。

功效主治 补肾壮阳，祛风除湿。用于肾虚腰痛、腿脚肿痛、身体虚弱。

附记 附子有毒，须炮制。本酒不宜多服、久服，孕妇忌服。

狗脊马鞭酒

原料 狗脊40克，杜仲、续断、牛膝各30克，威灵仙20克，马鞭草15克，通草12克，白酒1升。

制用法 前7味捣碎，置容器中，添加白酒，每日振摇1～2次，浸泡10～15日，去渣留液。温饮。每日2次，每次15～20毫升。

功效主治 补益肝肾，强筋壮骨，祛风除湿。适用于肝肾阴血亏虚、风湿内侵、腰脊酸痛、下肢痿软乏力，肌肉、关节疼痛，活动屈伸不利。

威灵仙酒

原料 威灵仙300克，白酒4升。

制用法 威灵仙捣末，置容器中，添加白酒，每日振摇1～2次，密封浸泡8～10日，去渣留液。空腹温饮。每日1～2次，每次10～20毫升。

功效主治 祛风除湿，通经活络。适用于风湿痹阻、腰脚疼痛、日久不愈，也可治诸骨鲠咽。

附记 孕妇及气虚血弱无风寒湿邪者忌服。

珍珠腰痛酒

原料 珍珠母60克，杜仲50克，红砂糖30克，黄酒750毫升。

制用法 前2味捣碎，加清水适量，文火煮约30分钟，候冷，置容器中，添加黄酒、红砂糖搅匀，每日振摇1～2次，密封浸泡14日，去渣留液。每日服2～3次，每次饮服10～25毫升。

功效主治 补肾养血，舒筋壮腰。适用于腰部酸痛、体倦乏力、虚劳羸瘦。

附记 偏肾阳虚者，加肉苁蓉50克，改白酒浸药。

鹿角杜仲酒

原料 鹿角霜、杜仲各30克，补骨脂、薏苡仁、秦艽各20克，白酒1.5升。

制用法 前5味使碎，置容器中，添加白酒，每日振摇1～2次，密封浸泡15日，去渣留液。每日2次，每次服20～30毫升。

功效主治 温阳补肾，祛风除湿。主治腰膝酸痛、行走乏力。

萆薢除湿酒

原料 萆薢、杜仲各100克，地骨皮150克，白酒1.5升。

制用法 前3味粗碎，置容器中，添加白酒，密封，隔水蒸煮2小时，候冷，每日振摇1～2次，密封浸泡3日，去渣留液。每日3次，每次饮服20～30毫升。

功效主治 祛风除湿，壮腰止痛。主治风湿腰痛。

寄生地归酒

原料 桑寄生、牛膝、熟地黄、秦艽各60克，当归、杜仲各30克，米酒2.5升。

制用法 前6味使碎，置容器中，添加米酒，每日振摇1～2次，密封浸泡14日，去渣留液。每日2次，每次饮服10～30毫升。

功效主治 补益肝肾，强筋壮骨，养血祛风。主治腰膝酸疼、筋骨乏力、风湿痹痛。

羌活酒

原料 独活60克，五加皮90克，羌活、生地各150克，黑豆200克，米酒1500毫升。

制用法 将羌活、独活、五加皮捣成粗粒；生地煎浓汤，约200毫升；黑豆炒熟。将上述各药放入米酒中，黑豆趁热下，置于火上2~3沸，取下候冷，去药渣，过滤备用。每日2次，每次温饮30毫升。

功效主治 祛风湿，壮腰。适用于腰痛、俯仰困难。

蒜豉桃仁酒

原　料 蒜瓣400克，豆豉250克，桃仁250克，好白酒2000毫升。

制用法 将蒜去皮拍碎，桃仁去皮尖炒研，豆豉炒香，候冷；将3味药一同用干净纱布包好，浸入白酒内，密封贮存，秋冬7日，春夏3日，即可饮用。初用10毫升，渐增至20毫升，每日3~4次，常令有酒气相续，但不要太醉。如酒尽，可再添入白酒1500毫升，另加入尖椒30克。

功效主治 散风祛寒，舒筋和血。适用于初感腿脚软弱乏力。

杜仲故纸酒

原　料 杜仲30克，破故纸、苍术、鹿角霜各18克，白酒1000克。

制用法 将上述药加工成粗粉，浸入酒中10日，密封，经常摇动。开封后过滤去渣，取酒液饮服。每日2次，早、晚各服2小盅。

功效主治 强腰壮肾，温阳祛寒。适用于风湿腰腿疼痛。

附　记 破故纸即补骨脂的别称，有补肾、强筋骨作用。

川乌活络酒

原　料 川乌、草乌各30克，延胡索、川芎、桑枝各20克，桂枝、牛膝各12克，白酒3000毫升。

制用法 上药装入布袋内，加水适量，煎煮15分钟后，加入白酒继续煮5分钟。保持温度，在特制的治疗床上（床中央部留置方孔）熏洗腰部，每日1~2次，每次10~20分钟。也可将上药煎煮后，用毛巾蘸药汁外敷腰部，每日1~2次，每次10~20分钟。

功效主治 主治风湿性关节炎、腰腿疼痛。

附　记 注意上法使用时防止烫伤皮肤。

九味牛膝酒

原　料 牛膝、川芎、地骨皮、

五加皮、薏苡仁、杜仲、川续断各30克，甘草、生地黄各15克，海桐皮60克，冰糖30克，米酒3000毫升。

制用法 上药研制成末，装入布袋内，加米酒3000毫升，浸泡10日，取汁密封备用。每日2～3次，每次服30～40毫升或适量饮用。

功效主治 益精气，壮腰膝。常用于迁延日久之慢性腰肌劳损。

颈椎病

颈椎病多由颈部长期劳损导致，常见颈肩背部肌肉酸痛麻木，四肢伸举无力，甚至头痛眩晕、视物模糊、心前区疼痛或晕厥等症，治以活血舒筋为主，辨证给予补益肝肾、祛风散寒、活血止痛等。常用秦艽、制乌头、当归、鹿角、血竭、五加皮、红花、牛膝等中药。

羌活防风酒

原　料 羌活、防风各30克，当归15克，赤芍、姜黄、黄芪各20克，炙甘草10克，白酒1000毫升。

制用法 将上药共研为粗末，纱布袋装，扎口，白酒浸泡。14日后取出药袋，压榨取液，将榨取液与药酒混合，静置，过滤即得，装瓶备用。每次服20毫升，每日服2～3次。

功效主治 祛风胜湿，益气活血。主治颈椎病，也用于颈项、肩臂疼痛，肢麻不适或头昏目眩等。

颈椎病药酒

原　料 续断25克，骨碎补、鸡血藤、威灵仙各20克，川牛膝、鹿角霜、泽兰叶各15克，当归、葛根各10克，白酒1000毫升。

制用法 上药共研为粗末，纱布袋装，扎口，白酒浸泡。14日后取出药袋，压榨取液，将榨取液与药酒混合，静置，过滤后即得，装瓶备用。每次服20毫升，每日服2次。

功效主治 补肝肾，强筋骨，舒筋活血。治颈椎病。

茄皮鹿角酒

原 料 茄皮120克，鹿角霜60克，烧酒500毫升，红砂糖适量。

制用法 前2味粗碎，置容器中，添加烧酒，每日振摇1~2次，密封浸泡10日，去渣留液，入红砂糖溶解。口服，每日3次，随量饮用。

功效主治 补肾活血，祛风通络。治颈椎病。

龟甲蛤蚧酒

原 料 龟甲5克，蛤蚧10克，蕲蛇30克，白酒600毫升。

制用法 前3味粗碎，置容器中，添加白酒，文火煮沸，去渣留液。口服，每日3次，每次10~20毫升。

功效主治 补肾活血化瘀。治神经根型颈椎病。

附 记 蕲蛇有毒。本酒不宜多服、久服，孕妇忌服。

芎归钩藤酒

原 料 川芎、当归、钩藤各100克，菊花50克，白酒5000毫升。

制用法 将上药加入白酒5000毫升中，密封浸泡，每日摇晃1次，浸泡15~20日即可饮用，中途加适量冰糖以改善口感。每日1~2次，每次30毫升左右，或根据酒量进行调整。

功效主治 适用于头部持续眩晕、精神萎靡不振者。

葛桂灵仙酒

原 料 葛根、桂枝各12克，威灵仙9克，黄酒500毫升。

制用法 用法一：葛根、桂枝、威灵仙加绍兴黄酒500毫升煎煮至200毫升，过滤取汁，趁温热服用，每次20~30毫升。用法二：葛根、桂枝各120克，威灵仙90克，加入白酒或米酒3000毫升，密封浸泡30日，过滤去渣，加适量冰糖搅和均匀密封备用。每日1~2次，每次服20~30毫升。

功效主治 适用于颈项僵硬、上肢麻木之症。

第十一章　皮肤科疾病

——表里如一气质佳

神经性皮炎

神经性皮炎是一种以皮肤苔藓样变及剧烈瘙痒为特征的神经功能障碍性皮肤病，又叫慢性单纯苔藓。

本病的发生与精神因素有关，情绪波动、精神紧张、性情急躁、劳累过度以及局部衣领摩擦、搔抓刺激等均可促发本病或使本病加剧。故患者在治疗的过程中，首先要了解本病的发生发展可能与神经精神因素有关，解除患者紧张、焦虑的情绪，避免搔抓、烫洗。中医以为，初发者多以疏风化湿、清热止痒为主，病久者应养血祛风润燥。可选药酒方如下。

外擦酒

原　料 斑蝥10个，雄黄、硫黄、白及各15克，轻粉6克，75%的乙醇200毫升。

制用法 前5味研末，置容器中，添加乙醇，每日振摇1～2次，密封浸泡7日，去渣留液。外用。每日2～3次，每次用消毒棉球蘸本酒涂擦患处。

功效主治 解毒祛风，杀虫止痒。主治神经性皮炎。

附　记 轻粉有大毒；雄黄有毒，须炮制；斑蝥有毒。本酒禁止内服、多用、久用，孕妇禁用。普通的天然硫黄含有杂质，有毒性，不宜用来浸酒，宜选经过加工的纯净硫黄或精制硫黄。

土苯酚

原　料 土槿皮、甘油各200克，升汞2克，苯甲酸120克，水杨酸60克，95%的乙醇适量。

制用法 土槿皮碎粉，置容器中，

添加乙醇80毫升，每日振摇1～2次，密封浸泡3日，去渣留液，再入苯甲酸、水杨酸、升汞、甘油溶解，添加乙醇至1升。外用。每日1～2次，每次用消毒棉球蘸本酒涂抹患处。

功效主治 抑菌消炎，解毒利湿。主治神经性皮炎。

附 记 本酒含大毒中药，禁止内服，孕妇禁用。

细辛姜桂酒

原 料 细辛、高良姜、桂枝各1.5克，95%的乙醇100毫升，甘油适量。

制用法 前3味研末，置容器中，添加乙醇，每日振摇1～2次，密封浸泡7日，去渣留液，入甘油拌匀。外用。每日2次，每次用消毒棉球蘸本酒涂搽患处。

功效主治 温经通络，活血止痒。

附 记 细辛有小毒。本酒不宜内服、多用、久用，孕妇忌用。

神经性皮炎酒

原 料 羊蹄草、生草乌、生天南星、生半夏、生川乌各100克，蟾酥、闹羊花、荜拨各80克，细辛50克，土槿皮酒320毫升，50%的乙醇适量。

制用法 前9味研末，置容器中，添加50%的土槿皮酒搅匀，再添加50%的乙醇，密封浸泡2日，按渗漉法，以每分钟3毫升的速度进行渗漉，收集渗漉液3.2升，去渣留液。外用。每日2～3次，每次用消毒棉球蘸本酒涂擦患处。

功效主治 祛风止痒，杀菌。治神经性皮炎、顽癣、厚皮癣、牛皮癣及各种癣疮。

附 记 乌头有大毒，天南星、半夏、闹羊花有毒，均须炮制。细辛有小毒。本酒禁止内服、多用、久用，孕妇及体虚者禁用，尽量避免涂在皮肤不好和抓破之处。土槿皮酒制作：土槿皮研细粉，用85%的乙醇进行渗滤（每分钟3毫升），每100克土槿皮制成320毫升。

红花酊

原 料 川红花、冰片、樟脑各10克，白酒（或50%的酒精）500毫升。

制用法 将前 3 味药置容器中，加入白酒或酒精，密封，浸泡 7 日后（每日振荡 1 次），即可使用。外用。每取药酒涂搽患处，每日 3～4 次。

功效主治 活血除湿，止痒。适用于神经性皮炎、皮肤瘙痒症、慢性皮炎、湿疹等。

附　记 治疗期间禁止饮酒、抽烟，生活起居要有规律。皮损流水者忌用。

复方蛇床子酒

原　料 蛇床子、苦参各 82 克，明矾、防风、白鲜皮各 31 克，白酒 1000 毫升。

制用法 将前 5 味捣为粗末，置容器中加入白酒，密封，每日搅拌 1 次，7 日后改为每周 1 次，浸泡 30 日后，取上清液，再将残渣压榨，压出液过滤与上清液合并，静置澄清，过滤即成。取酒涂搽患处，每日 2～3 次。

功效主治 祛湿止痒。主治神经性皮炎、皮肤瘙痒、慢性湿疹。

复方斑蝥酊

原　料 斑蝥、冰片各 6 克，花椒 12 克，徐长卿 15 克，大蒜头（去皮）2 个，45% 的乙醇 500 毫升。

制用法 将前 5 味捣碎，置容器中，加入 45% 的乙醇，密封，浸泡 7 日后，过滤去渣，即成。外用。每取此药酊涂搽患处，每日 2～3 次。

功效主治 凉血解毒，麻醉止痒。主治神经性皮炎。

附　记 如出现小水疱则暂停使用，并涂以甲紫溶液或炉甘石洗剂，消失后再继续使用。

皮炎灵

原　料 五虎丹 3 克，柳酸 12 克，樟脑 6 克，甘油 40 克，25% 的乙醇 60 毫升。

制用法 将前 4 味分别投入 25% 的乙醇中，拌匀至完全溶解后，分装入 20 毫升玻璃瓶内，备用。外用。取此酊涂搽患处，每日 1 次。

功效主治 消炎解毒，止痒。主治神经性皮炎。

顽癣药酒

原　料 川槿皮、海桐皮、槟榔、冰片、苦参、川黄檗、白及、雷丸各6克，大风子、杏仁各2粒，木鳖子4粒，白酒200毫升。

制用法 将前11味捣碎，置容器中，加入白酒，密封，浸泡7日后即可取用。外用：先用穿山甲将癣刮破，再以药酒涂搽患处，每日1~2次。

功效主治 清热燥湿，杀虫止痒。治各种顽癣。

斑蝥酊

原 料 斑蝥10只，生半夏、生南星、土槿皮各12克，白酒300毫升。

制用法 先用200毫升白酒浸泡诸药10日，然后再加入余下的100毫升白酒即成。外用：取浸液涂搽患处，每日搽4~6次。

功效主治 祛风止痒。主治神经性皮炎。

附 记 屡用效佳。本品有毒，勿入口。勿搽正常皮肤；有水疱时可刺破，可搽紫药水。

白癜风

白癜风为一种皮肤色素缺乏症，是由于皮肤表皮与真皮交界处色素细胞功能丧失而不能产生黑色素所致。可发生于任何部位的皮肤上，但常见于面、颈、手、背、前臂等处，大小形态不一。患处皮肤色素消失而呈白色，界限清楚，毛发往往变白，边沿可有色素沉着，患处皮肤知觉、分泌及排泄功能均正常，无自觉症状。属于中医学“白癜”“白驳”“白驳风”的范围。

中医学认为，本病系风湿郁于皮毛、气血失和、肤失濡养所致，治疗原则以活血疏风、调和气血为主。

乌蛇浸酒

原 料 乌蛇（酒浸去皮、骨，炙微酥）180克，防风、白蒺藜、桂心、五加皮各60克，天麻、羌活、牛膝、枳壳（炒）各90克，熟地黄120克，白酒2000毫升。

制用法 将上药制为粗末，用纱布袋包好，浸入白酒内，密封，15日后滤取酒液即成。每次饮服10毫升，每日3次。

功效主治 滋阴祛风，止痒。适用于白癜风。

补骨六味酒

原料 补骨脂、密陀僧各30克，前胡20克，防风10克，白附子15克，雄黄6克，白酒（或75%的酒精）200毫升。

制用法 将以上诸药共研细末，置于容器中，加入白酒，密封。浸泡约1周后，即可取用。外用。每次取此药酒适量涂擦患处，每日涂2～3次。

功效主治 活血祛风，解毒消斑。适用于白癜风。

附记 置于阴凉干燥处。每次以擦至皮肤嫩红为度。

补骨脂酊

原料 补骨脂1000克，菟丝子300克，75%的乙醇4升。

制用法 将补骨脂、菟丝子共研细末，置于容器中，加入75%的乙醇，密封，浸泡约7日后，即可取用。外用：每次取此药酒涂擦患处，每日涂擦数次。

功效主治 活血通络，祛风止痒。适用于白癜风。

附记 置于阴凉干燥处保存。

白癜风酊

原料 蛇床子、苦参饮片各40克，土槿皮20克，薄荷脑10克，75%的乙醇1升。

制用法 将以上诸药共研细末，置于容器中，加入75%的乙醇，将药物渗透，放置6小时，然后加入75%的乙醇至1升，浸泡数日。最后加入薄荷脑，溶化，搅拌均匀，即可，贮瓶备用。每次取此药酒涂擦患处，每日3～5次。

功效主治 清热祛风，止痒。适用于白癜风。

附记 置于阴凉干燥处保存。

故纸猴姜酒

原料 破故纸、猴姜各60克，75%乙醇500克。

制用法 将上述2味药碾碎，置酒精中浸泡，经常摇动，10日后启封，取上清液备用。每日2次，蘸药酒擦患处。

功效主治通络，消斑。适用于白癜风。

苦参蜂房酒

原 料苦参400克，露蜂房20克，糯米1000克，酒曲100克。

制用法先将糯米用清水2升浸泡12小时，捞出，上笼蒸成熟米饭，然后与米泔水混匀，待温度降至30℃左右时，拌入酒曲调匀，置瓷瓮中，密封瓮口。21日后，酒熟启封，压去酒糟，滤取酒液，备用。将苦参、露蜂房用凉开水快速淘洗，沥干水液，晒干，研为细末，用纱布袋包好，置于酒坛内，注入上述酒液，密封，隔水炖沸6小时，候凉，埋入地下3日，以去火毒，取出，滤取酒液，即可。每次服30～50毫升，每日服3次。

功效主治祛风解毒杀虫。适用于白癜风。

补骨密陀酊

原 料补骨脂、密陀僧各30克，前胡20克，防风10克，制白附子15克，制雄黄6克，75%的乙醇200毫升。

制用法前6味研末，置容器中，添加乙醇，每日振摇1～2次，密封浸泡7日，去渣留液。外用。每日2～3次，每次用消毒棉球蘸本酒涂擦患处至该处皮肤发红。

功效主治活血祛风，解毒消斑。适用于白癜风。

附 记白附子、雄黄有毒，均须炮制。本酊不宜内服、多用、久用。孕妇及体虚者忌用。

补骨脂前胡酊

原 料补骨脂30克，前胡20克，防风10克，75%的乙醇200毫升，氯仿50毫升。

制用法前2味粗碎，置容器中，添加乙醇；防风粗碎，置容器中，添加氯仿，每日振摇1～2次，密封浸泡10日，去渣留液。混合药液，外用。每日2～3次，每次用消毒棉球蘸本酒涂擦患处至该处皮肤发红。

功效主治活血祛风，增色消斑。适用于白癜风。

牛皮癣

牛皮癣主要表现为患部皮肤状如牛项之皮，厚且坚，剧烈瘙痒，多因营血失和、经脉失疏、气血凝滞所致。宜辨证给予清肝泻火、疏风除湿、养血润燥等，常用龙胆草、斑蝥、百部、制马钱子、土槿皮、雄黄等中药。

牛皮癣酒

原　料 土槿皮620克，紫荆皮、苦参、樟脑各310克，大风子、苦楝皮、生地榆各150克，千金子150粒，斑蝥100只，蜈蚣3条，75%的乙醇750毫升。

制用法 前5味粗碎，置容器中，添加乙醇，入其余药物（樟脑除外），每日振摇1～2次，密封浸泡7～14日，去渣留液，入樟脑溶解。外用。每日2次，每次用消毒棉球蘸本酒涂擦患处。

功效主治 凉血祛风，杀虫止痒。主治牛皮癣、体癣、神经性皮炎、股癣。

附　记 大风子、苦楝皮、千金子、斑蝥、蜈蚣、樟脑有毒。本酒不宜内服、多用、久用，孕妇忌用，阴虚血热者慎用。

何首乌酒

原　料 何首乌、松针、五加皮各30克，当归身、穿山甲、生地、熟地、蛤蟆各20克，侧柏叶15克，川乌、草乌各5克，黄酒3000毫升。

制用法 将前11味共研细粉，入布袋，置玻璃瓶中，加入黄酒，密封，浸泡7日后，过滤去渣，即成。每次空腹温饮30～50毫升，日服3次，或随时随量饮用。

功效主治 滋阴活血，祛风解毒。主治牛皮癣。

喜树酊

原　料 喜树根皮（或喜树果）粗粉100克，二甲亚砜200克，95%的乙醇800毫升。

制用法 将前2味置容器中，加入95%的乙醇，密封，浸泡3日后，即可取用。外用：取此药酒涂搽患处，每日涂搽2～3次。

功效主治 清热杀虫。主治银屑病。

马钱二黄酊

原料 细辛、马钱子（生用不去毛）、生草乌、硫黄各3克，雄黄、白矾各6克，冰片3克，75%的乙醇100毫升。

制用法 将前7味共研细末，置容器中，加入75%的乙醇，密封，时时摇动，浸泡1周后，去渣，备用。外用：取此药酒涂搽患处，每日涂搽1～2次，以愈为度。

功效主治 解毒杀虫，祛湿止痒。主治各种牛皮癣、顽癣、久治不愈之症。

斑蝥青皮酒

原料 斑蝥30个，青皮6克，50度白酒250毫升。

制用法 将上述2味药捣碎，用纱布包，置一瓶中，加入50度白酒250毫升，密封，每日摇晃数次。放置7～10日后，过滤取汁，即可取用。外用。每次取此药酒适量，用医用棉签蘸此药酒，反复涂搽患部，直至患部感到发热及痛痒并起白疱时，刺破白疱，用生理盐水洗去脱皮，如不易脱去，可再涂搽药酒2～3次，皮脱乃愈。

功效主治 杀虫止痒。适用于银屑病。

附记 忌食辛辣之物。皮损较严重，有溃疡、出血时不宜用本药酒。本药酒有毒，切不可内服。

四虎二黄酒

原料 丁香、花椒、生半夏、生南星、生马钱子、生白附子各3克，黄连、雄黄各2克，五倍子、斑蝥各5克，白酒250毫升。

制用法 将前10味共研为粗末，置容器中，加入白酒，密封，浸泡1周后，即可取用。外用：用时以棉签蘸药酒反复涂搽患处，直至患处皮肤有发热和痛痒时为止，每日1次。

功效主治 解毒杀虫，祛风止痒。主治银屑病、神经性皮炎。

附记 本品有毒，切忌内服。

槟榔斑蝥酊

原料 槟榔250克，紫荆皮1000克，樟脑210克，生百部1.2千克，斑蝥125克，60%的乙醇适量。

制用法 将以上诸药（除樟脑外）共研为粗粉，置于容器中，加入60%的乙醇，密封，浸泡7日后，过滤，去渣，加樟脑，溶解后，再添加60%的乙醇至8升，摇匀即可。取此药酒涂擦患部，每日1～2次。

功效主治 杀虫止痒。适用于牛皮癣。

葡萄糯米酒

原料 葡萄干1000克，糯米5000克，酒曲500克。

制用法 将葡萄干去杂洗净，加水煮沸50分钟。将糯米淘洗干净，煮成米饭，与葡萄干连汁一起混合，等温度降至30℃左右时，拌入酒曲，搅拌均匀，置于酒坛内，加盖密封。21日后开封，压去酒糟，滤取酒液，即可。每次服100毫升，每日服3次。

功效主治 滋阴养血，活血通络。适用于阴血亏虚，不能濡养肌肤所致的牛皮癣。

骨碎补雄黄酒

原料 骨碎补16克，雄黄6克，大蒜1头，白酒、米醋各32毫升。

制用法 先将骨碎补去除杂质，用凉开水快速淘洗，滤去水液，晒干研末；雄黄研末；大蒜去皮，捣烂如泥。前3味药同装纱布袋中，扎紧袋口，置玻璃瓶内，注入白酒、米醋浸泡，密封瓶口，每日摇动3～5次，5日后，即可使用。用棉签蘸药搽涂患处，每日涂1～2次。

功效主治 解毒杀虫。用于牛皮癣。

附记 本药酒只供外用，严禁内服。

蝮蛇人参酒

原料 蝮蛇25克，人参15克，白酒1升。

制用法 前2味粗碎，置容器中，添加白酒，文火煮沸，每日振摇1～2次，密封浸泡7日，去渣留液。口服，不拘时候，随量饮用。

功效主治 祛风解毒。主治牛皮癣。

附记 忌食萝卜、莱菔子、生葱、大蒜、藜芦等。

疥疮

疥疮主要表现为皮肤皱褶处出现隧道、红色丘疹、水疱、结节，并可看到条状黑线，夜间剧痒，多因湿热内蕴、虫毒侵袭、郁于皮肤所致，治宜祛风利湿、杀虫止痒为主，常用川椒、白鲜皮、地肤子、百部、雄黄等中药。

十味百部酊

原料 百部30克，苦参、白鲜皮、川楝子、萹蓄、蛇床子、石榴皮、藜芦各10克，皂角刺、羊蹄根各20克，烧酒2000毫升。

制用法 将以上10味药共研粗末，置于容器中，加入烧酒，密封，时时摇动，浸泡7日后，去渣，备用。每晚临睡前用纱布块蘸药酒涂搽患处，连用7～10日。

功效主治 清热利湿，杀虫止痒。适用于疥疮。

灭疥酒

原料 硫黄50克，雄黄6克，轻粉3克，樟脑1克，白酒500毫升。

制用法 将上药共研成极细末，与白酒共置入容器中，摇匀后即可使用。每晚临睡前用消毒棉花蘸酒涂搽患处，连续用20日。

功效主治 灭疥止痒。适用于疥疮。

附记 本酒有毒，仅供外用，切勿入口。孕妇忌用。

剪刀草酒

原料 剪刀草（又名梨头草）100克，白酒400毫升。

制用法 将剪刀草洗净、晾干、切碎，置于容器中，加入白酒，密封，浸泡5～7日后，过滤去渣，即可。每次服10～15毫升，每日服2次。

功效主治 解毒止痒。适用于虱疮疥癣。

敌百虫酒

原料 敌百虫（精制）80克，樟脑（研细）50克，冰片30克，

95%的乙醇3750毫升。

制用法 将以上3味药共研细末，置入95%的乙醇中，并以蒸馏水5000毫升稀释，轻轻振荡，待药品全部溶解后，即可取用。使用前，先以温水洗浴全身，然后用棉球或毛笔蘸药液涂搽患处，患处多涂。每日涂搽1～2次。

功效主治 解毒杀虫，止痒。适用于疥疮。

附 记 用药期间，勤洗、勤晒衣被。忌用肥皂及碱性药物。

百部蛇酊

原 料 百部100克，蛇床子60克，硫黄、雄黄各50克，密陀僧36克，冰片5克，95%的酒精750毫升。

制用法 将硫黄、雄黄、密陀僧研为极细末，与百部、蛇床子、冰片一同浸入酒精内，密封贮存，每日摇动1次，3～5日后，滤取酒液，贮瓶即可。本品外用，治疗前行以温热水洗净患处，除去痂皮，再取药液适量加温后，搽患处，每日早、晚各1次。

功效主治 活血解毒，杀虫止痒。适用于疥疮。

苦参疥疮酒

原 料 苦参、白鲜皮、川楝子、蛇床子、石榴皮、藜芦各10克，皂角刺、硫黄各20克，百部、羊蹄根各30克，白酒1500毫升。

制用法 将上述各药锉粗末，浸于酒中，加盖密封7日，即可。外用。每晚睡前用纱布蘸药酒擦全身，连用10日。

功效主治 祛湿，杀虫。适用于治疗疥疮。

龟甲酒

原 料 龟甲50克，白酒750毫升。

制用法 将龟甲炒至微黄，置容器中，添加白酒，每日振摇1～2次，密封浸泡30日，去渣留液。口服。每日服2次，每次15～20毫升。

功效主治 滋阴补肾，养血止血。主治疥癣死肌、骨蒸潮热、盗汗。

附 记 用药期间，应勤换、勤洗、勤晒衣被，忌用碱性药物，忌食辛辣食物和鱼、虾等刺激性食物。

水菖蒲酒

原　料 水菖蒲 1500 克，米、曲各适量。

制用法 将水菖蒲粗碎，置容器中，添加清水 3.5 升，文火煮取 500 毫升，去渣留液，入米、曲，密封，置阴凉干燥处，常规酿酒，酒熟后去糟留液。口服。不拘时候，随量饮用。

功效主治 利湿，解毒。主治恶疮疥癣、痈疽肿毒、风寒温痹。

附　记 阴虚阳亢、滑精及多汗者慎用。用药期间，应勤换、勤洗、勤晒衣被，忌用碱性药物，忌食辛辣食物和鱼虾等刺激性食物。

荨麻疹

荨麻疹的主要表现为皮肤上出现瘙痒性风团，发无定处，骤起骤退，消退后不留任何痕迹，多因风邪搏结肌肤所致。治以疏风止痒为主，辨证给予祛风、清热、散寒、养血、润燥等，常用秦艽、松叶、石南叶、白茄根、浮萍、苦参、蝉蜕、红花等中药。

牛蒡蝉蜕酒

原　料 牛蒡子 500 克，蝉蜕 30 克，黄酒 1500 毫升。

制用法 将牛蒡子打碎，与蝉蜕一同浸入酒内，密封贮存，10 日后即成。每于饭后饮服 30 毫升，每日 2 次。

功效主治 散风宣肺，清热解毒。适用于风热袭表型荨麻疹，症见风团时起时消，痒甚或兼咳嗽痒、红肿病痛等。

独活当归酒

原　料 独活 60 克，当归、地肤子、石南叶各 50 克，白酒适量。

制用法 将上药共制细末，混匀，每取 5 ~ 6 克，以热白酒冲服，每日 3 次，空腹服用。

功效主治 解毒透疹。适用于荨麻疹及过敏性皮疹。

芝麻黄酒羹

原　料 黑芝麻 40 克，白糖 10

克，黄酒50毫升。

制用法 将黑芝麻炒焦，研为极细末，与黄酒同置碗内，搅匀，隔水蒸沸20分钟，取出，加入白糖调服。每日晨起空腹1次服下，轻者连服2～3日，重症者连服4～5日。

功效主治 补肝益肾，祛风止痒，润肠通便。适用于外感风邪或血虚生风所致的荨麻疹。

白茄根酒

原料 白茄根50克（鲜品100克），60度白酒30毫升。

制用法 将白茄根切碎，置容器中，添加白酒，每日振摇1～2次，密封浸泡7日，去渣留液。每日2次，每次饮服10～15毫升。

功效主治 抗过敏。主治过敏性荨麻疹。

石南肤子酒

原料 石南叶、地肤子、当归、独活各50克，白酒500毫升。

制用法 前4味研末，置容器中，添加白酒，文火煎煮数十沸，候冷，去渣留液。空腹温饮。每日3次，每次10～15毫升。

功效主治 解毒透疹。主治荨麻诊、过敏性皮疹。

附记 石南叶有小毒。本酒不宜多服、久服，孕妇及阴虚火旺者忌服。

松叶酒

原料 松叶500克，白酒1升。

制用法 将松叶切碎，置容器中，添加白酒，文火煮取300毫升，去渣留液，候温温饮。不拘时候，初服20毫升，渐加至30毫升，处温室至头面出汗为度。

功效主治 祛风，止痒，解毒。主治风湿痹阻、荨麻疹、水肿、失眠、湿疮疥癣。

浮萍酒

原料 鲜浮萍60克，白酒500毫升。

制用法 将鲜浮萍捣碎，置容器中，添加白酒，每日振摇1～2次，密封浸泡5日，去渣留液。外用。不拘时候，每次用消毒棉球蘸本酒涂擦患处。

功效主治 解毒透疹，止痒。主治风热型荨麻疹、皮肤起风团、色红而痒、时起时消，也可治过敏性皮疹。

蝉蜕糯米甜酒

原 料 蝉蜕30克，糯米甜酒500毫升。

制用法 糯米甜酒置容器中，添加清水250毫升，文火煮沸，入蝉蜕粉搅匀。温饮。每日服3次，每次10～15毫升。

功效主治 疏风散热，透疹解痉。主治荨麻疹。

红花乌梅酒

原 料 红花、乌梅、山楂各50克，红砂糖20克，白酒1升。

制用法 前3味研末，置容器中，添加白酒，每日振摇1～2次，密封浸泡7～10日，去渣留液，入红砂糖溶解。每日2次，每次饮服10～20毫升。

功效主治 活血通经，生肌安蛔，消积化滞。主治荨麻疹。

湿 疹

湿疹是一种由多种内外因素引起的表皮及真皮浅层的炎症性皮肤病，临床比较多见。其主要特点是多形损害、对称分布、自觉瘙痒、反复发作和趋向慢性化等。湿疹的发病原因很复杂，一般认为是由于内在刺激（如病灶感染、消化不良、某些食物过敏、肠寄生虫、服用某些药物等）或外来刺激因素（如寒冷、毛织品、肥皂、花粉、昆虫及某些粉末的接触等）作用于机体而引起的皮肤变态反应性炎症。在日常生活中，人们接触多种刺激因素的机会很多，但是否发生湿疹，主要取决于机体的内在因素，机体敏感性高者易发生湿疹，而过敏体质又与遗传及生活、工作环境等因素有关。中医学认为，湿疹的发生多因体质关系，或饮食失节，脾失健运，内蕴湿热；或素患他病（如肾炎、肝炎、溃疡病、习惯性便秘等），日久耗伤阴血，在此基础上或过食荤腥及发物；或因接触刺激物（如动物、植物、化学原料等过敏物质）；或外感风湿热邪而诱发。

蛇床苦参酒

原　料 蛇床子、苦参各62克，明矾、防风、白鲜皮各31克，白酒1000毫升。

制用法 将前5味研为粗粉，置容器中，加入白酒，密封，每日搅拌1次，7日后每周搅拌1次，浸泡30日以上，取上清液，再压榨残渣，混合清液，静置澄清，过滤，贮瓶备用。外用：取酒涂搽患部，每日涂搽2～3次。

功效主治 祛风除湿，止痒。主治慢性湿疹、神经性皮炎、皮肤瘙痒、扁平疣、汗疱疹等。

茅蒿菜酒

原　料 茅蒿菜粉100克，白酒500毫升。

制用法 将茅蒿菜粉置容器中，加入白酒，密封，浸泡7日后，即可取用。每取药酒涂搽患处，每日涂搽1～2次。

功效主治 祛风活络，活血止痛。主治湿疹、神经性皮炎等。

苦参百部酒

原　料 苦参50克，百部、白鲜皮各30克，雄黄5～10克，白酒500毫升。

制用法 将前4味研为粗末，置容器中，加入白酒，密封，浸泡7～10日后即可取用。外用：每取此药酒涂搽患处，每日涂搽3次。

功效主治 清热燥湿，祛风杀虫止痒。主治各类湿疹。

黄檗地肤酒

原　料 川黄檗30克，地肤子50克，蛇床子20克，白酒500毫升。

制用法 将前3味研为粗末，置容器中，加入白酒，密封，浸泡7～10日后即可取用。外用：每取药酒涂搽患处，每日涂搽3次。

功效主治 清热燥湿，祛风止

痒。主治湿疹，兼治阴囊湿疹。

甘草酒

原料 甘草50克，甘油100毫升，75%的酒精100毫升。

制用法 将甘草制为粗末，浸入酒精内，密封，每日摇荡2次，3日后滤取酒液，加入甘油，调匀后装瓶即成。每用涂搽患处，每日3次，连用7～10日为1个疗程。

功效主治 调和气血，滋润皮肤。适用于慢性湿疹、接触性皮炎、手足癣、鱼鳞病等。

附记 用药期间忌食辛辣刺激及荤腥食物。

丝瓜子酒

原料 丝瓜子25克，白酒100毫升。

制用法 将丝瓜子捣碎，置于容器中，加入白酒，密封，浸泡约15日后，即可取用。或用白酒煎至100毫升，待冷，备用。煎剂1次顿服，浸剂饮之微醉为度，盖被取汗。

功效主治 清泄肝经湿热。适用于阴囊湿疹、瘙痒难忍等症。

土槿皮酒

原料 土槿皮30克，白酒150毫升。

制用法 将土槿皮切碎，置容器中，添加白酒，每日振摇1～2次，密封浸泡3日，去渣留液。外用。每日2～3次，每次用消毒棉球蘸本酒涂擦患处。

功效主治 止痒杀虫。主治阴囊湿疹、体癣、手足癣、头癣。

五子黄檗酒

原料 川黄檗150克，地肤子、蛇床子、苍耳子、黄药子各30克，白酒1.6升。

制用法 将以上诸药共研细末，置于容器中，加入白酒，密封，每日摇晃1次，浸泡约15日后，即可取用。每次取此药酒涂擦患处，每日涂擦2～3次。

功效主治 清热燥湿，疏通血脉，消肿止痛，祛风止痒。适用于阴囊湿疹及各类湿疹。

癣菌病

主要指角质蛋白的皮肤癣菌，包括毛癣菌属，小孢子菌属和表皮癣菌属，侵犯人和动物的皮肤、毛发、甲板，引起的感染统称为皮肤癣菌病，简称癣。夏季多发，冬季少见。

癣菌病一般不需要内治，应用外治疗法往往即能获效。药酒方治疗有较好疗效。

蛇床子黄檗酒

原料 蛇床子、土槿皮各30克，黄檗20克，没食子、枯矾各15克，70度白酒1000毫升。

制用法 将以上5味药加工成粗末，用纱布包，置于容器中，加入70度白酒1000毫升，每日摇晃数次。放置15~20日后，过滤，去渣，取其滤汁，贮瓶备用。每次取此药酒适量，用医用棉签蘸之涂擦患部，以擦至局部皮肤红嫩为度，每日涂擦2~3次。

功效主治 燥湿杀虫，疗癣。适用于足癣。

附记 忌食辛辣之物。

生姜浸酒

原料 生姜500克，70度白酒500毫升。

制用法 将生姜捣烂，连汁置于容器中，加入70度白酒500毫升，密封。放置3~5日后，过滤去渣，取其滤汁，贮瓶备用。每次取此药酒适量，用医用棉签蘸之涂擦患处，以擦至局部皮肤嫩红为度，每日涂擦2~3次。或每次取此药酒适量，置于一较深的小瓷盘中，将患部浸泡于药酒中5~10分钟，每日1~2次。

功效主治 解毒杀菌。适用于鹅掌风、甲癣等。

附记 忌食辛辣鱼腥之物。

当归百部酒

原料 当归、生百部、木槿皮、川黄檗、白鲜皮各15克，川椒10克，70度白酒1000毫升。

制用法 将以上6味药加工成粗末，用纱布包，置于容器中，加入70度白酒1000毫升，密封，隔水加热30分钟后，取出，浸泡7～10日后，过滤去渣，取其滤汁，贮瓶备用。每次取药酒适量，用医用棉签蘸之涂擦患处，以涂擦至局部皮肤红嫩为度，每日涂擦2～3次。甲癣者，可取适量药酒，放入一小杯中，将所患甲指在其药酒中浸泡4～5分钟，每日浸泡2～3次。

功效主治 清热解毒，杀虫止痒。适用于鹅掌风、甲癣等。

附 记 忌食辛辣之物，忌下冷水。

地肤子合剂

原 料 地肤子60克，白鲜皮、苦参各30克，川椒10克，白酒（或乙醇）250毫升。

制用法 将上药加工成粗末，装入纱布袋中，置白酒内浸泡15日后，过滤，贮瓶备用。用棉球蘸药酒涂擦局部，每日2～3次。

功效主治 利小便，清湿热。适用于治疗癣菌病及湿疹。

附 记 本方也可以用醋浸泡。

愈癣药酒

原 料 花椒、樟皮（樟树皮）、苦参、土槿皮、生姜、白及、百部、槟榔、木通各120克，白酒3升。

制用法 将以上诸药捣碎，装入布袋，置于适当的容器中，加入白酒，密封，浸泡约7日后，过滤去渣，即可取用。用毛笔蘸药酒涂搽患处，每日涂擦2～3次，至愈为度。

功效主治 祛湿，杀虫，止痒。适用于癣疮、皮肤颇厚、浸淫作痒。

附 记 置于阴凉干燥处保存。

癣药酒

原 料 土槿皮15克，小白附子、密陀僧各9克，斑蝥30个，蟾酥24克，60度白酒500毫升。

制用法 将上述诸药共研细末，置于适当的容器中，加入白酒，密封，浸泡约15日后，滤过贮瓶，即可取用。随时取酒涂擦患处。若起水疱，出水后仍可涂擦，连用15日左右，渐显疗效。

功效主治 祛风杀虫，止痒疗

癣。适用于各种顽癣。

土槿皮枯矾酒

原　料 紫草、大黄、土槿皮、藿香各30克，枯矾、川椒各20克，射干25克，70度白酒1000毫升。

制用法 将以上7味药加工成粗末，用纱布包，置于容器中，加入70度白酒1000毫升，密封，每日摇晃数次。放置10～15日后，过滤，去渣，取其滤汁，贮瓶备用。每次取药酒适量，用医用棉签蘸之涂擦患处，以擦至局部皮肤红嫩为度，每日涂擦2～3次。

功效主治 杀虫疗癣。适用于足癣。

附　记 忌食辛辣炙烤之物。

香莲酒

原　料 丁香20克，黄连50克，射干100克，冰醋酸、甘油各50毫升，75%的乙醇1000毫升。

制用法 将以上前3味药加工成粗末，用纱布包，置于容器中，加入冰醋酸、甘油、75%的乙醇，密封，每日摇晃数次。放置15～20日后，过滤，去渣，取其滤汁，贮瓶备用。每次取药酒适量，用医用棉签蘸之涂擦患部，以擦至局部皮肤红嫩为度，每日涂擦2～3次。

功效主治 杀虫疗癣。适用于足癣。

附　记 忌食辛辣之物。

川乌酒

原　料 川乌、槟榔、百部、苦参、白鲜皮、海桐皮各90克，蛇床子、续随子、地肤子、番木鳖、蝉蜕、斑蝥、蜈蚣、大风子各50克，信石27克，樟脑、轻粉各30克，硫黄60克，白及180克，土槿皮150克，白酒8升。

制用法 将槟榔、百部、蛇床子、苦参、白鲜皮、海桐皮、土槿皮、地肤子干燥后碎成粗粉；川乌、番木鳖、斑蝥、大风子单独碎为粗粉；信石、樟脑、轻粉、硫黄碎成细粉，过80～100目筛。将诸药装入缸内，加入白酒，密封浸渍，每日搅拌1次，1个月后可滤酒，贮瓶备用。用棉签蘸药酒涂擦患处，每日1～2次，以愈为度。

功效主治 杀虫止痒。适用于顽癣、神经性皮炎、体癣等。

甘草升麻酒

原料 炙甘草、升麻、沉香（刮）各20克，麝香（另研）0.6克，淡豆豉36克，黄酒适量。

制用法 前5味，除麝香外，共捣碎过筛，入麝香和匀，贮瓶密封，备用。每次取药末15克，用黄酒80毫升，煎至八成，去渣，服之。每日早、晚各服1次，并取药渣热敷肿处。

功效主治 消肿止痛。主治头癣，或头上肿痛、刺痛作痒。

参白癣药水

原料 苦参、白鲜皮、蛇床子、地肤子各150克，茵陈、百部、黄檗、硫黄各100克，75%的乙醇适量。

制用法 将前7味捣碎，以75%的乙醇为溶媒，按渗滤法制成酊剂。最后加硫黄，溶化，混匀，添加75%的乙醇，制成3000毫升即可，贮瓶备用。外用：用时振摇均匀，以棉签蘸药酊涂搽患处，每日涂1～2次，以愈为度。

功效主治 祛风止痒。主治癣菌病。

复方蟾酥酊

原料 蟾酥1克，生半夏10克，50%的乙醇100毫升。

制用法 将前2味置容器中，加入50%的乙醇，密封，浸泡3～5日后即可取用。外用：用毛笔蘸药酊涂搽患处，每日涂搽2～3次，以愈为度。

功效主治 解毒止痒。主治体癣、顽癣、局限性神经性皮炎。

硝银白矾酊

原料 硝酸银、白矾各1克，乙醇30毫升。

制用法 前2味粗碎，置容器中，添加乙醇混匀。外用。每日1次，每次用消毒棉球蘸此药酒涂擦患处。

功效主治 杀虫止痒。主治足癣、脚臭。

鸦胆百部酒

原料 鸦胆子仁15克，生百部60克，食醋500毫升，60度白酒600毫升。

制用法 前2味打碎，置容器中，添加白酒、食醋，每日振摇1次，在15～30℃下密封浸泡7～10日，去渣留液。外用。每日2次，每次除去液面的油滴，浸泡患处30～60分钟。当泡至6～7日时，皮肤变得红嫩而薄，仍需继续浸泡，直至痊愈。

功效主治 清热解毒，去癣杀虫。主治手癣、足癣。

附 记 鸦胆子有小毒。本酒不宜内服、多用、久用，不宜擦健康皮肤，胃肠出血者、孕妇及肝肾功能不全者慎用。百部过量使用，偶见胸部灼热感，口、鼻、咽喉发干，甚至头晕、胸闷、气急，应立即停药。

百部大风酒

原 料 白及、百部、木槿皮、槟榔、花椒、大风子各15克，斑蝥6克，白酒400毫升。

制用法 前7味捣碎，置容器中，添加白酒，每日振摇1～2次，密封浸泡7～15日，去渣留液。外用。每日2次，每次用消毒棉球蘸本酒涂擦患处。

功效主治 祛风解毒，杀虫止痒。主治干癣、湿癣、牛皮癣、脚癣。

附 记 大风子、斑蝥有毒。本酒不宜内服、多用、久用，孕妇及阴虚血热者慎用。

斑黄酒

原 料 土槿皮、苦参、生槟榔各9克，斑蝥7个，生大黄、红花各6克，轻粉、樟脑各3克，75%的乙醇200～250毫升。

制用法 前6味研末，与轻粉、樟脑混匀，置容器中，添加乙醇，每日振摇1～2次，密封浸泡7～10日，去渣留液。外用。不拘时候，每次用消毒棉球蘸本酒涂擦患处。

功效主治 清热燥湿，解毒活血，杀虫止痒。主治体癣、顽癣。

附 记 轻粉有大毒，斑蝥、樟脑有毒。本酒不宜内服、多用、久用，孕妇忌用。

脚气

脚气是一种浅部真菌感染所致的常见皮肤病，可分为干性和湿性两种类型。干性脚气的症状为脚底皮肤干燥、粗糙、变厚、脱皮、冬季易皲裂等；湿性脚气的症状是脚趾间有小水疱、糜烂，皮肤湿润、发白，擦破老皮后可见潮红、渗出黄水等。二者均有奇痒的特点，也可同时出现，反复发作，春夏加重，秋冬减轻。本病属于中医学“脚湿气”的范围。治疗原则为清热利湿消肿。

十味附子酒

原料 制附子、丹参、川续断、牛膝各30克，五加皮（炙）20克，白术、生姜、桑白皮各50克，细辛、肉桂各25克，白酒1.5升。

制用法 将以上诸药捣碎，装入布袋，置于容器中，加入白酒，密封，浸泡约15日后，过滤去渣，即可取用。每次空腹温服10～15毫升，每日服2～3次。

功效主治 散寒逐湿。适用于脚气。

白杨皮酒

原料 白杨皮50克，白酒500毫升。

制用法 将白杨皮切片，置于容器中，加入白酒，密封，浸泡约7日后，即可服用。每次服20～30毫升，晨起服之，每日服2～3次。

功效主治 清热解毒，利水杀虫。适用于风毒脚气、腹中痰癖如石者。

侧牛川酒

原料 侧子（制）、牛膝、川续继各150克，桑白皮根、白术、生姜各240克，五加皮、丹参各180克，细辛、桂心各120克，白酒5升。

制用法 将以上诸药捣碎，装入布袋，置于容器中，加入白酒，密封，浸泡约7日后，过滤去渣，即可取用。每次服15～30毫升，每日服2～3次。

功效主治 温经散寒，舒筋活络。适用于脚气。

附 记 慎生冷、猪肉、蒜，忌海藻、菘菜、桃、李、雀肉、生葱、生菜及醋等物。

松节酒

原 料 松节、牛蒡根各500克，干地黄、秦艽、牛膝各150克，桂心、防风各60克，丹参、草萆薢、苍耳子、独活各90克，大麻仁100克，白酒3升。

制用法 将以上诸药捣碎，装入布袋，置于容器中，加入白酒，密封，浸泡约7日后，过滤去渣，即可取用。每次空腹温服20～30毫升，每日服2～3次。

功效主治 祛风除湿，温经散寒，活血通络。适用于脚气、抽筋、四肢疼痛，或脚软无力。

乌药酒

原 料 土乌药30克，白酒100毫升。

制用法 将土乌药粉为细末，置于容器中，加入白酒，密封，浸泡12小时后，即可服用。每次空腹温服30毫升，每日服2～3次。

功效主治 理气散寒。适用于脚气。

附 记 置于阴凉干燥处。

松节麻仁酒

原 料 肥松节500克，大麻仁200克，干生地黄、牛膝、生牛蒡根各100克，丹参、萆薢各60克，桂心30克，白酒3升。

制用法 将牛蒡根去皮，与其他诸药共洗净捣碎，用纱布袋包好，浸入白酒内，密封，每日摇动1次，7～10日后即可。每次服20～30毫升，每日服2～3次，饭前饮服。

功效主治 养阴温阳，解毒舒筋。适用于风毒脚气、痹挛掣痛。

黑豆酒

原 料 黑豆（炒香）500克，白芷60克，薏苡仁120克，黄酒3升。

制用法 将以上诸药捣碎，置于容器中，加入黄酒，密封，浸泡约7日后，滤过，或隔水加热，浸渍12

小时即可。随时随量饮之，常令酒气相续为妙。

功效主治 活血利水，祛风调经。适用于脚气、头目眩晕、抽筋、小便不利。

青风藤酒

原料 青风藤15克，白酒500毫升。

制用法 将青风藤捣碎，浸入白酒内，密封，每日摇荡1次，7日后去渣即成。每次服15～20毫升，每日服2次。

功效主治 祛风湿，通经络。用于脚气湿肿、风湿痹痛、麻木瘙痒等。

松节地黄酒

原料 松节500克，生地黄、秦艽、牛膝各150克，肉桂、防风各60克，丹参、萆薢、苍耳子、独活各90克，火麻仁10克，白酒3升。

制用法 前11味捣碎，置容器中，添加白酒，每日振摇1～2次，密封浸泡6～7日，去渣留液。空腹温饮。每日3次，每次20～30毫升。

功效主治 祛风除湿，温经散寒，活血通络。主治脚气、筋挛拘急、四肢掣痛、或至脚软、关节不利。

附记 苍耳子有小毒。本酒不宜多服、久服，孕妇忌服。

香豉酒

原料 香豉250克，白酒1500毫升。

制用法 将香豉混入白酒内，密封，每日摇荡1次，3日后即成。每日不拘时，随量饮服，但不可太醉。

功效主治 清心除烦，祛湿痹。适用于脚气。

生地牛蒡酒

原料 生地黄、牛蒡子各500克，杉木节、牛膝各150克，丹参60克，火麻仁250克，防风、独活、地骨皮各90克，白酒4.5升。

制用法 前9味捣碎，置容器中，添加白酒，每日振摇1～2次，密封浸泡6～7日，去渣留液。空腹温饮。每日3次，每次15～30毫升。

功效主治 凉血活血，祛风除湿，温经通脉。主治脚气肿满、烦疼少力、行走困难。

痤疮

痤疮俗称青春痘，主要表现为皮肤散在性丘疹、脓疱、结节、囊肿，伴皮脂溢出，多因肺胃痰湿蕴结所致，宜辨证给予清肺、祛风、渗湿、化痰、健脾等，常用枇杷、黄连、大黄、冰片、花椒、百部等中药。

苦参百部酊

原 料 苦参、百部各 30 克，75% 的乙醇 300 毫升。

制用法 前 2 味捣碎，置容器中，添加乙醇，每日振摇 1 ~ 2 次，密封浸泡 7 日，去渣留液。外用。每日 3 次，每次用消毒棉球蘸本酒涂擦患处。

功效主治 清热，燥湿，杀虫。主治痤疮。

附 记 百部过量使用，偶见胸部灼热感，口、鼻、咽喉发干，甚至头晕、胸闷、气急，应立即停药。

重楼酒

原 料 重楼 100 克，花椒 50 克，冰片 10 克，白酒 500 毫升。

制用法 重楼捣碎，与花椒、冰片混匀，置容器中，添加白酒，每日振摇 1 ~ 2 次，密封浸泡 15 日，去渣留液。外用。每日 3 ~ 5 次，每次用消毒棉球蘸本酒外涂患处。

功效主治 清热解毒，消肿止痛。主治寻常痤疮，面部或胸背起毛囊性红丘疹，或有脓疱，触之疼痛。

附 记 孕妇禁用。

冬瓜酒

原 料 冬瓜 1 只，白酒 500 毫升。

制用法 将冬瓜切碎，置容器中，添加白酒、清水等量，文火煎至浓稠，候冷。外用。不拘时候，每次用消毒棉球蘸本酒涂擦患处。

功效主治 清热解毒，化痰利水。主治痤疮。

大黄冰片酊

原 料 生大黄、冰片各 30 克，黄芩 10 克，黄连 9 克，75% 的乙醇 50 毫升。

制用法 前4味（冰片除外）切碎，置容器中，添加乙醇，每日振摇1～2次，密封浸泡10日，去渣留液，入冰片溶解。外用。每日1～2次，每次用消毒棉球蘸本酒外搽患处。

功效主治 清热解毒。主治热毒蕴结、痤疮、痱子、热疖。

附　记 孕妇禁用。

皮肤瘙痒症

皮肤瘙痒是指无原发皮疹，但有瘙痒的一种皮肤病，可出现抓痕、血痂、色素沉着，日久还可引起皮肤苔藓样变。皮肤瘙痒症属于神经精神性皮肤病，是一种皮肤神经官能症疾患。皮肤瘙痒可分为局限性皮肤瘙痒和全身性皮肤瘙痒。

局限性皮肤瘙痒症发生于身体的某一部分，常见的有肛门瘙痒症、阴囊瘙痒症、女阴瘙痒症、头部瘙痒症等，多由局部受到摩擦、分泌物、药物、化妆品的刺激，寄生虫、真菌感染等所致。

全身性皮肤瘙痒最初瘙痒仅局限于一处，进而逐渐扩展至身体大部分或全身，可由内分泌失调、冬季干燥、肝肾疾病、恶性肿瘤等原因引起，精神性因素也可引起瘙痒。

常见的皮肤瘙痒症状有剧烈瘙痒和继发性皮损。剧烈瘙痒为阵发性、痒感剧烈，常在夜间加重，影响睡眠；继发性皮损是因抓挠过度而发生抓痕、血瘀，日久皮肤科出现湿疹化、苔藓样变及色素沉着。

破石珠酒剂

原　料 鲜破石珠1000克，三花酒2500毫升。

制用法 上药与酒共浸15日后即可使用。用时取消毒棉签或棉球蘸药液在皮肤瘙痒处涂搽，至皮肤微热为度，数分钟后再重复1次。若瘙痒顽固者连用3～5日。

功效主治 清热祛湿，解毒消肿。治疗皮肤瘙痒。

蝉蜕鲜皮酒

原 料 蝉蜕、白鲜皮、蛇床子、百部各30克，白酒500毫升。

制用法 前4味捣碎，置容器中，添加白酒，每日振摇1～2次，密封浸泡7日，去渣留液。外用。不拘时候，每次用消毒棉球蘸本酒涂搽患处。

功效主治 祛风，杀虫，止痒。主治皮肤、阴部、肛门、腋窝瘙痒。

注意事项 百部过量使用，偶见胸部灼热感，口、鼻、咽喉发干，甚至头晕、胸闷、气急，应立即停药。

神蛇酒

原 料 蝮蛇25克，人参15克，10°高粱酒1升。

制用法 前2味置容器中，添加高粱酒，置阴凉干燥处，每日振摇1～2次，密封浸泡6个月，去渣留液。口服。每日1～2次，每次5～6毫升。

功效主治 祛风化湿，解毒定痉。主治肌肉麻痹不仁、筋脉拘急、皮肤瘙痒或破烂。

注意事项 忌食萝卜、莱菔子、生葱、大蒜、藜芦等。

雄黄百片酒

原 料 雄黄6克，敌百虫25片，冰片4克。

制用法 将上3味药共为细末，混合后备用。用时把散剂溶于白酒500毫升浸泡4小时后即成。每日涂搽2次，早晚各1次。

功效主治 止痒，治疗皮肤瘙痒症。

百部酊

原 料 百部草180克，75%医用乙醇360毫升。

制用法 将上药置容器中，加入75%乙醇，密封，浸泡1周，过滤取汁即得。每瓶装100毫升。外用。涂搽患部，每日3次。

功效主治 杀虫止痒。用于皮肤瘙痒症、虱病、阴痒等。

活血止痒酒

原 料 何首乌、丹参各30克，蝉蜕15克，防风10克，黄酒300毫升。

制用法 上药用黄酒煎至减半，去渣，备用。口服。每日1剂，分2次服之。

功效主治 养血，祛风，止痒。主治皮肤瘙痒症（血虚型）。

黄芪续断酒

原　料 黄芪、防风、桂枝、天麻、萆薢、白芍、当归、云母、白术、茵芋、木香、淫羊藿、甘草、续断各30克，白酒1升。

制用法 前14味捣碎，置容器中，添加白酒，每日振摇1～2次，密封浸泡5～10日，去渣留液。温饮。不拘时候，每次10毫升。

功效主治 益气活血，补肾健身，祛风除湿。主治皮肤瘙痒、风湿痹痛、身体顽麻、筋脉挛急、言语謇涩、手足不遂。

注意事项 茵芋有毒。本酒不宜多服、久服，阴虚而无风湿实邪者禁服。

枳实酒

原　料 枳实（拌面炒黄）适量，白酒适量。

制用法 将上药研成细末，备用。口服。每取药末6～10克，用白酒15～20毫升，泡少时，去渣，饮酒，或连渣服之。同时用枳实15克，煎水洗患处，日用2次。

功效主治 理气，散寒，止痒。主治遍身白疹，瘙痒不止。

第十二章　五官科疾病

——耳聪目明正五官

白内障

白内障是晶状体或其囊膜失去正常的透明，发生部分或全部晶状混浊而影响视力的一种常见慢性病。一般分为先天性和后天性两种。先天性白内障多因肾精不足、肝肾方虚；后天性则多因脾胃虚弱、失于运化，或年老体衰气弱，或肝肾亏虚，或心肾不交，以致精气不能上荣于目所致。

疏风明目酒

原料 枸杞子250克，黄酒2升。

制用法 将枸杞子浸入黄酒中，密封贮存，4个月即成。每饮30～50毫升，每日2次，饭后服用。

功效主治 清热疏风，养肝明目。适用于肝虚所致的白内障，迎风流泪等。

还睛神明酒

原料 黄连18克，石决明、草决明、生姜、生石膏、黄硝石、薏苡仁、秦皮、山萸肉、当归、黄芩、沙参、朴硝、炙甘草、车前子、淡竹叶、柏子仁、防风、制乌头、辛夷、人参、川芎、瞿麦穗、桃仁、细辛、地肤子、白芍、泽泻、肉桂、白芥子各10克，龙脑15克，丁香6克，珍珠（无孔者）3颗，50度白酒2500毫升。

制用法 将以上34味药加工成粗末，用纱布包，置于容器中，加入50度白酒2500毫升，密封，每日摇晃数次。放置14～21日后，过滤，去渣，取滤汁，贮瓶备用。每次饭后温服10～20毫升，亦可渐渐增加服用量，勿使醉吐，每日服1～2次。

功效主治 补肝肾，泻火毒，活血通络，祛风明目。适用于眼睛视物昏暗、经年不愈、白内障失明等。

附　记 忌食辛辣之物。

五味子酒

原　料 五味子60克，低度白酒500毫升。

制用法 将五味子洗净晾干，用酒浸14日，即可。每晚睡前饮1小盅。

功效主治 滋肾敛肺。适用于老年人白内障。

冬苓明目酒

原　料 天冬、茯苓、麦冬、菊花、枸杞子、牛膝、肉苁蓉各40克，熟地黄、生地黄、青葙子各35克，菟丝子、草决明各25克，人参、杏仁、五味子、甘草、枳壳、黄连各15克，山药、川芎各20克，蒺藜花24克，石斛50克，防风30克，犀牛角、羚羊角各3克，白酒3升。

制用法 犀牛角、羚羊角研粉，其余各药切碎，同置容器中，添加白酒，每日振摇1～2次，密封浸泡15日，去渣留液。每次饮服10毫升，每日1～2次。

功效主治 滋阴明目，平肝熄风。适用于白内障、晶体呈淡绿色或淡白色，肝肾亏虚、瞳神散大、视物昏花、复视。

附　记 阴虚火旺、大便溏泻者忌服。忌食萝卜、莱菔子、生葱、大蒜、藜芦等。

视力减退

视力减退是指眼睛视物体的能力逐渐减弱，外观与正常一样，瞳孔无变形或变色等。中医学认为，本病多由肝肾阴虚、精血不足所致。因肝肾阴虚引起者，除视力减退外，多有眩晕、头胀耳鸣、五心烦热、遗精失眠、腰膝酸痛、舌质红、脉细数；若为精血不足引起者，则眩晕、头痛、视力减退或视物不清、经闭、遗精健忘、神疲乏力、手足心热、舌质红、无苔、脉细数。

健阳酒

原料 枸杞子、当归、补骨脂各9克，白酒1升。

制用法 前3味粗碎，置容器中，添加白酒，文火隔水煮30分钟，再密封浸泡1日，去渣留液。每日2次，每次饮服10毫升。

功效主治 补血养肝，壮阳明目。适用于肾阳虚损、精血不足、视力衰退、腰膝酸痛、遗精、头晕。

黄精枸杞酒

原料 黄精、枸杞子各20克，何首乌15克，白酒500毫升。

制用法 前3味捣碎，置容器中，添加白酒，每日振摇1～2次，密封浸泡30日，去渣留液。睡前口服。每日1次，每次25～30毫升。

功效主治 补益肝肾，明目。主治腰膝酸软，头晕眼花，项秃发白，目暗不明。

附记 忌用铁器浸酒。少数人服用何首乌可出现肝损害、皮肤过敏、眼部色素沉着、腹痛、泄泻等症状，应立即停用。

菖蒲白术酒

原料 石菖蒲、白术各250克，白酒1.25升。

制用法 前2味研末，置容器中，添加白酒，每日振摇1～2次，密封浸泡14日，去渣留液。口服，每日3次，每次20～30毫升。

功效主治 补益脾胃，和中理血，润泽肌肤。适用于脾胃虚弱、食欲不振、神疲乏力、视力减退、早衰健忘、耳鸣耳聋、便溏腹胀、心悸，也可用治风寒湿痹。

附记 阴虚火旺者忌服。

益精明目酒

原料 枸杞子30克，当归、补骨脂、金蝉花、蕤仁肉各15克，米酒2000克。

制用法 将当归切片，与其他中药分别拣洗干净，风干水分；再用米酒将各药润透，隔水蒸30分钟，取出摊凉；放入酒器中，倒入米酒，密封浸泡2周，滤取酒液，贮瓶备用。每日服3次，每次服15～30毫升。

功效主治 养肝肾，益精血，祛

风养眼。适用于身体虚弱、视力早衰、精血不足、迎风流泪，以及腰酸痛、头晕眩、精神不振等。

地黄年青酒

原 料 熟地黄、制何首乌各100克，万年青150克，黑桑葚120克，枸杞子、黑芝麻各60克，怀山药200克，花椒、甘菊花各30克，白果15克，50度白酒2500毫升。

制用法 将以上10味药加工成粗末，用纱布包，置于容器中，加入50度白酒2500毫升，密封，每日摇晃数次。放置14～21日后，过滤去渣，取滤汁，贮瓶备用。每次空腹温服10～20毫升，每日早、晚各服1次。

功效主治 滋肾益肝，乌发明目。适用于肝肾亏损、须发早白、视力听力下降、未老先衰等。

附 记 忌食辛辣之物。

杞菊地冬酒

原 料 枸杞子、甘菊花各20克，生地、天冬各15克，冰糖30克，50度白酒1000毫升。

制用法 将以上4味药加工成粗末，用纱布包，置于容器中，加入白酒、冰糖，密封，每日摇晃数次。放置14～21日后，密封，再放置24小时后，过滤，去渣，取滤汁，贮瓶备用。每次空腹温服10～20毫升，每日早、晚各服1次。

功效主治 滋补肝肾，明目止泪。适用于肝肾阴虚、腰膝酸软、视物不清、头晕、耳鸣、迎风流泪等。

附 记 忌食辛辣之物。

平补酒

原 料 肉苁蓉125克，枸杞子、巴戟天、菊花各65克，糯米1250克，酒曲70克。

制用法 将以上4味药加工成粗末，用纱布包，置一大容器中，加入水6升，煎煮至减半时，离火，待温，备用。糯米1250克，水浸24小时后，沥干，用蒸锅蒸熟后，待温，备用。酒曲70克，研成细末，备用。然后把酒曲细末、熟糯米一并加入盛有前面煎煮药液（包括药渣）的大容器中，搅拌均匀，密封，置于保温处（温度保持30℃左右），放置10～15日，酒熟后去糟沥出，取沥出药酒液，贮瓶备用。每次服20～40毫升，每日服2～3次。

功效主治 补肝养肾，益精明目，养身益寿。适用于肝肾亏损之视物模糊、腰背酸痛、足膝无力、头晕目眩等。

附　记 忌食辛辣之物。

其他明目药酒

鸡头桑葚酒

原　料 桑葚5000克，鸡头参500克，大米3000克，酒曲适量。

制用法 将桑葚、鲜鸡头参捣汁煮过，将米煮半熟沥干，与桑葚汁拌和，蒸煮后下酒曲适量搅拌和匀，装入瓷坛内；将瓷坛放在周围盛有棉花或稻草的箱子里发酵，根据季节气温不同，至发酵到味甜可口时，取出食用。食用时，每次取4汤匙，用开水冲服，或置锅中加水适量煮食。

功效主治 补肝肾，明耳目，抗衰老。适用于肝肾不足之耳鸣耳聋、视物昏花等衰老征象。

黄精首乌杞子酒

原　料 黄精50克，制何首乌、枸杞子各30克，白酒1000毫升。

制用法 将以上3味药洗干净，装入浸酒瓶中，倒入白酒，加盖密封，放于阴凉干燥处；常摇动几次，经7～10日后，即可开封取饮。每日早、晚各饮10～15毫升。

功效主治 补益精血，乌须明目。适用于肝肾精血亏虚所致的头目眩晕、视物模糊、腰膝酸软、须发早白、心悸不宁、失眠多梦等病症。

地骨皮酒

原　料 地骨皮、生地、甘菊花各50克，糯米1500克，酒曲90克。

制用法 将以上3味药加工成粗末，用纱布包，置一大容器中，加水10升，以小火煎煮至减半时，离火，待温备用。糯米1500克用水浸渍24小时后，沥干，用蒸锅蒸熟，待温备用。酒曲90克研成细末，备用。然后把酒曲、熟糯米一并加入前方晾好的煎煮液（包括药渣）中，搅拌均匀，密封，置于保温处（温度约30℃），放置10～15日，酒熟后去糟沥出，取沥出液，贮瓶备用。每次空腹温服 10～30 毫升，每日服 3 次。

功效主治 滋阴养血，补身延年。适用于中老年人身体虚弱、目暗多泪、视物不明，或伴有高血压、眩晕、夏季身热不适、消渴等。

附 记 忌食辛辣之物。

杞菊明目酒

原 料 枸杞子 60 克，菊花 12 克，50 度白酒 1200 毫升。

制用法 将以上 2 味药去杂质后，置于容器中，加入 50 度白酒 1200 毫升，密封，每日摇晃数次。放置 7～10 日后，过滤，去渣，取滤汁，贮瓶备用。每次空腹温服 15～20 毫升，每日服 2 次。

功效主治 滋补肝肾，清热明目。适用于目眩、目昏多泪、视力障碍等。

附 记 忌食辛辣之物。

枸杞地骨皮蜜酒

原 料 枸杞子、蜂蜜各 150 克，地骨皮 30 克，白酒 1500 毫升。

制用法 将枸杞子、地骨皮和蜂蜜同放入 60 度左右的白酒中，密封浸泡，每 5 日搅拌摇动 1 次，30 日后，滤去药渣，取酒服用。每日服 2 次，每次服 20～30 毫升。

功效主治 滋补肝肾，清热明目。适用于阴虚内热、便秘，以及中老年人视力模糊、腰膝酸软等。

菊花明目酒

原 料 菊花、枸杞子各 20 克，当归、熟地各 10 克，白酒 500 毫升。

制用法 将菊花、枸杞子、熟地、当归拣去杂质，洗净，晾干表面水分，装入干净纱布袋中，封好袋口，投入广口酒瓶，倒入白酒，加盖密封浸泡，15 日后即可饮用。每日服 2 次，每次服 15～20 毫升。

功效主治 清头明目，养血柔肝。适用于阴血不足、肝脉失养所致的头晕目眩、视物昏花、身体疲倦、睡觉多梦等。

菊花煮酒

原 料 菊花 9 克，糯米酒适量。

制用法 将菊花洗净，撕碎，与糯米酒同放入砂锅中，边加热边搅拌至煮沸，滤去菊花，取酒汁饮服。每次煮酒为1次量，顿服，每日服2次。

功效主治 清肝明目。适用于治疗肝火上炎所致的青光眼，亦可用于其他风热目疾。

枸杞地黄酒

原 料 枸杞子250克，生地黄300克，白酒1500毫升。

制用法 将上述药共浸入酒内，密封贮存，每日摇动1次，15日后去渣，即可。每次服20毫升，每日服2次，空腹温服。

功效主治 补精益肾，养肝明目。适用于视物模糊、腰膝酸软等。

附 记 忌食香菜、葱、蒜等。

鸡肝酒

原 料 生雄鸡肝60克，50度白酒500毫升。

制用法 将鸡肝洗净，切碎，用纱布包，置于容器中，加入50度白酒500毫升，密封。每日摇晃1次。放置7~10日后，过滤去渣，取滤汁，贮瓶备用。每次服10~15毫升，每日服2~3次。

功效主治 补肝明目。适用于目暗不明、产后血晕、贫血、体倦无力等。

附 记 忌食辛辣之物。

耳 聋

耳聋以听力障碍、减退、消失为主要表现，多由心肾不足、肝郁脾虚所致，治以滋肾疏肝开窍为主，辨证给予养心、补肾、祛风、平肝、利窍等，常用石菖蒲、天花粉、苍耳子、山茱萸、川木通等中药。

耳聋铁酒

原 料 铁块500克，黄酒1000毫升。

制用法 将铁块冲洗干净，以炭火烧红，趁热投入酒中，候温，取出铁块，滤取药酒即成。每次服30~50毫升，每日服3次。

功效主治 镇肝充耳。适用于耳聋。

益智聪耳酒

原　料 人参9克，猪板油90克，白酒1000毫升。

制用法 将人参制为细末；猪板油入锅熬油，候温，与人参末共浸入白酒内，密封，21日后去渣即成。每次服15毫升，每日服2次。

功效主治 开心益智，聪耳明目，润泽肌肤。适用于耳聋眼花、面色不华、记忆力衰退等。

附　记 忌食萝卜、葱、蒜等。

核桃益肾酒

原　料 核桃肉、胡桃夹、磁石、菖蒲各30克，黄酒1500毫升。

制用法 将上药共制粗末，用纱布袋包好，浸入黄酒内，每日摇荡1次，15日后即成。每次服15～20毫升，每日2次。

功效主治 益肾补脑，通窍。适用于肾虚所致的耳聋耳鸣等。

加味茱萸酒

原　料 山茱萸、覆盆子各30克，肉苁蓉、巴戟天、远志、川牛膝、五味子、续断各10克，白酒1500毫升。

制用法 将上药共制粗末，用纱布袋包好，浸入白酒内，密封，每日摇荡1次，7日后去渣即成。每次服10～20毫升，每日服3次。

功效主治 滋补肝肾。适用于肝肾亏虚、头昏耳聋、腰膝酸软、神疲乏力、性欲低下等。

地黄香杞酒

原　料 熟地黄125克，沉香（研末）2.5克，枸杞子60克，高粱酒1750毫升。

制用法 将前3味置容器中，加入高粱酒，密封，浸泡10～15日后，即可取用。每晚临睡前服15～30毫升。

功效主治 补肝肾，益精血。适用于肾阴亏或精血不足所引起的头昏目眩、目暗、多泪、面色无华、腰膝酸软、耳鸣耳聋、失眠多梦等症。

菖蒲酒

原　料 菖蒲、白术各250克，白酒1250毫升。

制用法 将前2味研为粗末，入布袋，置容器中，加入白酒，密封，浸泡14日后，过滤去渣，即成。每次饮服20~40毫升，每日服3次。

功效主治 化湿开窍，健脾养胃。适用于早衰健忘、视力减退、耳鸣耳聋、便溏腹胀、食欲缺乏、心悸等症。

附 记 阴虚火旺者忌服。

牡荆酒

原 料 牡荆子（微炒）250克，白酒500毫升。

制用法 将牡荆子捣碎，置容器中，加入白酒，密封，浸泡7日后，过滤去渣，即成。不拘时，随量饮之。虽久聋也效。

功效主治 利气，化痰，开窍。治耳聋（气滞型）。

铁酒

原 料 铁1块，白酒30毫升，另备磁石1块。

制用法 将铁烧红，急投酒中，去铁取汁备用。将磁石塞耳中，随意饮铁酒。

功效主治 开窍。治耳聋。

百年长寿酒

原 料 麦门冬、枸杞子、白术、党参、茯苓各50克，陈皮、当归、川芎、生地、熟地、枣皮各30克，羌活、五味子各20克，肉桂10克，大枣500克，白酒5000毫升。

制用法 将前15味捣碎或研为粗末，入布袋，置容器中，加入白酒，密封，隔水加热1.5小时，待温，开封，加入冰糖1000克，再次密封，将容器埋入土中7日。取出，过滤去渣，即成。每次饮服10毫升，每日服3次。

功效主治 补五脏，调气血，聪耳明目。主治耳聋目昏、容颜憔悴、消瘦、老化等症。

耳鸣

耳鸣指自觉耳内或头部出现特殊的鸣响，如闻蝉声，或如潮响，环境安静时加剧，多由肾阴不足、肝胆火盛、痰火上逆所致，治以滋阴补肾、清肝泻火、清热化痰为主，常用女贞子、桑葚、金樱子、磁石、枸杞子等中药。

首乌酒

原 料 制首乌、熟地黄各30克，当归15克，白酒1000毫升。

制用法 将前3味切碎，入布袋，置容器中，加入白酒，密封，浸泡半个月后即可取用。每次饮服10~15毫升，每日服2次。

功效主治 补肝肾，益精血。主治肝肾不足、精血亏少引起的头晕、耳鸣、腰酸、须发早白等症。

怡神酒

原 料 木香（研末）3克，糯米糖、绿豆（捣碎）各500克，白酒500毫升。

制用法 将前3味置容器中，加入白酒，密封，浸泡21日后，过滤去渣，即成。每次饮服15~30毫升，每日服2次。

功效主治 补精益神。主治头晕耳鸣、视物昏花、精神不振、饮食减少、全身乏力等。

泡酒

原 料 小茴香10克，鲜石菖蒲、九月菊、鲜木瓜、桑寄生各20克，白酒1500毫升。

制用法 将前5味捣碎，入布袋，置容器中，加入白酒，密封，浸泡7日后，过滤去渣，即成。每次温服10~15毫升，每日服2次。

功效主治 清心，柔肝补肾，化湿开窍。主治肝肾虚损引起的眩晕、耳鸣、消化不良、行走无力等症。

磁石酒

原 料 磁石（捣碎，绵裹）15克，木通、菖蒲各250克，白酒1500毫升。

制用法 将前3味细剉，入布袋，置容器中，加入白酒，密封，浸泡3~7日后，即可取用。每次饮服15~30毫升，每日服2次。

功效主治 平肝潜阳，化湿开窍。主治耳鸣、常如风水声。

枸杞红参酒

原料 枸杞子80克，熟地黄60克，红参15克，首乌50克，茯苓20克，白酒1000毫升。

制用法 将前5味共研为粗末，入布袋，置容器中，加入白酒，密封，隔日振摇1次，浸泡14日后，即可取用。酒尽添酒，味薄即止。每次饮服20毫升，每日服2次。

功效主治 补肝肾，益精血，补五脏，益寿延年。适用于身体虚弱、阳痿、耳鸣、目花等症。

四味秦椒酒

原料 秦椒、白芷、旋覆花各60克，肉桂25克，白酒1000毫升。

制用法 先将秦椒（去目，并闭口者）微炒出汗，再将前4味捣碎，共置容器中，加入白酒，密封，浸泡5~7日后，过滤去渣，即成。每次空腹温服10~20毫升，每日服2次。

功效主治 补肾温阳，祛风和血。主治肾虚耳鸣、咳逆喘急、头目昏痛。

聪耳酒

原料 核桃仁60克，五味子40克，蜂蜜30克，白酒1000毫升。

制用法 将前2味捣碎，入布袋，置容器中，加入白酒，密封，每日振摇数下，浸泡10日后，过滤去渣，加入蜂蜜，拌匀，即成。每次空腹服20毫升，每日服2次。

功效主治 补肾聪耳。主治耳鸣、遗精等。

龟地酒

原料 龟胶、枸杞子、生地黄各60克，石决明、甘菊花各30克，白酒2000毫升。

制用法 将前5味共研为粗末，入布袋，置容器中，加入白酒，密封，浸泡14日后，过滤去渣，即成。每次服10~20毫升，每日服2次。

功效主治 滋肾阴，平肝阳，清热明目。主治头晕目眩、耳鸣、失眠多梦、视物模糊、腰膝酸软、咽干、面热等症。

鼻炎

鼻炎以间歇性鼻塞、流涕为主要特征，遇鼻腔刺激或精神紧张则加重，早期多由肺脾气虚、寒湿侵袭所致，治以温肺健脾、祛邪通窍为主，病久多邪瘀化热、痰火结聚，治以理气活血、宣通肺气为主，常用黄芩、芫花根、辛夷等中药。

芫花酊

原料 芫花根（干品）30克，75%的酒精100毫升。

制用法 将芫花根制为粗末，浸入酒精内，密封贮存，15日后去渣即成。本品外用，用黄豆大小的干棉球，蘸芫花酊，拧干，外裹薄层医用脱脂棉，成一棉卷，塞入鼻腔内。棉卷之位置，以深塞为宜，过浅则达不到治疗的目的。对慢性鼻炎患者，可塞中隔与下甲之间；对副鼻窦炎患者，则塞中鼻道较好。若觉刺激黏膜有灼热感后，5～10分钟取出，用温热生理盐水冲洗鼻腔。每日塞1次，每次持续1～2小时后取出或自行脱出。连用5次为1个疗程。

功效主治 消肿解毒，活血止痛。适用于鼻炎。

滴鼻酒

原料 黄芩、紫花地丁、生甘草各7.5克，麻黄素15克，尼泊金1.5克，95%的乙醇2000毫升，碳酸氢钠6克。

制用法 将以上前3味药加水（每次3000毫升）煮沸1小时后过滤，再加水煮沸半小时后滤出，取2次滤液合并混合约4000毫升，放置24小时后，将沉淀物除掉，加入碳酸氢钠约6克，再次煮沸浓缩至1000毫升左右。待冷后，加入95%的乙醇2000毫升，再放置24小时后，取上层澄清液，置另一容器中，添加水至3000毫升，加入尼泊金及麻黄素，如有浑浊现象，可用滤纸再过滤，得红棕色的澄清透明液后，分装小瓶（每瓶装约10毫升）备用。外用滴鼻。每次滴1～2滴，每日滴3次。

功效主治 通气消肿。适用于鼻炎，症见鼻塞、头闷、涕多不利等。

辛夷鼻炎酒

原 料 辛夷、细辛各10克，藁本12克，僵蚕、蝉衣、菊花、黄芩、连翘、防风各15克，川芎、生地各30克，50度白酒2500毫升。

制用法 将上述11味加工成粗末，用纱布包，置于容器中，加入50度白酒2500毫升，密封，每日摇晃1次。放置14～21日后，过滤去渣，贮瓶备用。每次温服15～20毫升，每日服2～3次。

功效主治 辛温通络，解痉消肿。适用于慢性鼻炎、过敏性鼻炎等。

黑山栀酒

原 料 黑山栀50克，三七末3克，百草霜15克，黄酒300毫升。

制用法 将以上3味药入容器中，加入黄酒300毫升，煎煮至150毫升时，离火，去渣取汁，候温备用。每日1剂（重病2剂），分2～3次服完。

功效主治 消炎，活血，止血。适用于鼻衄。

附 记 忌食辛辣油炸食物。

酒渣鼻

酒渣鼻又名玫瑰痤疮，多见于中老年人，损害特点是在颜面中部发生弥漫性潮红，伴发丘疹、脓疱及毛细血管扩张。其病因尚未明确，一般认为，可能是在皮脂溢出的基础上，由于颜面血管运动神经失调，毛细血管长期扩张所致。刺激性食物、胃肠功能紊乱及内分泌障碍等可诱发本病。皮损发生于面部，多见于鼻部及其两侧。

麻黄宣肺酒

原 料 生麻黄节、生麻黄根各80克，白酒1.5升。

制用法 前2味切碎，置容器中，添加白酒，密封，武火煎30分钟，置阴凉处3小时，去渣留液。每日2次，每次饮服20~25毫升。

功效主治 宣肺开郁。主治酒渣鼻。

轻硫酊

原　料 轻粉、硫黄各15克，生大黄、百部各50克，95%的乙醇300毫升。

制用法 前4味研末，置容器中，添加乙醇，每日摇荡1~2次，密封浸泡6~10日，去渣留液。外用。每日2次，每次用温开水洗脸，擦干，棉球蘸药液少许在皮损处涂抹3~5分钟。

功效主治 清热解毒，凉血杀虫。主治酒渣鼻。

附　记 轻粉有大毒。普通的天然硫黄含有杂质，有毒性，不宜用来浸酒，宜选经过加工的纯净硫黄或精制硫黄。百部过量使用，偶见胸部灼热感，口、鼻、咽喉发干，甚至头晕、胸闷、气急，应立即停药。

硫黄酒

原　料 硫黄120克，烧酒1500毫升。

制用法 将硫黄、烧酒放入砂锅内，隔水煎至酒干，取出备用。每取少许，放入手内化开，涂敷患处。每日2~3次。制作时应注意安全。

功效主治 解毒，化瘀，止痒。主治酒渣鼻。

牙痛

牙痛为口腔疾患中常见的自觉症状，每遇冷、热、酸、甜等刺激时疼痛加剧。本症可见于多种牙病，如龋齿、牙髓炎、冠周炎等。

乌头独活酒

原　料 制草乌、独活、郁李根白皮各30克，白酒2升。

制用法 前3味粗碎，置容器中，添加白酒，每日振摇1~2次，密封浸泡2日，再文火煮至1升，去渣留液。含漱。痛起始用，温酒漱口，酒冷方吐，痛止停漱。

功效主治 祛风活血，温经通络。主治牙痛。

附记 草乌有大毒，须炮制。本酒不宜内服、多用、久用，孕妇忌用。

止痛酒

原料 制川乌、制草乌、荜茇、白芷各10克，细辛5克，冰片3克，白酒250毫升。

制用法 前5味捣碎，置容器中，添加白酒，每日振摇1～2次，密封，浸泡10～14日，去渣留液，入冰片溶解。外用，用消毒棉球蘸本酒少许，外涂痛牙根部，痛则再涂。

功效主治 消肿止痛。主治牙痛。

附记 乌头有大毒，须炮制；细辛有小毒。

白矾藜芦酒

原料 白矾、藜芦、防风、细辛、干姜、白术、花椒、甘草、蛇床子、制附子各10克，白酒1升。

制用法 前10味粗碎，置容器中，添加白酒，文火煮沸，去渣留液。含漱。痛起始用，温酒漱口，酒冷方吐，痛止停漱。

功效主治 祛风散寒，通络止痛。主治牙齿疼痛、龋齿、齿根宣露。

附记 附子有毒，须炮制；细辛小毒。本酒不宜下咽、多用、久用，孕妇忌用。

郁李根酒

原料 郁李根、细辛、花椒各15克，槐白皮、柳白皮各30克，白酒适量。

制用法 前5味研末备用。每取药末30克，白酒250毫升，文火煎百沸，去渣留液。含漱。痛起时用，温酒漱口，酒冷方吐，痛止停漱。

功效主治 消肿止痛。主治牙龈肿痛，呼吸冷风其痛愈甚。

附记 细辛有小毒。本酒不宜下咽、多用、久用，孕妇忌用。

枳壳根酒

原料 枳壳根1根，白酒500毫升。

制用法 将枳壳根粗碎，置容器中，添加白酒，每日振摇1～2次，密封浸泡7日，去渣留液。含漱。痛起始用，温酒漱口，酒冷方吐，痛止停漱。

功效主治 理气活血止痛。主治牙痛痰多。

松叶辛芎酒

原　料 松叶90克，川芎、细辛各60克，白酒4升。

制用法 前3味粗碎，置容器中，添加白酒，文火煮至2升，去渣留液。含漱。痛起时用，温酒漱口，酒冷方吐，痛止停漱。

功效主治 祛风活血，通络止痛。主治牙齿肿痛。

附　记 细辛有小毒。本酒不宜下咽、多用、久用，孕妇忌用。

鸡蛋酒

原　料 鸡蛋1个，白酒30毫升。

制用法 先将白酒放入碗内，再将鸡蛋打破入碗内，然后将碗内白酒点燃，白酒燃烧后鸡蛋即熟。将熟鸡蛋1次吃下，一般1小时后即可止痛。

功效主治 益气活血，止痛。适用于牙痛。

生地独活酒

原　料 生地黄、独活各80克，细辛30克，白酒500毫升。

制用法 将上药共制粗末，浸入白酒内，密封，每日摇荡1次，7日后去渣即成。每取适量药酒含漱后服下，痛止即可。

功效主治 通络止痛。适用于齿根松动痰痛。

花椒酒

原　料 花椒30克，白酒100毫升。

制用法 将花椒洗净晾干，浸入白酒内，密封，每日摇荡1次，10~15日后去渣即成。如系虫蛀牙痛，可用药棉蘸酒塞入蛀孔内；一般性牙痛用药酒于口内含漱即可。

功效主治 消炎止痛。适用于虫蛀牙痛、一般性牙痛等。

附　记 不宜内服。

口舌生疮

口舌生疮主要表现为口颊或唇舌边发生白色溃烂小疱，红肿疼痛，多因火热所致，治以清热泻火为主，辨证给予清热、解毒、温肾、健脾、益胃、滋阴、养血的中药或中药方剂，常用半夏、黄檗、栀子、黄连等中药。

竹叶糯米酒

原 料 淡竹叶250克，糯米、酒曲各适量。

制用法 将淡竹叶水煎取汁，与淘洗干净的糯米共煮成米饭，放入酒坛内，拌入酒曲，密封至酒熟，压去酒糟，取出酒液即成。每日不拘时徐徐饮下，以愈为度。

功效主治 清心利尿。适用于小便赤涩热痛、心烦口渴、口舌生疮、舌质红、苔薄黄、脉浮数。

半夏酒

原 料 制半夏20枚，白酒1升。

制用法 前1味洗净，置容器中，添加清水200毫升，文火煎煮30分钟，趁热添加白酒，每日振摇1～2次，密封浸泡30日，去渣留液。含漱。痛起时用，温酒漱口，酒冷方吐，痛止停漱。或口服，每日2次，每次10毫升。

功效主治 健脾燥湿，消肿止痛。主治舌下黏膜炎症（口腔炎）、舌下腺囊肿（舌肿）、重舌。

附 记 半夏有毒，须炮制。本酒不宜多用、久用，孕妇忌用。

滋阴药酒

原 料 生地、熟地、枸杞子各30克，山茱萸肉、怀山药、丹皮、茯苓、泽泻、天门冬、麦门冬各15克，地骨皮12克，黄芩、黄檗、赤芍各10克，50度白酒800毫升。

制用法 将以上14味药，加工成粗末，用纱布包，置于容器中，加入50度白酒800毫升，密封，每日摇晃1次。放置14～21日后，过滤去渣，取滤汁，贮瓶备用。每次服10～20毫升，每日服2～3次。

功效主治 滋阴降火，凉血理疮。适用于口疮反复发作。

连檗栀子酒

原料 黄檗 90 克，黄连 15 克，栀子 30 克，米酒 500 毫升。

制用法 前 3 味粗碎，置容器中，添加米酒，文火煎数百沸，去渣留液，候凉。空腹口服，不拘时候，每次 20 毫升。

功效主治 清热利湿，解毒杀虫。主治虚烦不眠、目赤肿痛、口舌生疮、牙龈出血、吐血、尿血、便血、热毒疮疡。

槐白皮酒

原料 槐白皮 30 克，白酒 500 毫升。

制用法 将槐白皮切碎，置于容器中，加入白酒和清水 500 毫升，以文火煎至减半，去渣，备用。每次温服 20 毫升，每日服 3 次。

功效主治 祛风利湿，消肿止痛。适用于风邪外中、身体强直、肌肤不仁、热病口疮、牙痛、喉痹、肠风下血、阴痒等症。

金花酒

原料 黄檗 90 克，黄连 15 克，栀子 30 克，江米酒 500 毫升。

制用法 将上述药用江米酒煎数百沸，去渣，备用。不拘时，每次空腹服 20 毫升。

功效主治 泻火燥湿，解毒杀虫。适用于口舌生疮、牙龈出血。

咽喉疼痛

咽喉疼痛为常见症状之一，可由咽喉局部病变引起，亦可由其他疾病所诱发。临床表现以咽喉部位发红、肿痛，吞咽东西困难等症为主。中医学认为，本症多因外感风寒或风热，虚火侵犯咽喉所致。

青果百合酒

原料 青果、百合各 45 克，米酒 1000 毫升。

制用法 将青果、百合加工成粗

末。用布袋盛，浸泡于酒中，经常摇动，2周后去药袋，过滤，即可服用。每日服3次，每次服30～50毫升。

功效主治 清虚热，利咽喉。适用于咽喉肿痛、口渴烦热。

苦酒汤

原 料 半夏（汤洗7遍、切）14枚，鸡子（去黄留白）1枚，苦酒100毫升。

制用法 将半夏、鸡蛋清浸于苦酒内，以鸡子壳置剪刀杯中，安火上，煮2沸，去渣，备用。少少含咽，以瘥为度。

功效主治 祛痰散结，消肿利窍。适用于伤寒少阴病、咽中生疮、语声不出。

青果利咽酒

原 料 青果250克，青黛2.5克，黄酒4000毫升。

制用法 将青果洗净晾干，拍破后放入酒坛，加入黄酒，再放入青黛，搅拌均匀，加盖封口。每隔5日搅拌1次，浸泡15日后，过滤去渣，即可饮用。每日服1～2次，每次服20～30毫升。

功效主治 清热解毒，清咽利喉。适用于咽喉炎、咽喉干痛、烦渴等。

附 记 青果即橄榄，有清热利咽、生津止渴、开胃消痰的作用。

乳汁酒

原 料 羊乳250毫升，米酒250毫升。

制用法 将羊乳与酒混合，分2份。每日2次，每次1份，慢慢咽服。

功效主治 开喉润咽。适用于喉风症、喉嗓干燥、骤然声哑。

蛇胆酒

原 料 蛇胆（鲜品）2枚，白酒50毫升。

制用法 将蛇胆刺破使胆汁流入杯内，兑入白酒调匀即可。每日1剂，徐徐饮服。

功效主治 滋阴清热，活血解毒。适用于火热内盛所致的口燥咽痛、结膜充血、眼干涩痛等。

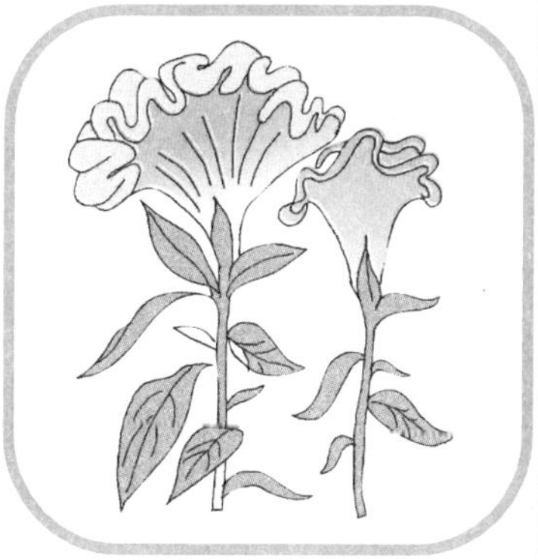

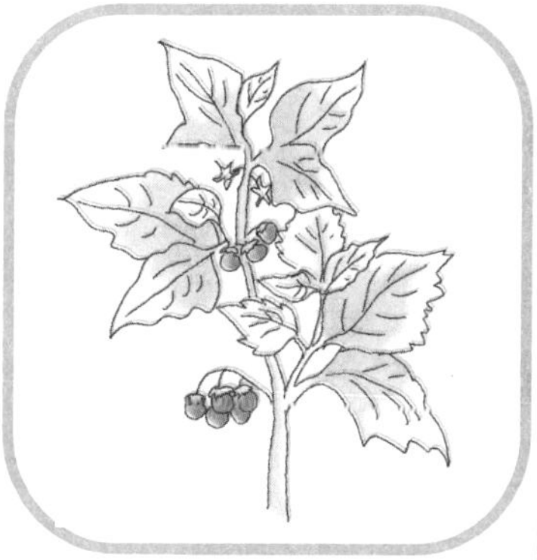

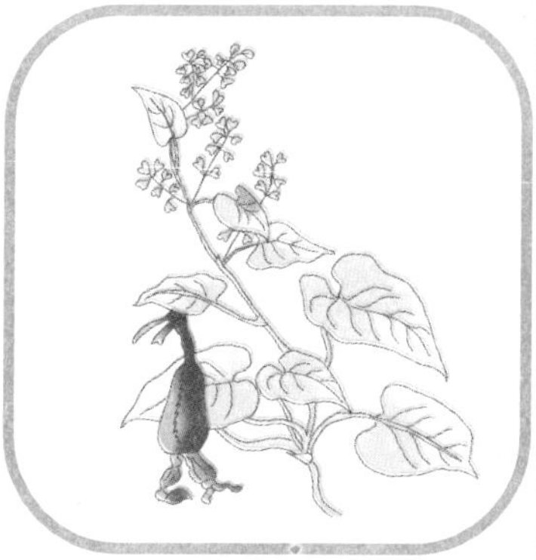

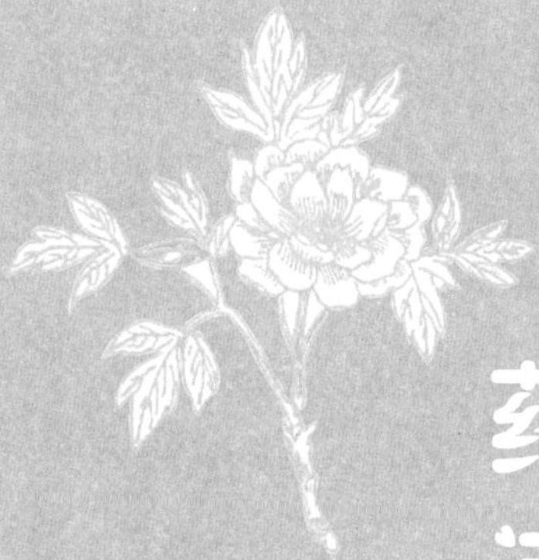

第三篇 药酒养生

——顺应天时的养生之道

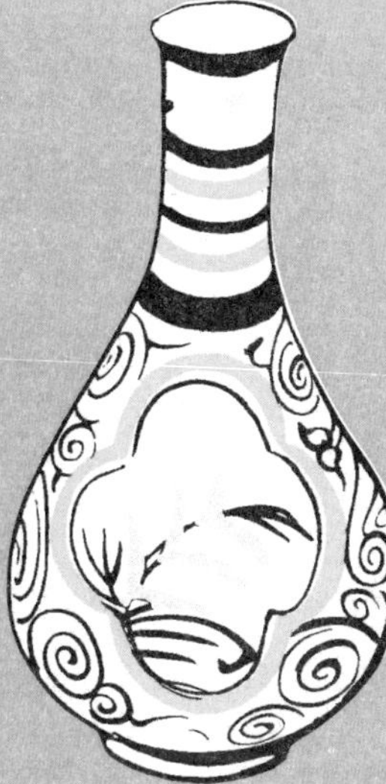

第一章　补气益血药酒

补气益血酒是专为气血虚弱的人而设的，分为补气类和补血类两大类。补气类药酒适用于久病体虚、劳累、年老体弱等因素引起的脏腑功能减退，常见症状为神疲乏力、声低（少气）、懒言、头晕、目眩、面色淡白、自汗怕风、大便滑泄等。

补血类药酒适用于禀赋不足，或脾胃素虚、气血化生不足，或各种急、慢性出血，或思虑过度、暗耗营血，或瘀血阻络、新血不生等，常见症状为面色苍白而无华或萎黄、唇色淡白、爪甲苍白、头晕眼花、心慌气短、失眠、手足发麻，以及妇女经血量少色淡、月经延期，甚或闭经。

因"气为血之帅，血为气之母"，气和血是相辅相成的，故把补气类药酒和补血类药酒放在一起进行介绍。

补气养血酒

原　料补骨脂、熟地、生地、天冬、麦门冬、人参、当归、川芎、白芍、云茯苓、柏子仁、砂仁、石菖蒲、远志各30克，木香15克，50度白酒2500毫升。

制用法将前15味药加工成粗末或切为薄片，用纱布包，置于一容器中，加入50度白酒2500毫升，密封，每日振摇数次。放置1个月后，过滤去渣，取其滤汁，贮瓶备用。每次空腹温服10～20毫升，每日早、晚各服1次。

功效主治补气血，养心肾，健脾胃，益老人。适用于气血不足、心脾虚弱、怔忡健忘、头目昏花等。

益气补虚酒

原　料党参、黄芪各50克，白酒1000毫升。

制用法选购上好党参、黄芪，放入白酒中密封浸泡30日即可。每日服2次，每次15～30毫升。

功效主治健脾益气，补肺固

表。适用于脾肺气虚的喘咳、泄泻、容易感冒，以及气血两虚等，也可用于肾阳气不足所致的蛋白尿。

附 记 亦可以用人参（生晒参）25克代替党参，补益作用更强。

补血调元酒

原 料 鸡血藤50克，骨碎补100克，制首乌、黄芪、麦芽各30克，女贞子、党参、佛手各15克，白砂糖120克，白酒2000毫升。

制用法 将上药共研为粗末，纱布袋装，扎口，置干净容器中，加入白酒，密封浸泡14日后启封。去药渣，加白砂糖搅拌均匀，待溶解后，过滤取液，再合并压榨药渣所得药液，贮瓶备用。每次服10～20毫升，每日服2次。

功效主治 健脾补肾，调补气血。适用于气血虚头晕、心悸、健忘、神疲纳少、面色无华、气短喘促、肢体麻木、骨质增生症。

附 记 引自《民间百病良方》。痰热内盛者慎用。

地黄养血安神酒

原 料 熟地黄50克，枸杞子、当归、炒薏苡仁、制首乌各25克，龙眼肉20克，沉香米1.5克，白酒1500毫升。

制用法 将上药共研为粗末，纱布袋装，扎口，置容器中，加入白酒，密封浸泡，7日后取出药袋，压榨取液，将榨取液与药酒混合，静置，过滤即得。每次服15～20毫升，每日服2次，温服。

功效主治 养血安神。适用于失眠健忘、心悸怔忡、须发早白、头晕目涩。

附 记 引自《惠直堂经验方》。

补血顺气酒

原 料 天门冬、麦门冬各12克，生地、熟地各25克，人参、茯苓、枸杞子各6克，砂仁2克，木香1.5克，沉香1克，白酒1500克。

制用法 将上述各药研粗末，用布袋装，浸于酒中3日；再用文火隔水煮30分钟，以酒色转黑为宜，取下后继续浸泡3～5日，过滤去渣即可。每日2～3次，每次随量饮。

功效主治 补气养血。适用于气血不足、短气乏力、面色无华、须发旱白、脾胃失和、脘满食少等。

生脉益气补酒

原 料 人参18克，麦冬50克，五味子30克，白酒500毫升。

制用法 将上3味药洗净，麦冬去心，浸入白酒，密封2周许，可饮用。每日清晨取其酒1小杯饮下。

功效主治 补气敛汗，养阴生津。适用于汗出多、身体乏倦、久嗽虚喘、痰少气短、口常渴、脉虚数。

十全大补酒

原 料 党参、炒白术、炒白芍、炙黄芪、白茯苓各80克，当归、熟地黄各120克，炙甘草、川芎各40克，肉桂20克，白酒1720毫升，蔗糖172克。

制用法 将前10味药粉碎成粗粉，用白酒浸渍48小时后，按渗滤法，以每分钟1～3毫升的速度缓缓渗滤，收集滤液，加入蔗糖，搅匀，静置，滤过即成。每次服15～30毫升，每日服2次。

功效主治 温补气血。适用于气血两虚、面色苍白、气短心悸、头晕自汗、体倦乏力、四肢不温、月经量多等症。

人参百岁酒

原 料 红参、红花、炙甘草各10克，麦门冬、熟地各30克，玉竹、何首乌各45克，50度白酒1500毫升，蔗糖120克。

制用法 将前7味药加工成粗末，用纱布包，置容器中，加入50度白酒1500毫升，密封，每日振摇数次。放置1个月后，过滤去渣，取其滤汁，加入蔗糖120克搅匀后，贮瓶备用。每次空腹温服10～20毫升，每日服1～2次。

功效主治 补养气血，乌须黑发，宁神生津。适用于头晕目眩、耳鸣健忘、心慌不宁、失眠多梦、气短汗出、面色苍白等。

附 记 高血压患者及孕妇慎饮此药酒。感冒时暂停饮用。

扶衰仙凤酒

原 料 肥母鸡1只，大枣200克，生姜20克，白酒250毫升。

制用法 将鸡褪毛，开肚去肠，

清洗干净，切成数小块；将生姜切薄片；大枣裂缝去核。然后将鸡、姜、枣置于瓦缸内，将白酒全部倒入，用泥封固坛口。另用一大铁锅，倒入水，以能浸瓦坛一半为度。将药坛放入锅中，盖上锅盖。置火上，先用武火煮沸，后用文火煮约2小时，即取出药液，放凉水中拔出火毒，药酒即成，备用。每次用时，将鸡、姜、枣和酒，随意食之，每日早、晚各服1次。

功效主治 补虚，健身，益寿。适用于劳伤虚损、瘦弱无力、女子赤白带下等症。

附　记 引自《万病回春》。

一醉不老丹酒

原　料 莲子心、生地黄、熟地黄、槐角子、五加皮各90克，没食子6枚，白酒5000毫升。

制用法 将前6味药用石臼杵碎，装入布袋，置容器中，加入白酒，密封，浸泡10～30日后取出药袋，滤过即成。药渣晒干研细末（忌铁器研）。用大麦60克炒，和炼蜜为丸，每丸重9克，制成饼状，瓷坛贮存。每放一层药饼，即撒上一层薄荷细末，备用。可视习惯适量饮服。药饼可于饭后噙化数个，亦可用药酒送服。

功效主治 滋肾阳，益精血，祛风湿，涩肾精，乌须发。适用于精血不足、肾精不固、滑泄遗精、须发早白、腰膝无力等。

附　记 凡外感或痰湿内盛者忌服。

周公百岁酒

原　料 黄芪、熟地、茯神、生地各30克，党参、白术、茯苓、麦冬、陈皮、山茱萸、枸杞子、川芎、防风、龟板胶各15克，五味子、羌活各12克，当归20克，肉桂10克，高粱酒1500毫升。

制用法 将以上18味药挑拣干净，去杂质，共捣为粗末，用清洁纱布包好，放入盛酒容器中，加盖密封，浸泡60日。每日2～3次，每次20～30毫升，空腹温服。

功效主治 补气和血，益精补髓。适用于气血虚弱、腰膝酸软、神疲乏力、怔忡健忘、自汗盗汗、畏寒易感等。

第二章　祛病强身药酒

祛病强身酒专为体质虚弱、抗病能力低下的人而设的，具有增强人的体质，提高人抗病能力的功效。合理饮用该药酒，对祛病强身具有良好的效果。

康壮酒

原　料 枸杞子、炒陈曲、甘菊花、熟地黄、肉桂各 45 克，肉苁蓉 30 克，醇酒 1.5 升。

制用法 将上 6 味药，捣碎为粗末，用白布袋盛，置于干净瓶中，用醇酒 1.5 升浸之，春夏浸 5 日，秋冬浸 7 日后开口，再加冷开水 1 升，令均匀，备用。不拘时，适量饮服。

功效主治 适用于肝肾不足、须发早白、身疲乏力、腰膝软弱。

三味抗衰酒

原　料 甘杞子 700 克，北山楂 300 克，肉苁蓉 500 克，白酒 7.5 升。

制用法 上述诸药用粮食白酒 7.5 升浸之，约 1 个月后过滤取净汁，入瓶密贮备用。口服，每次 50～100 毫升，可以常饮。

功效主治 养阴填精，健脾补肾，益气和血，抗衰强身。适用于中老年体虚证。

双乌暖胃酒

原　料 川乌（烧存性）、草乌（烧存性）、当归、黄连、生甘草、高良姜、陈皮各 5 克，烧酒 5000 毫升，甜酒 2500 毫升，红砂糖 520 克。

制用法 将以上 7 味药捣碎，装入布袋，待用；另将红砂糖，以水、醋各半调匀，去渣，与药袋同置容器中，加入烧酒和甜酒，密封，浸泡 5 日后，过滤去渣，即可。不拘时候，随量饮用。

功效主治 温通经络，暖补脾胃。适用于脾胃虚弱、精神疲乏。

健康补肾酒

原料 熟地、龙眼肉、地骨皮、当归、牛膝各60克，沙苑子（炒）、杜仲（炒）、巴戟天（炒）、枸杞子、菟丝子、楮实子、韭菜子、淮山药、补骨脂各30克，蔗糖200克，50度白酒5000毫升。

制用法 将以上14味药加工成粗末，或切成小薄片，用纱布包，置于容器中，加入50度白酒5000毫升，再加入蔗糖200克，密封，每日摇晃1～2次。放置3个月后，过滤去渣，取其滤汁，贮瓶备用。每次空腹温服10～20毫升，每日服1～2次。

功效主治 补肾益脾，强健腰膝。适用于脾肾虚弱、腰膝酸软、年老体虚、精神疲倦等。

双补脾肾酒

原料 白术、青皮、生地黄、厚朴、杜仲、补骨脂、陈皮、川椒、巴椒肉、白茯苓、小茴香、肉苁蓉各30克，食盐15克，黑豆60克，白酒1500毫升。

制用法 将白术土炒；厚朴、杜仲分别以姜汁炒；补骨脂、黑豆分别微炒；陈皮去茎白。上14味药共捣为粗末，用白布或绢袋包，置净器中，倒入白酒浸泡，封口，春夏7日，秋冬10日后开取。每日早、晚空腹温服1～2杯。

功效主治 填精补髓，健脾养胃，久服身体健康。适用于脾肾两衰、男子阳痿、女子经血不调、赤白带下。

附记 勿食牛肉、马肉。妇女受胎不可再服用。

补肾生精酒

原料 淫羊藿125克，锁阳、巴戟天、黄芪、熟地黄各62克，枣皮、制附子、肉桂、当归各22克，肉苁蓉50克，枸杞子、桑葚子、菟丝子各34克，韭菜子、车前子各16克，甘草25克，白酒2500毫升。

制用法 将上述各药加工粉碎，装入绢布袋，扎紧口，放入坛内，倒入白酒，加盖密封，置阴凉处。7～15日后开封，取去药袋，过滤澄清即可。每次服25～50毫升，每日服3次，食菜饮服。

功效主治 补肾益精，滋阴壮

阳，抗老延年。适用于肾虚阳痿、精子减少症、腰膝酸软、四肢无力、耳鸣、眼花等。此方是男性不育的良方。健康男性服用，可收保健强身之效。

延寿获嗣酒

原料 生地黄45克，覆盆子、炒山药、炒芡实、茯神、柏子仁、沙苑子、山茱萸、肉苁蓉、麦冬各15克，牛膝、鹿茸各25克，龙眼肉、核桃仁各10克，白酒3000毫升。

制用法 将上述各药加工切碎，用绢袋盛之，扎紧口，放入坛内，注入白酒，密封后隔水煮7小时，然后埋入土中3日，取出静置5~7日即可服用。每晚睡前服15~50毫升。勿令醉，男女均可服；服百日后，身体便可恢复正常。

功效主治 填精补髓，健身益寿。适用于身体虚弱、不耐风寒劳役；或思虑过度、气血两亏；或半身不遂、手足痿痹或精元虚冷、性欲减退、久而不孕；或频数流产。

六神酒

原料 人参、白茯苓、麦冬各60克，生地黄、枸杞子各150克，杏仁80克，白酒1500毫升。

制用法 将人参、白茯苓研为细面；麦冬、杏仁、生地黄、枸杞子粉碎，置砂锅中，加水2500毫升，煎至1000毫升，连同白酒置砂锅中煮至2000毫升，倒入瓶中，再将上述人参、白茯苓粉倒入瓶中，密封，浸泡7日后，即可取用。每日早、晚各空腹服15~25毫升。

功效主治 补精髓，益气血，悦颜色，健脾胃，延年益寿。适用于遗精、腰膝软弱、头晕神倦、大便秘结、肌肤不泽、面容憔悴。

固本遐龄酒

原料 当归、巴戟天、肉从蓉、杜仲、人参、沉香、小茴香、补骨脂、石菖蒲、青盐、木通、山茱萸、石斛、天冬、熟地黄、陈皮、狗脊、牛膝、酸枣仁、覆盆子、远志各30克，菟丝子50克，枸杞子、神曲、鹿骨、生姜各60克，川椒、木香各20克，大茴香、白豆蔻各10克，砂仁、益智仁、乳香各15克，淫羊藿、炼蜜、山药各120克，糯米500克，大枣300克，白酒15升。

制用法 将糯米蒸熟，同去核枣肉、生姜、山药、炼蜜和匀成团，分成4～6块，各用绢袋盛装，扎紧口备用；将其余各药加工粉碎，用绢袋盛装，扎紧口，放入瓷坛内，然后将上药全部放入坛内，再将白酒全部倒入，加盖密封，置阴冷干燥处；时常摇动瓷坛，经50日后开封启用。将药取出，随用随取，任意食之，坛内药酒则每日早、晚各饮服10～25毫升。

功效主治 补肝肾，调气血，益脾胃，强腰膝，填精髓，壮精神，明耳目，泽肌肤，悦颜色，延年益寿。适用于气血不足、肝肾虚损所致的少气无力、面黄肌瘦、食欲缺乏、精神不振、腰膝软弱、行走无力、阳痿多梦、怔忡健忘、目昏耳鸣等症。

附　记 阴虚有热者忌服。

十仙酒

原　料 枸杞子40克，当归、川芎、白芍、熟地、黄芪、人参、白术、白茯苓、炙甘草各50克，生姜100克，红枣50枚，白酒20升。

制用法 将前12味药共制为粗末，装入布袋，扎好，置容器中，加入白酒，密封，隔水煮30分钟，取出静置10日后即可取用。每次服20毫升，每日服2次。

功效主治 补益气血。适用于身体虚弱、气血不足诸症。

第三章 美肤美容药酒

美好的容颜、悦泽的肤色、白皙嫩鲜的皮肤是身体强壮的重要标志，也是人体外在美的重要体现。凡此皆取决于人体气血的强弱。若气血旺盛、精力充沛、心情舒畅、注重摄养，方能使人面色光华、色若桃花、容如少女、青春常驻。反之，若体质虚弱，尤其病后、产后，往往可使人之气血亏损、皮肤颜色萎黄无华、粗糙失嫩。养颜嫩肤药酒是为皮肤粗糙失嫩、萎黄无华的人而设的。

美容酒

原 料 人参 20 克，当归、玉竹、黄精、制何首乌、枸杞子各 30 克，黄酒 1500 毫升。

制用法 将上药切片，置于容器中，加入黄酒，密封，浸泡 7 日后去渣即可。每次 20 毫升，每日服 2 次。

功效主治 润肤乌发，健身益寿。适用于容颜憔悴、面色无华、身体羸弱、皮肤毛发干燥，甚至须发枯槁等。

鸡蛋美容酒

原 料 鸡蛋 3 枚，白酒 500 毫升。

制用法 将鸡蛋敲破，混入白酒中，密封，浸泡 28 日后，备用。取此酒涂面，每日早、晚各 1 次。

功效主治 美容。适用于面色无华、憔悴。

白鸽滋养酒

原 料 白鸽 1 只，血竭 30 克，黄酒 1000 毫升。

制用法 将白鸽去毛及肠杂，洗净，纳血竭（研末）于鸽腹内，针线缝合，入砂锅中，倒入黄酒，煮数沸令熟，候温，备用。每次服 15 毫升，每日服 2 次，鸽肉分 2 次食之。

功效主治 活血化瘀，补血养颜。适用于血痨，症见面目黑暗、骨蒸潮热、盗汗、颧红、肤糙肌瘦、月经涩少。

红颜酒

原 料 核桃仁、红枣肉各120克，甜杏仁30克，白蜜100克，酥油70毫升，白酒1000毫升。

制用法 先将以上3味药捣碎，纱布袋装，扎口。将白蜜、酥油溶入白酒中，搅拌均匀，再将药袋浸入白酒中浸泡。7日后取出药袋，压榨取液，合并榨取液与药酒，静置，过滤即可。每日服2次，早、晚各服1次，每次10毫升。

功效主治 补肺肾，健脾胃，驻颜延年。适用于容颜憔悴、肌肤粗糙、大便干燥。

槟榔露酒

原 料 槟榔、桂皮各20克，青皮、玫瑰花各10克，砂仁5克，黄酒1500毫升，冰糖适量。

制用法 将以上5味药共制为粗末，装入布袋，置于容器中，加入黄酒，密封，再隔水煮30分钟，待冷，埋入土中3日后以去火毒。取出过滤去渣，加入冰糖，即用。每次服20毫升，每日服2次。

功效主治 疏肝解郁。适用于黄褐斑（气郁型）。

雄鸡酒

原 料 黑雄鸡1只，白酒2000毫升。

制用法 将鸡投入酒中封口，经宿取饮。口服，不拘时，随量饮酒食鸡肉。

功效主治 补益增白。适用于新产妇，令人肤白。

驻颜酒

原 料 当归、白芍、熟地各30克，蜂蜜100克，柚子120克，白酒1500毫升。

制用法 柚子连皮洗净，拭干，切成小块，其他药粉碎，纱布袋装，扎口，白酒浸泡90日。取出药袋后压榨取液。将榨得的药汁与药酒混合，加入蜂蜜，搅拌均匀，静置，过滤，即成。每日饮服1次，每次20～30毫升。

功效主治 养血驻颜。适用于气血不足、面色苍白、发枯不荣。

桃花美容酒

原 料 鲜桃花20朵，50度白酒100毫升。

制用法 摘取鲜桃花20朵，用白酒浸泡3日，即可。饮服，每日1次，每次10毫升。

功效主治 悦泽人面，红润容颜，使人面如桃花。适用于面容憔悴，或面白而不红润光泽者。

附 记 因桃花有泼泻作用，故此方不可多服。腹泻者禁服。

桃仁酒

原 料 桃仁100克，白酒500毫升。

制用法 将上药捣碎、研细，加入少许白酒，绞取汁，再研再绞，使桃仁尽即可。将剩余白酒与桃仁汁一同放入容器中，以重汤煮，色黄如稀汤即可。每日服2次，每次服20～30毫升。

功效主治 活血润肤，悦颜色。适用于皮肤粗糙、老化等。

四补酒

原 料 柏子仁、何首乌、肉苁蓉、牛膝各15克，白酒500毫升。

制用法 将以上4味药捣碎，置于容器中，加入白酒，密封，每日摇晃1次，浸泡20日后，过滤去渣即可。每次服10～20毫升，每日服2次。

功效主治 益气血，补五脏，悦颜色。适用于气血不足、面色无华、心慌气短等。

参归补虚酒

原 料 全当归、白术各26克，川芎10克，人参、生地黄各15克，炒白芍18克，炙甘草、云茯苓各20克，五加皮25克，红枣、核桃肉各36克，白酒1500毫升。

制用法 将前11味药共研细粒，装入布袋，置于容器中。加入白酒浸润，盖平，隔水加热煮1小时后，取下待冷，密封，埋入土中5日以出火毒，取出静置7日，过滤去渣，即可。每次温服10～15毫升，每日服3次。

功效主治 补气和血，调脾胃，悦颜色。适用于气血两虚、面黄肌瘦、食欲缺乏、精神萎靡等症。

地黄桂心酒

原料 干地黄30克，肉桂、干姜、商陆根、泽泻、蜀椒各20克，50度白酒600毫升。

制用法 将以上6味药加工成粗末，用纱布包，置于容器中，加入50度白酒600毫升。密封，每日摇晃数次。浸泡30日后，过滤去渣，取其滤汁，贮瓶备用。每次空腹温服10～20毫升，每日服1～2次。

功效主治 保健，美容，灭瘢。适用于皮肤粗糙、有瘢痕、面色无华等。

枸杞三仁酒

原料 枸杞根皮、大麻仁（炒令香熟）、乌麻仁（炒令香）、甘菊花各30克，桃仁（去皮尖）10克，生地50克，50度白酒1000毫升。

制用法 将以上6味药置于容器中，加入50度白酒1000毫升，密封，每日摇晃数次。放置14～21日后，过滤去渣，取其滤汁，贮瓶备用。每次空腹温服10～20毫升，每日服1～2次。

功效主治 润肤养颜。适用于皮肤粗糙、面色无华等。

白术糯米酒

原料 白术180克，糯米2500克，酒曲适量。

制用法 将白术洗净，碾碎，以水1000毫升煎煮，压滤去渣，药汁冷置数宿；糯米蒸煮，待熟后，摊凉，以药汁、酒曲搅拌均匀，装坛中，放置于温暖处发酵7日，压榨去渣，过滤后贮瓶备用。随意饮服。

功效主治 益气养血，生发更齿，使面有光泽，除病延年。适用于早衰、白发、体弱。

姜桂酒

原料 干姜、桂枝各10克，甘草9克，生鸡蛋1枚，黄酒500毫升。

制用法 将以上3味药置一砂锅中，加入黄酒500毫升，小火煎煮至减半时，离火去渣，取煎煮液置于一碗中，将生鸡蛋打破，去蛋清，取蛋黄加入煎煮液中，搅拌均匀后备用。趁温1次顿服，每日1剂。

功效主治 润肤养颜。适用于皮肤粗糙、萎黄、面色无华等。

固本回颜酒

原料 生地、熟地、天冬、麦冬、茯苓各75克，白参35克，白酒2500毫升。

制用法 将上述各药打碎，放酒坛中，倒入白酒，密封浸泡10日，再入锅煎煮1小时左右，以酒变黑色为度，过滤去渣，贮瓶备用。每日2~3次，每次1杯。

功效主治 滋阴益气。适用于虚弱、劳疾，可美容颜、乌须发。久饮可使人面如童子。

逡巡酒

原料 马蔺花6克，桃花、芝麻花各10克，黄甘菊花30克，桃仁5枚，白面500克。

制用法 将桃仁去皮，余4药阴干，白面同前药和做酒曲，纸包49日。用时，取曲1丸，面1块，白水1瓶（约500毫升）入净瓶中，封酿则成，如淡再加曲1丸，酒成，去渣。适量服用。

功效主治 补虚，乌发，悦容颜，久服益寿。适用于体怠乏力、视物昏花、容颜憔悴、须发早白。

附记 宜在农历3月3日收桃花，5月5日收马蔺花，6月6日收芝麻花，9月9日收甘菊花，春分取桃仁。

地黄天冬酒

原料 生地500克，生姜150克，天门冬250克，米酒2500毫升。

制用法 生地取鲜者，洗净；生姜、天门冬去皮。三药皆切碎，合捣成泥状，纳于坛中，加入米酒，密封坛口。将酒坛置锅中，隔水煮1~2小时，再浸泡5日，即可。每日温服50~60毫升，分次服用。

功效主治 补肾延年，美容美颜。适用于补虚壮体、焕发青春。

枸杞酒

原料 枸杞根500克，干地黄、干姜、商陆根、泽泻、蜀椒、桂心各100克，酒曲适量。

制用法 将枸杞根切碎，以东流水40升，煮1日1夜，取汁10毫升，渍曲酿之，如家酿法，酒熟取清液。后6味，共研末，入布袋，置酒中，密封，埋入地下1米，坚覆之，经20

日后，取出，开封，其酒当赤如金色。平日空腹服30～50毫升。

功效主治 滋肾助阳，温阳利水。灭瘢痕，除百病。

归元酒

原　料 当归、桂圆肉各15克，白酒500毫升。

制用法 将前2味置容器中，加入白酒，密封，浸泡7日后，过滤去渣，即成。每晚睡前服20毫升。

功效主治 养血益颜。主治黑色素沉着、皮肤老化等。

第四章　滋阴壮阳药酒

滋阴壮阳酒是专为阴虚阳弱患者而设的。阴虚患者的症状表现有：心悸（心慌）、健忘、失眠多梦、眩晕、头痛、耳鸣耳聋、麻木、咳嗽气逆、痰少质黏、痰中带血、午后低热、颧红、夜间盗汗、虚烦不眠、口中干燥或音哑、腰酸腿软、遗精等。阳虚患者症状有：面色淡白、四肢不温、神疲乏力、腰膝酸软、畏寒怕冷、下肢萎弱、小腹隐痛、阳痿遗精等。合理饮服滋阴壮阳药酒，对上述各症状的消除，有良好的效果。

淫羊藿地黄酒

原　料 淫羊藿250克，熟地黄150克，白酒1250毫升。

制用法 将淫羊藿、熟地黄切碎，装入纱布袋内，扎好，放入白酒中，密封，春夏季浸泡3日，秋冬季浸泡5日，即可饮用。随量温饮，令酒力相续，勿使大醉。

功效主治 补肾助阳。适用于肾虚阳痿、宫冷不孕、腰膝无力、筋骨酸痛等症。

壮元补身酒

原　料 地黄、枸杞子、肉苁蓉各80克，山茱萸、山药、菟丝子、女贞子、续断（盐炒）各40克，狗肾10克，白芍20克，30度白酒10.5千克，蔗糖700克。

制用法 以上前10味药粉碎成粗粉，再将蔗糖加入白酒中，用糖酒浸渍7日后滤过，即可。每日服1～2次，每次服30～50克。此药酒有成品出售。

功效主治 养阴助阳，益肾填精。适用于肾精不足、遗精、阳痿、早泄、白带多、月经量少等。

健阳酒

原　料 枸杞子、当归、破故纸各9克，白酒1000克。

制用法 将以上3味药切碎，装入布袋内，置容器中，加入白酒，密封，隔水煮30分钟，取出静置1日即可。每日服2次，每次服10毫升。

功效主治 补肾阳，益精血。适用于精血不足、腰膝酸软、视力减退、遗精等。

长生酒

原料 枸杞子、茯神、生地、熟地、山萸肉、牛膝、远志、五加皮、石菖蒲、地骨皮各18克，50度白酒500毫升。

制用法 将前10味药加工成粗末或切薄片，用纱布包，共同置于一容器中，加入50度白酒500毫升，密封，每日摇晃1～2次。放置1个月后，过滤去渣，取其滤汁，贮瓶备用。每次空腹温服10～20毫升，每日早晨服，不可过量。

功效主治 滋补肝肾，养心安神。适用于肝肾不足、腰膝乏力、心悸、健忘、须发早白等。

附记 忌食萝卜。

羊肾酒

原料 羊腰子（即羊肾）1副，沙苑子（隔纸微炒）、龙眼肉、淫羊藿、仙茅、薏苡仁各60克，烧酒5000毫升。

制用法 将羊肾洗净、切碎，余药捣碎，同置容器中，加入烧酒，密封，浸泡7日后，过滤去渣即可。每日早、晚各饮服15～20毫升。

功效主治 补肾壮阳。适用于阳虚体弱、筋骨不健、步履乏力、阳事不举（阳痿）、宫冷不孕、腰膝酸冷、婚后无嗣等症。

百花如意酣春酒

原料 沉香、玫瑰花、蔷薇花、梅花、桃花、韭菜花各30克，核桃肉240克，米酒、烧酒各2500毫升。

制用法 将前7味药用绢袋盛，悬于坛中，再入二酒，密封1个月即可。随意饮之，久服效佳。

功效主治 益肾固精，强阳起痿。适用于肾阳不足、阳痿不举、小便淋沥、男子不育，女子不孕。

海狗肾酒

原料 海狗肾30～60克，白酒500毫升。

制用法 先将海狗肾捣烂，装纱

布袋内，浸泡在酒中，密封7日后饮服。每次饮1小盅。

功效主治 温补下元，益精髓，破癥结。适用于肾阳虚衰、精气久亏而引起的腹及腰脊冷痛、小便频多、畏寒喜暖、阳痿、不孕等症。

壮阳补肾酒

原 料 雄鸡睾丸4副，桂圆肉200克，巴戟天50克，白酒1000毫升。

制用法 选用从刚开啼的公鸡身上取下的睾丸，蒸熟后剖开、晾干，与桂圆肉和巴戟天一同放入白酒中，密封浸泡2~3个月即可饮用。每日2次，每次20~30毫升，早、晚饮服。

功效主治 温补肾阳，养心安神。适用于阳虚畏寒、腰膝酸软、性欲低下、头晕目眩、心烦失眠、便溏泄泻、夜尿频数等。

助阳补阳酒

原 料 红参20克，鹿茸6克，白酒1000毫升。

制用法 将红参、鹿茸蒸软后，放入坛中，注入白酒，密封浸泡2周即可。每次15毫升，每日服2次。

功效主治 补气壮阳。适用于老年人冬季阳虚、肢体不温。

附 记 夏日不宜饮用。易上火者慎服或禁服。

六神酒

原 料 人参、白茯苓、麦冬各60克，杏仁80克，生地黄、枸杞子各150克，白酒1500克。

制用法 先将麦冬、生地黄、枸杞子加工切碎，加水2600克煎成1000克，取药汁与白酒混匀，置瓷锅中煮至1000克，待冷后置容器中，加入人参末和杏仁末、茯苓末，密封，浸泡7日，每日摇晃1次，即可。每日服2次，每次服20克。

功效主治 补精髓，益气血，健脾胃，悦颜色。适用于遗精、腰膝软弱、头昏神倦、便秘、面色无华等。

杞蓉补酒

原 料 枸杞子、何首乌（制）、肉苁蓉、麦门冬各30克，当归、补骨脂、淮牛膝、红花、神曲、茯苓各20克，栀子10克，冰糖150克，白酒2000毫升。

制用法 将上药共研为粗末，纱布袋装，扎口，置容器中，加入白酒浸泡14日，去渣过滤取液。再将冰片打碎入药酒内，和匀，分500、750毫升2种瓶装，备用。口服。每次服10~15毫升，日服2次。

功效主治 补肝肾，益精血。主治腰膝酸软、头晕目眩、精神倦怠、健忘耳鸣、少寐多梦、自汗盗汗、舌淡白、脉沉细。

附　记 引自《宁夏药品标准》。孕妇忌服；感冒者暂时停服。眩晕健忘兼见腰膝酸软者，服之尤良。

宜男酒

原　料 全当归、茯神、枸杞子、川牛膝、杜仲、桂圆肉、核桃肉、葡萄干各60克，无灰酒5升。

制用法 以上药制成粗末，装入绢袋，悬于瓷坛内，以酒浸泡，封固，隔水加热半小时后，取出瓷坛埋土中，7日后取起使用。早、晚各服2盅。

功效主治 益精血，补肝肾，强筋骨，安心神。适用于肝肾亏虚、精血不足所致的月经不调、婚后不孕之症。

附　记 饮酒期间忌房事或避孕。

四味补肾酒

原　料 怀山药、山萸肉、五味子、灵芝各15克，50度白酒1000毫升。

制用法 将前4味药加工成粗末，用纱布包，置容器中，加入50度白酒1000毫升，密封，每日摇晃1~2次。放置1个月后，过滤去渣，取其滤汁，贮瓶备用。每次空腹温服10~20毫升，每日早、晚各服1次。

功效主治 生津养阴，滋补肝肾。适用于肺肾阴亏之虚劳痰嗽、口干少津、腰膝酸软、骨蒸潮热、盗汗遗精等。

壮阳酒

原　料 狗肾1具，枸杞子30克，蛇床子20克，蜈蚣3条，白酒（或黄酒）1000毫升。

制用法 将狗肾、枸杞子、蛇床子、蜈蚣放入白酒（或黄酒）中，密封，浸泡7日后即可饮用。每次约服40毫升，每日服1次，温热饮。连服10日为1个疗程。

功效主治 补肾壮阳，散寒祛风，熄风止痉，解毒散结，通络止痛。适用于阳痿早泄、面色无华。

第五章　安心养神药酒

心神不安、神经衰弱、健忘失眠、耳聋眼花等症状，中医学认为这些情况多由于人到老年气血渐亏、心脾不足、肾精虚衰所致，调理当以健脾养心、补血滋阴、填精益髓为主。制备对症药酒常用的中药有熟地黄、龙眼肉、补骨脂、石菖蒲、五味子、远志、枸杞子等。

万寿药酒

原　料 红枣300克，全当归30克，石菖蒲、川郁金、五加皮、陈皮、茯神、牛膝、麦冬各15克，红花7.5克，白酒3500毫升。

制用法 将诸药切碎装入纱布袋中，与白酒一起置入容器里，密封，隔水煮2小时，然后埋入土中5日即成。早、晚各1次，每次饮服20毫升。

功效主治 补脾胃，益气血，安心神。适用于体质虚弱、劳倦过度、形体消瘦、健忘、失眠或久病体弱、食欲不振。用于老年人保健，可起到延年益寿之效果。

灵芝酒

原　料 灵芝50克，人参20克，冰糖500克，白酒1500毫升。

制用法 将灵芝、人参洗净，切片，晾干，与冰糖装入纱布袋中，封好袋口，放入酒坛内，加盖密封，每5日搅拌1次，浸泡15日后取出纱布袋，稍加搅拌后静置3日，取上清酒液饮服。每日2次，每次15～30毫升，早、晚空腹服用。

功效主治 益精气，强筋骨，安心神。用于肺虚久咳、痰多、咳嗽气喘，以及消化不良、失眠等。

桑龙酒

原　料 桂圆肉、桑葚子各250克，白酒1500毫升。

制用法 将桂圆肉、桑葚子加入酒中，密封浸泡，经常摇动，20日后可以服用。每日2次，早、晚各随量饮服。

功效主治 补益心脾，养血安神。适用于心血不足、惊悸、失眠、健忘、老弱体虚等。

附 记 本酒常服，可滋补强身。

桂圆补血酒

原 料 桂圆肉、制何首乌、鸡血藤各250克，米酒1500毫升。

制用法 将上述3味药切片，置于酒器中，倒入米酒，密封浸泡，每日摇动1次，15日后即可取上清酒液服用。每日早、晚各服1次，每次服15～20毫升。

功效主治 补血益精，养心安神。适用于因血虚气弱引起的面色无华、头晕心悸、失眠健忘、四肢乏力、须发早白等。

附 记 本酒用药少而精，性质平和，具有较好的补血安神作用，适宜于中老年气血不足者常服。

桂圆酒

原 料 桂圆肉500克，白酒1000毫升。

制用法 将桂圆肉放入60度左右白酒中，加盖密封浸泡15日以上，即可服用。每日早、晚饭前及睡前，随酒量适度取饮。

功效主治 补心健脾，养血安神。可用于心血不足所致的怔忡健忘、惊悸失眠以及年老体衰等。

人参七味酒

原 料 人参、冰糖各40克，当归25克，桂圆肉、生地各20克，酸枣仁10克，远志15克，白酒1500毫升。

制用法 将上述各药（除冰糖）轧碎，用纱布袋装，扎紧袋口，放入酒中，密封浸泡，每日摇动1次，20日后开封，去药袋，过滤装瓶；将冰糖加适量水，小火煮沸至微黄，趁热倒入药酒中，搅拌均匀，即成。每日2次，早、晚空腹温饮10～20毫升。

功效主治 本酒除治疗气血亏虚、心神不安外，也可以用于病后体虚和老年人的保健调理。不善饮酒者，可以用黄酒，或水、酒各半进行配制。

龙眼当归酒

原 料 当归30克，龙眼肉240

克，白酒1.5升。

制用法前2味捣碎，置容器中，添加白酒，每日振摇1～2次，密封浸泡7日，去渣留液。口服。每日2次，每次20毫升。

功效主治养血安神。主治阴血不足、失眠健忘、心悸怔忡、年老体弱、脑力衰退、皮肤干燥、色素沉着等。

龙参玉灵酒

原　料龙眼肉100克，西洋参50克，白砂糖200克，白酒1升。

制用法前2味粗碎，置容器中，添加白酒，每日振摇1～2次，密封浸泡14日，去渣留液，入白砂糖溶解。睡前口服。每日1次，每次20～30毫升。

功效主治益气养血，健脾养心。主治老人体虚、心慌气短、失眠多梦、倦怠、喘息乏力、自汗、盗汗等。

附　记忌食萝卜、莱菔子、生葱、大蒜、藜芦等。

人参百岁酒

原　料高丽参5克，熟地黄10克，玉竹、何首乌各15克，红花、炙甘草各3克，麦冬6克，白砂糖100克，白酒1升。

制用法前7味捣为碎末，置容器中，添加白酒，每日振摇1～2次，密封浸泡7日，去渣留液，入白砂糖溶解。口服。每日2次，每次15～20毫升。

功效主治益气养血，生津宁神。适用于头晕目眩、耳鸣健忘、心悸不宁、失眠寐差、气短汗出、须发早白等。

附　记忌用铁器浸酒。忌食萝卜、莱菔子、生葱、大蒜、藜芦等。玉竹大剂量可损害心脏，不宜过量。少数人服用何首乌可出现肝损害、皮肤过敏、眼部色素沉着、腹痛、泄泻等症状，应立即停用。

菖郁万寿酒

原　料大枣300克，当归30克，石菖蒲、郁金、五加皮、陈皮、茯神、牛膝、麦冬各15克，红花7.5克，白酒3.5升。

制用法前10味切碎，置容器中，添加白酒，密封，隔水文火煮2

小时，埋入土中5日后取出，去渣留液。空腹温饮。每日2次，每次20～30毫升。

功效主治 健脾益胃，益气养血，养心安神。适用于脾胃不和、气血不畅、腰膝酸软、精神不振、神志不宁、筋骨乏力。

龙骨酒

原　料 龙骨15克，黄酒500毫升。

制用法 将龙骨细研成末，放入黄酒中，煎煮3沸，即可饮用；或将15克龙骨粉放入100毫升黄酒中，煮成50毫升，去渣即可饮用。将50毫升酒趁热尽服，覆被发汗，即有疗效。

功效主治 镇惊定神，收敛涩精，外用生肌敛疮。适用于治疗心神不宁而致的失眠，各种疟疾。

定志酒

原　料 远志、石菖蒲各40克，人参30克，柏子仁、茯苓各20克，朱砂10克，白酒1500毫升。

制用法 将朱砂研末，其余上药研碎，装入细纱布袋内，扎紧口，放入坛中，注入白酒，密封，置阴凉处，每日晃动数次，2周后去掉药袋，用细纱布过滤1遍后，撒入朱砂细粉搅匀即可。每日早、晚各服10毫升，空腹饮服。

功效主治 补心安神，养肝明目。适用于体倦神疲、食欲缺乏、心悸健忘、失眠等症。

附　记 不宜长期或过量饮服，至病愈为止。

莲子酒

原　料 莲子50克，白酒500毫升。

制用法 将莲子去皮、心，放入坛内，注入白酒，密封浸泡，每日晃动数次，2周后即可。每次15毫升，每日服2次。

功效主治 养心安神，健脾止泻。适用于心悸失眠、肾虚遗精、脾虚腹泻、带下等症。

第六章　益智健脑药酒

脑是人之灵机与记忆所在，为元神所藏之处，故又称“元神之府”。中医学认为，肾藏精，精生髓，脑为髓海，都说明“元神”与肾有关。若肾精充足，脑髓充盈，则博闻强记，思维敏捷；若肾精亏损，髓海空虚，则会出现记忆减退、思维迟钝、早衰健忘、耳目不聪等病症。健脑益智药酒即为上述病症而设。

精神药酒方

原 料 枸杞子30克，熟地、红参、淫羊藿各15克，沙苑蒺藜25克，母丁香10克，沉香5克，荔枝核12克，炒远志3克，冰糖250克，50度白酒1500毫升。

制用法 将前9味加工成粗末或切成小薄片，以纱布包，置于容器中，加入50度白酒1500毫升，密封，每日振摇1～2次。放置30日后，过滤去渣，取其滤汁，再加入冰糖250克，搅拌，待其溶化后，贮瓶备用。口服。每次空腹温服10～20毫升，每日早、晚各服1次。

功效主治 健脑补肾。适用于脑力劳动过度、精神疲倦、头昏脑涨、腰酸背痛、男子遗精、阳痿、女子月经不调等。

注意事项 幼年、少年禁服。

归脾养心酒

原 料 酸枣仁、龙眼肉各30克，党参、黄芪、当归、白术、茯苓各20克，木香、远志各10克，炙甘草6克，白酒1500毫升。

制用法 将诸药共研为粗末，纱布袋装之，扎口，白酒浸泡。14日后取出药袋，压榨取液，将榨取液与药酒混合，静置，过滤后即可服用。口服。每次服20毫升，每日服2次。

功效主治 补脾养心，益气养血。用于思虑过度、劳伤心脾、心悸怔忡、健忘失眠等。

附记 本药酒对神经衰弱及各种抑郁、倦怠、失眠均有不错的疗效。亦是一种较好的抗衰老药酒。

益智酒

原料 人参9克，猪板油90毫升，白酒1000毫升。

制用法 将人参碾碎，猪板油熬成猪油，再将温热猪油、人参末放入白酒中，密封，浸泡21日即可饮用。每次15毫升，每日服2次。

功效主治 开心益智，聪耳明目，润泽肌肤。适用于记忆力衰退、面色无华、耳聋眼花、风热疾病等。

附记 饮服益智酒时，忌食萝卜、葱、蒜等。

石燕酒

原料 石燕20枚，五味子约60克，50度白酒1000毫升。

制用法 将石燕伴五味子炒令熟，去五味子不用，把石燕置于容器中，加入50度白酒1000毫升，密封。放置1日后，过滤去渣，取其滤液，即可取用。口服。每晚临睡时服10~20毫升。

功效主治 益精气，强智力。适用于体质虚弱、精神疲倦、健忘、思维迟钝等。

脑伤宁酒

原料 鹿茸、人参、黄芪、茯苓、柏子仁、酸枣仁、远志各15克，当归、白芍、川芎、桃仁、红花、牛膝各30克，陈皮、半夏、竹茹、枳实各10克，知母、菊花、薄荷、柴胡各9克，石膏50克，冰片5克，甘草6克，白酒1500毫升，白糖200克。

制用法 上药共为饮片，入布袋，置容器中，加入白酒和白糖，密封浸泡15日后，取液分装即可服用。口服。成人每次服20~25毫升，每日服3次。儿童酌减。

功效主治 醒脑安神。用于头晕头痛、目眩耳鸣、心烦健忘、失眠多梦、心悸不宁、舌质紫暗、苔薄白或白腻，脉沉细或沉涩等症。

附记 本药酒可供脑震荡后遗症、更年期综合征、神经衰弱、偏头痛、血管神经性头痛以及各种功能性或器质性心脏病而使记忆力减退、头晕目眩耳鸣者服用。孕妇忌服；阴虚火旺者慎用。

读书丸浸酒

原料 远志、熟地、菟丝子、五味子各18克，石菖蒲、川芎各12克，地骨皮24克，50度白酒600毫升。

制用法 将前7味加工成粗末，以纱布包，置于容器中，加入50度白酒600毫升，密封，每日振摇1~2次。放置30日后，过滤去渣，取其滤汁，贮瓶备用。口服。每次空腹温服10~20毫升，每日早、晚各服1次。

功效主治 滋肾养心，健脑益智。适用于青年健忘，症见心悸、失眠、头痛耳鸣、腰膝酸软等。

五加远榆酒

原料 五加皮根、地榆、远志各10克，白酒500毫升。

制用法 前3味捣碎，置容器中，添加白酒，密封，隔水文火煮沸，去渣留液。口服。每日1次，每次10毫升。

功效主治 强筋壮骨，安神益智。主治年老体弱、腰膝酸软、神疲乏力、头晕目眩、失眠健忘，记忆力减退等。

杞芪养神酒

原料 熟地黄、枸杞子、白术、黄芪、茯苓、山药、莲子、当归各60克，薏苡仁、酸枣仁、续断、麦冬各30克，丁香6克，木香、大茴香各15克，龙眼肉250克，白酒5升。

制用法 前16味研末，同置容器中，添加白酒，每日振摇1~2次，密封浸泡15日，去渣留液。口服。每日2次，每次10~20毫升。

功效主治 健脾养心，生精益血，安神定志。主治心脾两虚、精血不足、精神萎顿、神志不安、失眠多梦、心悸怔忡等。

黄精苁蓉酒

原料 黄精、肉苁蓉各250克，白酒5升。

制用法 前2味捣碎，置容器中，添加白酒，每日振摇1~2次，密封浸泡7日，去渣留液。空腹温饮。每日3次，每次5~10毫升。

功效主治 补肾壮阳。主治神经衰弱、记忆力减退、阳痿、遗精。

第七章　延年益寿药酒

凡能补益正气，扶持虚弱，用以治疗虚证和推迟衰老、延长生命的药酒，称为益寿延年药酒。古代称为“益气轻身、不老增年、返老还童、延年益寿”或“补益”方药。这类药酒，是为正气虚而设，旨在通过补益或祛病，直接或间接增强人的体质，提高机体免疫力，不仅能祛邪，还能推迟生命的衰老过程，从而“尽终其天年、度百年乃去”。因此，凡身体健康，脏腑功能活动正常的人，则不宜服用，否则，反而适得其反，影响健康。

神仙延寿酒

原料 生地黄、熟地黄、天门冬、麦门冬、当归、川牛膝、川芎、白芍、茯苓、知母、杜仲、小茴香、巴戟天、枸杞子、肉苁蓉各60克，破故纸、砂仁、白术、远志各30克，人参、木香、石菖蒲、柏子仁各15克，黄柏90克，白酒30升。

制用法 将前24味捣碎，入布袋，置容器中，加入白酒，密封，隔水加热1.5小时，取出容器，埋入土中3日以去火毒，静置待用。口服。每次服10～15毫升，每日服1～2次。

功效主治 滋阴助阳，益气活血，清虚热，安神志。主治气血虚弱、阴阳两亏，夹有虚热而出现的腰酸腿软、乏力、气短、头眩目暗、食少消瘦、心悸失眠等症。

附记 引自《万病回春》。

松子酒

原料 松子仁600克，甘菊花300克，白酒1000毫升。

制用法 将松子仁研碎，与菊花同置容器中，加入白酒，密封浸泡7日后，过滤去渣，即成。每次空腹服10～20毫升，每日服3次。

功效主治 中医认为，松子味甘、微温，入肝、肺、大肠经，有滋阴、熄风、润肺、滑肠作用。用于风痹、头眩、燥咳、吐血、便秘等症。

附 记 本方配菊花能益精补脑，清肝明目。适用于虚羸少气、体弱无力等。

耐老酒

原 料 生地黄、枸杞子、滁菊花各250克，糯米2500克，细曲200克。

制用法 先将中药切碎，细曲碎为粗末。把加工好的中药置砂锅中，加水5000毫升，煮取2500毫升，倒入净瓷坛中，待冷。再将糯米洗净蒸煮，沥半干，待冷后拌入细曲，然后倒入药坛内，同药汁拌匀，加盖密封，置保温处。经21日后药酒即熟，压滤去糟，贮入净器中即可。每日3次，每次空腹温饮20~25毫升。

功效主治 滋肝肾，补精髓，延年益寿。适用于肝肾不足的头晕目眩、须发早白、腰膝酸软等症。

注意事项 老年人常饮此酒，能获防病治病、延年益寿之功。

延寿酒

原 料 黄精、天门冬各30克，松叶15克，枸杞子20克，苍术12克，白酒1000毫升。

制用法 将黄精、天门冬、苍术切成约0.8厘米的小块，松节切成半节，同枸杞子一起置容器中，加入白酒，摇匀，密封，浸泡10~12日后，即可取用。口服。每次服10~20毫升，每日服2~3次。

功效主治 滋养肺肾，补精填髓，强身益寿。主治体虚食少、乏力、脚软、眩晕、视物昏花、须发早白、风湿痹症、四肢麻木等症。无病少量服用，有强身益寿之功。

附 记 引自《中国药膳学》。

却老酒

原 料 甘菊花、麦门冬、枸杞子、焦白术、石菖蒲、远志、熟地各60克，白茯苓70克，人参30克，肉桂25克，何首乌50克，50度白酒2000毫升。

制用法 将前11味加工成粗末，或切成小薄片，以纱布包，置于容器中，加入50度白酒2000毫升，密封，每日振摇1~2次。放置14~21日后，过滤去渣，取其滤汁，贮瓶备用。口服。每次空腹温服10～15毫升，每日服1～2次。

功效主治 益肾健脾，养血驻颜。适用于精血不足、身体衰弱、容颜无华、毛发憔悴等。

黄精酒

原 料 黄精、苍术各2000克，枸杞根2500克，松叶4500克，天门冬1500克，杏仁、怀山药、牛乳各适量。

制用法 将杏仁研烂，入牛乳绞汁，以杏仁尽为度，后取怀山药相和，与诸药（先研细）共入新瓷瓶盛之，密封瓶口，安于锅中，隔水煮1小时乃成。口服。每日空腹以温酒调1汤匙服之。

功效主治 滋养肺肾，补精填髓，延年益寿。主治百病，发白再黑、齿落更生。

附 记 引自《奇效良方》。前5味亦可用水煎2～3次，合并浓缩后再加入瓶中。

清宫长寿酒

原 料 天冬、麦冬、山药、山茱萸、茯苓、石菖蒲、远志各10克，熟地黄、柏子仁、巴戟天、泽泻、菟丝子、覆盆子、地骨皮各15克，牛膝、杜仲各20克，人参、五味子、木香各5克，花椒3克，肉苁蓉、枸杞子各30克，白酒2升。

制用法 前22味粗碎，置容器中，添加白酒，每日振摇1～2次，密封浸泡30日，去渣留液。睡前口服，每日7次，每次5～15毫升。

功效主治 补虚损，调阴阳，强筋骨，乌须发。主治肾阴肾阳俱损、神衰体倦、肢酸腰困、健忘失眠、须发早白、老年妇女阴道出血。

附 记 大便溏泻者忌服。忌食萝卜、莱菔子、生葱、大蒜、藜芦等。

延年百岁酒

原 料 大熟地、紫丹参、北黄芪各50克，当归身、川续断、枸杞子、龟板胶、鹿角胶各30克，北丽参（切片）、红花各15克，黑豆（炒香）100克，苏木10克，米双酒1500毫升。

制用法 将前5味研成粗粉，与余药（二胶先烊化）同置容器中，加入米双酒，密封，浸泡1～3个月后即可取用。口服。每次服10～15毫升，每日早、晚各服1次。

功效主治 补气活血，滋阴壮阳。主治早衰、体弱或病后所致之气血阴阳俱不足，症见头晕眼花、心悸气短、四肢乏力及腰膝酸软等。

附　记 引自《中国当代中医名人志》。

三味杜仲酒

原　料 杜仲、丹参各60克，川芎30克，50度白酒2000毫升。

制用法 将前3味加工成粗末，以纱布包，置于容器中，加入50度白酒2000毫升，密封，每日振摇1～2次。放置1个月后，过滤去渣，取其滤汁，贮瓶备用。口服。每次空腹温服10～15毫升，每日早、晚各服1次。

功效主治 补肝肾，强筋骨，活血通络。适用于筋骨疼痛、足膝痿弱、小便余沥、腰脊酸困等。

万病无忧酒

原　料 当归、川芎、白芷、荆芥穗、地骨皮、牛膝、大茴香、木瓜、乌药、煅自然铜、木香、乳香、没药、炙甘草各15克，白芍、补骨脂、威灵仙、勾藤、石楠藤各30克，防风22.5克，羌活、黑豆（炒香）各60克，炒杜仲45克，紫荆皮45克，白酒1大坛（约25千克）。

制用法 将前24味共捣碎和匀，入布袋，置容器中，加入白酒密封，浸泡5～10日后即可饮用。

功效主治 此酒能祛风活血、养神理气、清心明目、补虚损、利腰肾、益精髓、和五脏、平六腑、健脾胃、养气血、除百病。

附　记 须坚持服用，以效为度。

一醉不老酒

原　料 莲花蕊、生地黄、槐角、五加皮各90克，没食子6个，白酒10升。

制用法 前5味捣碎，置容器中，添加白酒，每日振摇1～2次，密封浸泡（春冬1个月，秋20日，夏10日），去渣留液。空腹温饮。每日2次，每次10～15毫升。

功效主治 滋阴补肾，养血填精，祛风除湿。主治精血不足、肾精不固、滑泄遗精、须发早白、腰膝乏力、精神萎靡、血虚。

附 记 槐角有小毒，不宜多服、久服，孕妇及外感未愈、泻痢初起、痰湿内盛或有积滞者忌服。

草还丹酒

原 料 石菖蒲、补骨脂、熟地、远志、地骨皮、牛膝各 30 克，50 度白酒 500 毫升。

制用法 将前 6 味加工成粗末，或切成小薄片，以纱布包，置于容器中，加入 50 度白酒 500 毫升，密封，每日振摇 1 ~ 2 次。放置 30 日后，过滤去渣，取其滤汁，贮瓶备用。口服。每次空腹温服 10 ~ 15 毫升，每日早、晚各服 1 次。

功效主治 理气活血，聪耳明目，轻身延年，安神益智。适用于老年人五脏不足、精神恍惚、耳聋耳鸣、少寐多梦、食欲不振等。

中藏延寿酒

原 料 黄精、苍术各 40 克，天冬 30 克，松叶 60 克，枸杞子 50 克，白酒 1.5 升。

制用法 前 5 味使碎，置容器中，添加白酒；每日振摇 1 ~ 2 次，密封浸泡 14 日，去渣留液。空腹口服，每日 2 次，每次 10 ~ 15 毫升。

功效主治 滋肺养肾，填精益髓。适用于中老年人抗老防衰；气阴不足、脾胃不调，倦怠乏力，气短食少；肾精不足，须发早白，视物昏花，四肢麻木，腰膝酸软。

附 记 畏寒肢冷、下利水肿者忌服。

第四篇

药酒保健

——顺应天时的饮酒之术

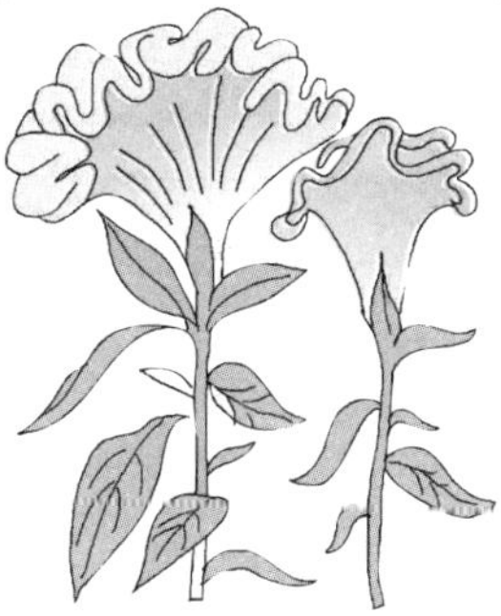

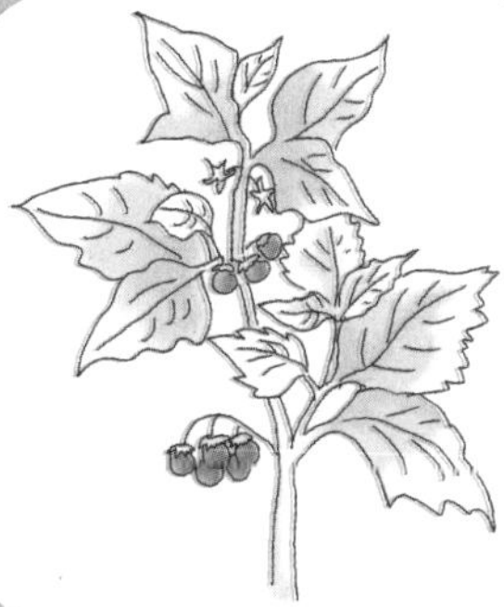

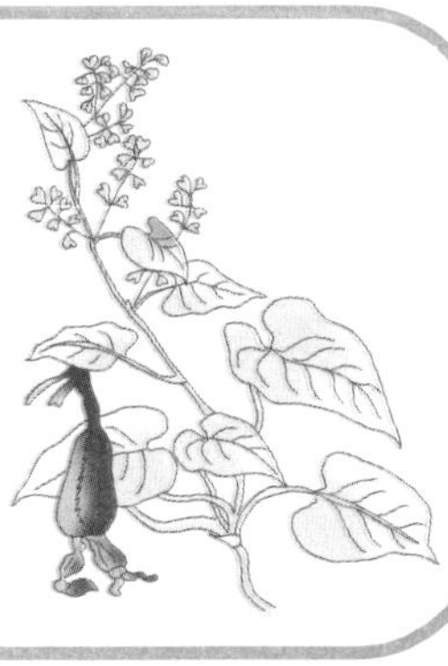

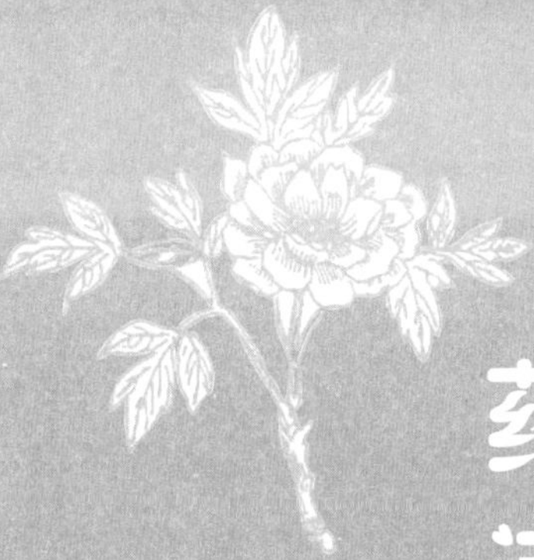

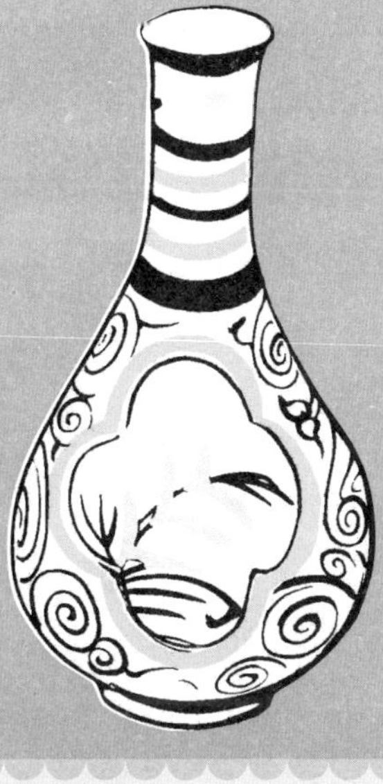

第一章　春季药酒，疏肝理气

春季，冰雪消融，春回大地，万物复苏，蛰虫苏醒，阳气升发，自然界生机勃发，一派欣欣向荣的景象。春季养生必须顺应春季阳气升发、万物始生的特点，重点保护阳气，在药酒的选择上宜选择能养肝、疏肝、健脾、理气的中药，常用的有佛手、玫瑰花、枸杞子、人参、樱桃等。

益气健脾酒

原　料 樱桃 1000 克，白酒 1000 毫升。

制用法 将新鲜樱桃洗净沥干水分，放入酒器中，盖上盖，密封浸泡，经常摇晃，过 1 个月左右，取上清酒液服用。每日 2 次，每次服 15～30 毫升。

功效主治 益气健脾，祛风湿。适用于四肢麻木、中风偏瘫、风湿腰腿酸痛，以及消除疲劳，增进食欲，改善睡眠等。

高良姜酒

原　料 高良姜、木香各 10 克，佛手片、青皮、陈皮各 20 克，砂仁、肉桂各 6 克，丁香 2 克，白酒、黄酒各 1000 毫升。

制用法 将上述药物研成粗末，装入纱布袋内，扎口，再将白酒、黄酒混合后浸泡药袋。48 小时后将药酒连容器置锅中，隔水小火煮，待水沸后半小时，把容器移至阴凉处。7 日后取出药袋，压榨取液。将榨取液与药液合并，静置，过滤即成。每次服 10～20 毫升，每日 2 次。

功效主治 宽胸解郁，行气开胃，温中止痛。适用于肝胃不和，胃脘气滞作痛，不思饮食或胃寒胀痛不适等症。

清热养阴酒

原　料 天门冬 160 克，白酒 1000 毫升。

制用法 将天门冬洗干净，放入酒瓶中，倒入白酒，密封浸泡半个月左右即可。

功效主治 清热养阴，润肺滋肾。适用于阴虚内热、口渴、肺热燥咳、咯血及阴伤消渴等；还可润肠通便，治肠燥便秘。

海马人参酒

原　料 海马1具，人参15克，山药50克，酒500毫升。

制用法 海马洗净，用酒浸后切片，加入人参、山药，浸泡在白酒中，1个月后可服。每次服2匙，每日2次。

功效主治 壮肾阳，益精血。适用于肾阳亏损、精血不足等症。

养肝壮阳酒

原　料 枸杞子200克，白酒1000毫升。

制用法 先将枸杞子洗净碾碎，然后和白酒共入坛中，加盖密封。每日摇晃1次，半月后即可饮用。口服，每日2～3次，每次服10～20毫升。

功效主治 此酒有养肝壮阳，增强性功能的功效。适用于肝肾气血不足而引起的腰酸膝软、阳痿早泄、头晕目眩、视物模糊，以及有未老先衰症状的人。

活血化瘀酒

原　料 玫瑰花根10克，红糖、黄酒各适量。

制用法 将玫瑰花根水煮后，冲入适量红糖和黄酒，使红糖溶化，即可饮用。每日早、晚各服20～30毫升。

功效主治 活血化瘀。适用于月经不调等病症。

姜参酒

原　料 新鲜老姜160克，人参1支，蜂蜜200克，米酒3.5升。

制用法 将整支人参和生姜片浸入酒中，并倒入蜂蜜，3周后即可饮用，2个月后味减，原料不必取出可连续泡制。每次服20毫升，每日服2次。

功效主治 大补养身。

第二章 夏季药酒，清热健脾

炎炎夏季，生机旺盛，是一年中阳气最旺的季节。此时人体阳气外发，伏阴在内，气血运行也相应地旺盛起来，活跃于机体表面。

夏季养生宜清热宁心，饮食要注意以清热健脾、养生调理为主，可选择一些滋阴清热、解渴消暑、清心解毒的食物和中药。制备对症药酒常用的中药有菊花、菖蒲、薏苡仁、黄柏、黄连等。

清热解毒酒

原料 菠萝1个，红砂糖300克，米酒2000毫升。

制用法 将菠萝切除果柄及头部，连皮纵切为块，每块再切成厚片，放入广口瓶中，倒入米酒，加糖，密封浸泡。每隔2～3日略摇动1次，1个月后即可饮用。菠萝取出，去皮后可以食用。口服。每日2次，每次服10～15毫升。

功效主治 此酒有清热解渴、消暑提神、化食止泻的功效，而且味道极好。适用于热病烦渴、伤暑、积食、泄泻等症，亦可以提神，缓解疲劳。

利水渗湿酒

原料 薏苡仁200克，白酒1000毫升。

制用法 将薏苡仁洗净，放入瓶中，倒入白酒，浸泡半月即可。每日服2次，每次服10～20毫升。

功效主治 健脾止泻，利水渗湿，祛湿除痹，清热排脓。适用于脾失健运、水湿内停之水肿、脚气病、小便不利、泄泻，以及阻经络引起的四肢拘挛、风湿痹痛、湿热阳滞之肺痈、肠痈等症。

滋阴清热酒

原料 甘菊花500克，生地黄300克，枸杞子、当归各100克，糯米3000克，酒曲适量。

制用法 将前4味药水煎2次，取浓汁2500毫升，备用；再将糯米浸湿、沥干，蒸饭，待凉后，与酒曲

(压细)、500毫升药汁拌匀，装入瓦坛中发酵，如常法酿酒，味甜后去渣，即成。每次服20～30毫升，每日服2次。

功效主治 养肝明目，滋阴清热。适用于肝肾不足引起的头痛、头晕目眩、耳鸣、腰膝酸软、手足震颤等症。

竹叶酒

原　料 竹叶800克，白酒2000毫升。

制用法 将竹叶洗净，放入瓶中，倒入白酒，浸泡半个月即可。每次服30毫升，每日2次。

功效主治 清热除烦，利小便。适用于热病伤津之烦渴或温热病初起，以及心经实火引起的尿赤、热淋、小便不利等。

淫羊藿薏苡仁酒

原　料 淫羊藿、龙眼肉各60克，生羊肾1对，沙苑蒺藜（微炒）50克，薏苡仁80克，白酒2000毫升。

制用法 将沙苑蒺藜、淫羊藿、薏苡仁捣碎，与羊肾、龙眼肉共入酒瓶中，倒入白酒，加盖密封。每日摇晃数次，10～15日后即可开封澄清取饮。每日早、晚各温饮10～15毫升。

功效主治 温肾气，壮腰膝。适用于肾气亏虚所致的腰脊冷痛、足痿无力、四肢不温、阳痿不举、精冷质稀，妇女宫寒不孕、白带量多、质稀清冷等。

当归川芎酒

原　料 当归、熟地、川芎、白芍各50克，黄酒或白酒1000毫升。

制用法 上药放入酒中浸泡1个月后即可饮用，每次服30毫升，每日1次。

功效主治 能改善女性由于血虚而导致的痛经，面色萎黄缺少红润，冬季容易手脚冰冷等症，可以帮助减缓痛经的疼痛感，改善女人贫血的症状。

玫瑰花酒

原　料 鲜玫瑰花350克，黄酒1500毫升。

制用法 将玫瑰花泡在酒中。由于玫瑰花瓣很薄，其成分极易渗透出来，浸泡几天就可以喝了。

功效主治 具有行气解郁、疏肝和胃、活血止痛的功效。对乳腺增生等乳腺疾病也有疗效。

第三章 秋季药酒，甘润生津

中医认为“秋气通于肺”，所以秋季养生保健必须顺应时令的变迁，注意保养肺气，避免发生呼吸系统疾病。

很多人在秋天容易咳嗽，而且大多是干咳，这就是肺部受到“秋燥”影响的表现。所以在秋季宜适当选用生津增液、滋阴润燥、补脾益肺的中药来养生。制备对症药酒常用的中药有生地、黄精、石斛、阿胶、核桃仁、沙参、西洋参、百合、杏仁、川贝等。

石斛酒

原料 石斛180克，山茱萸、淮山药、熟地各90克，淮牛膝、白术各45克，白酒4500毫升。

制用法 将上述药材捣成碎末，装入纱布袋内，放入干净的容器中，倒入白酒浸泡，加盖密封。14日后开启，去掉药袋，过滤后即可。空腹温饮。每次服10～20毫升，每日3次。

功效主治 此酒补肾，养阴，健脾。适用于因阴虚体弱而致的腰膝酸软、体倦无力、食欲不振、头晕目眩等症。

黑芝麻酒

原料 黑芝麻100克，白酒1000毫升。

制用法 将芝麻洗净，放入瓶中，倒入白酒，密封浸泡半月即可。

功效主治 强壮身体，延缓衰老，滋补肝肾，润养脾肺。适用于肝肾不足所致的眩晕、健忘、腰膝酸软、头发早白，肺阴虚所致的干咳少痰、皮肤干燥症，脾胃阴虚所致的大便干结，阴血不足所致的产后少乳。

益气生津酒

原料 西洋参60克，米酒1000毫升。

制用法 将西洋参装入净瓶中，加入酒浸泡，密封，7日后即可取用。每次服10～15毫升，每日2次。

功效主治 滋阴泻火，益气生津。适用于阴虚火旺，咳喘痰血；热病后气阴两伤，烦倦口渴，津液不足，口干舌燥，肺痨咳嗽，痰中带血。凡上证，气阴两虚所致者尤宜。

解毒散结酒

原料 白头翁300克，白酒2000毫升。

制用法 将白头翁洗净，趁潮润剪成寸段，放入白酒中，坛装，密封，隔水煮数沸，取出，置于地上阴凉处出火毒，2～3日后开坛，去渣，即可饮用。每次服10～20毫升，每日2次，早、晚饭后1小时饮用。1～2个月为1个疗程，以后视病情需要可连续饮用。

功效主治 解毒散结，排脓敛疮。可治疗瘰疬久败疮、溃后脓水清稀、久不收口者。

泻肺平喘酒

原料 桑白皮、杏仁各200克，米酒1000毫升。

制用法 将桑白皮、杏仁洗净切碎，放入米酒中，密封，置阴凉处，每日振摇1～2次，浸泡7日后，即可饮用。每次服15～20毫升，每日3次。

功效主治 泻肺平喘。适用于肺热咳嗽痰多等症。

第四章　冬季药酒，温阳散寒

冬季是匿藏精气的时节，冬季养生的重要原则是“养肾防寒”。肾是人体生命的原动力，肾气旺，生命力强，机体才能适应严冬的变化。

冬季养生应注意选用一些具有滋补肝肾、补肾固精作用的中药。制备对症药酒常用的中药有杜仲、海马、黄精、枸杞子、核桃仁、党参等。

补脾益气酒

原料 天冬、枸杞子各100克，白术、黄精各80克，白酒5升。

制用法 将白术捣碎，黄精切薄片，与枸杞子、天冬一起置于容器中，加入白酒浸泡，30日后去药渣（药渣可用白酒1500毫升浸泡）即可。每日服2次，每次服10～20毫升。

功效主治 枸杞子补益肝肾，明目；白术补益中气，燥湿利水；天冬养阴润肺，益胃生津，清心除烦；黄精滋肾润肺，补脾益气。诸药与酒合用，有补肝肾、益精血、健脾祛风的功效。适用于中老年体衰、发白齿落、腰膝痿软、痹痛等症。

温肾壮阳酒

原料 仙茅100克，白酒1000毫升。

制用法 将仙茅洗净，装入纱布袋内，扎紧口，放入盛有白酒的瓶中，浸泡1周即可。

功效主治 温肾壮阳。适用于肾阳不足之遗精、阳痿、早泄、小便频数或小便不禁等，还可用于寒湿痹痛等。

养血补虚酒

原料 龙眼肉250克，枸杞子120克，当归、菊花各30克，白酒3500毫升，冰糖适量。

制用法 龙眼肉、当归分别洗净；枸杞子拣去杂质，洗净，晒干；

菊花拣去杂质，晾干。将白酒放入洁净的酒坛内，龙眼肉、枸杞子、当归、菊花用纱布包裹，连同冰糖一并投入酒坛中，加盖密封存放。30 日后倒出酒，分瓶盛装。每次服 30 毫升，每日 2 次。

功效主治 本药酒具有收养肝肾、养血补虚、安神益智的功效，尤适用于肝肾不足、阴血亏虚、眩晕心悸、失眠多梦、记忆力下降者饮服。

滋阴补虚酒

原　料 黄精、当归各 200 克，黄酒 4 升。

制用法 将上药切成薄片，纱布袋装好，扎口。黄酒浸泡 1 小时后，将泡酒容器置锅内，隔水文火加热 1 小时，待凉后将其移至阴凉处，7 日后开封取出药袋，静置，过滤，即得。每次服 30 毫升，每日 2 次，温饮。

功效主治 益气养血，滋阴补虚。适用于气血不足，面乏无华，短气懒言，头晕目眩，倦怠乏力，食欲缺乏，或心悸健忘。

壮阳酒

原　料 海马 1 对，西洋参片 30 克，白酒 500 毫升。

制用法 海马洗净，与西洋参片共同放入酒罐内，浸泡 15 日即成。每日早、晚各服 15～20 毫升。

功效主治 补肾助阳。适用于肾虚气喘，或阳痿不举、腰膝酸软等症。